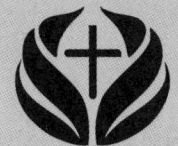

全国高职高专医药院校护理专业
"十三五"规划教材（临床案例版）

供护理、助产等专业使用

丛书顾问　文历阳　沈彬

社区护理
（临床案例版）

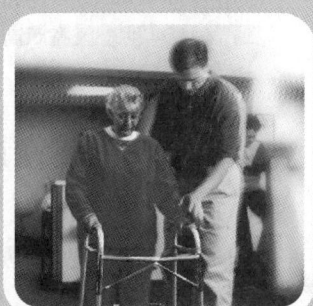

主　编　朱　红
副主编　赵　俊　王红敏
编　者　（以姓氏笔画为序）
王红敏　郑州大学西亚斯国际学院
朱　红　山西同文职业技术学院
朱雷营　南阳医学高等专科学校第二附属医院
任丽媛　山西医科大学汾阳学院
李艳荣　山西职工医学院
陈　静　上海济光职业技术学院
赵　俊　汉中职业技术学院
俞　晨　皖西卫生职业学院

华中科技大学出版社
http://www.hustp.com
中国·武汉

内容简介

本书是全国高职高专医药院校护理专业"十三五"规划教材(临床案例版)。

本书将传统的教学内容整合成5个项目,分别为认识社区护理、初步掌握社区护理基本技术和方法、能够对社区特殊群体健康进行管理和护理、能够胜任社区常见慢性病的管理和护理、如何做好社区疾病预防与控制。每个项目又分为不同的任务,随任务内容设知识链接、课堂互动、附录资料、能力检测和参考答案等;后附教学大纲供各校教学参考使用。

本书可供全国高职高专医药院校护理、助产等专业学生使用,也可供相关人员学习参考。

图书在版编目(CIP)数据

社区护理:临床案例版/朱红主编. —武汉:华中科技大学出版社,2015.5(2020.1重印)
全国高职高专医药院校护理专业"十三五"规划教材
ISBN 978-7-5680-0909-6

Ⅰ.①社… Ⅱ.①朱… Ⅲ.①社区-护理学-高等职业教育-教材 Ⅳ.①R473.2

中国版本图书馆 CIP 数据核字(2015)第 116371 号

社区护理(临床案例版) 朱 红 主编
Shequ Huli (Linchuang Anli Ban)

策划编辑:	周 琳
责任编辑:	熊 彦 叶丽萍
封面设计:	原色设计
责任校对:	张 琳
责任监印:	周治超
出版发行:	华中科技大学出版社(中国·武汉)
	武昌喻家山 邮编:430074 电话:(027)81321913
录 排:	华中科技大学惠友文印中心
印 刷:	武汉市籍缘印刷厂
开 本:	787mm×1092mm 1/16
印 张:	15
字 数:	380 千字
版 次:	2020 年 1 月第 1 版第 7 次印刷
定 价:	38.00 元

本书若有印装质量问题,请向出版社营销中心调换
全国免费服务热线: 400-6679-118 竭诚为您服务
版权所有 侵权必究

全国高职高专医药院校护理专业"十三五"规划教材(临床案例版)教材编委会

丛书学术顾问　　文历阳　　沈　彬

委员（按姓氏笔画排序）

付　莉	郑州铁路职业技术学院
冯小君	宁波卫生职业技术学院
朱　红	山西同文职业技术学院
刘义成	汉中职业技术学院
李红梅	山西医科大学汾阳学院
邹金梅	四川卫生康复职业学院
范　真	南阳医学高等专科学校
罗金忠	贵州城市职业学院
金庆跃	上海济光职业技术学院
周　涛	泰州职业技术学院
桑未心	上海东海职业技术学院
黄　涛	黄河科技学院
黄岩松	长沙民政职业技术学院
曹新妹	上海交通大学医学院附属精神卫生中心
章正福	滁州城市职业学院
雷良蓉	随州职业技术学院
谯时文	乐山职业技术学院

前言
Qianyan

为贯彻《中共中央国务院关于深化教育改革，全面推进素质教育的决定》和国家中长期教育规划精神，根据专业知识和服务能力、学业证书和执业资格证书并重的教学改革理念，在教育部高职高专相关医学类专业教学指导委员会的指导下，由华中科技大学出版社组织全国多家示范院校或示范专业的专家和骨干教师，编写了全国高职高专医药院校护理专业"十三五"规划教材（临床案例版），以适应迅速发展的护理专业人才培养需求。《社区护理》即是其中之一。

社区护理是护理专业学生的专业拓展领域课程之一，旨在通过体现"知识、能力、素质"的专业教育思想，培养科学精神和创造性思维习惯，激发学生热爱社区护理工作，提高社区护理服务意识和能力。对学生认识、了解、热爱和从事社区护理工作，起着重要的引导和奠基作用，对学生掌握相应的社区基础理论、基本操作和基本技能具有重要的指导意义。

本书坚持"市场为导向、就业为前提、能力为重点、素质为根本"的原则，贯穿"项目导向、任务分解、标准对接"的编写思路，从"整体、实用、易学"的角度，将传统的教学内容整合成5个项目。阐述明了，举例生动，互动具体；项目有引导、任务有要求。5个项目分别为认识社区护理、初步掌握社区护理基本技术和方法、能够对社区特殊群体健康进行管理和护理、能够胜任社区常见慢性病的管理和护理、如何做好社区疾病预防与控制；随任务内容设知识链接、课堂互动、附录资料、能力检测及参考答案等；后附教学大纲供各校教学参考使用。

本书在编写过程中，参考、借鉴了一些相关成果，并得到了山西同文职业技术学院、华中科技大学出版社及各位编者所在单位领导和老师的大力支持和帮助，在此一并表示衷心感谢。

本课程教学以理论阐述为主，一直因"枯燥""不生动"而带来教学上的困扰。本书进行了较大力度整合和改革，但由于可参考教材和书籍较少，加之编者学识水平和经验有限，书中难免存在疏漏之处，恳请各位读者不吝指正。

朱 红

目录

项目一　认识社区护理　　　／1
　　任务一　认识社区　　　／1
　　任务二　认识社区卫生服务　　　／7
　　任务三　认识社区护理　　　／12
　　任务四　认识社区护士　　　／17

**项目二　初步掌握社区护理基本
　　　　　技术和方法**　　　／22
　　任务一　学会收集、整理和应用相关
　　　　　　社区资料　　　／22
　　任务二　学会建立社区居民健康档案　　　／35
　　任务三　能进行家庭访视和护理　　　／54
　　任务四　学会组织开展社区活动　　　／71
　　任务五　能配合健康普查、进行健康教育　　　／80
　　任务六　能进行社区流行病学调查　　　／91

**项目三　能够对社区特殊群体健康
　　　　　进行管理和护理**　　　／100
　　任务一　具备女性健康管理和保健
　　　　　　指导能力　　　／100
　　任务二　具备儿童健康管理和保健
　　　　　　指导能力　　　／113
　　任务三　具备社区老年人健康评估
　　　　　　与管理能力　　　／133

**项目四　能够胜任社区常见慢性病
　　　　　的管理和护理**　　　／148
　　任务一　能完成一般慢性病的社区管理
　　　　　　和患者的居家护理　　　／148

任务二　能完成社区老年人慢性病管理
　　　　　　和患者的居家护理　　　　/ 165
项目五　如何做好社区疾病预防
**　　　　与控制**　　　　　　　　　　/ 183
　　任务一　认识社区环境与健康的关系　/ 183
　　任务二　能配合完成社区疾病监测工作　/ 197
附录　　　　　　　　　　　　　　　　/ 209
　　附录A　项目/任务学案设计　　　　/ 209
　　附录B　项目任务书　　　　　　　　/ 209
　　附录C　项目/任务完成评价书　　　/ 210
　　附录D　社区护理教学大纲　　　　　/ 211
参考答案　　　　　　　　　　　　　/ 218
参考文献　　　　　　　　　　　　　/ 231

项目一 认识社区护理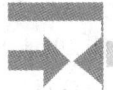

随着生物医学模式向生物-心理-社会这一现代医学模式的转变,新的健康观念日益深入人心,人们越来越重视加强对疾病的预防和对健康的促进,以不断提升健康水平和生命质量。社区护理是护理学的重要分支,是护理工作内容在社区的延伸,是护理服务范围扩大的体现,其维护健康的重要作用已得到充分的表现。

学习本项目的目的,是让护生更多地了解我国社区护理的基本体系和工作内容,熟悉社区护理的基本理论、基本知识和基本技能,以期为未来的工作和就业打下扎实的基础。

任务一 认识社区

 学习目标

1. 素质目标:培养护生热爱社区护理工作,激发其成为优秀社区护士的热情。
2. 能力目标:说出社区护士应具备的能力;写出社区卫生中心见习报告。
3. 知识目标:熟悉社区的概念;熟悉社区构成要素与功能。

我们从一出生来到这个世界就生活在一个特定的环境,这个特定的环境就是社区。我们在这个社区里生活、交往、成长,成为这个社区的居民,在这个社区里获得归属、认同和满足,这种归属和认同逐渐成为这个社区人们共同的心理特征,形成社区特有的文化,越来越牢固地凝聚着全体社区居民,让我们生活得越来越幸福。因此,社区对我们每个人都具有独特而重要的意义。

一、什么是社区

(一)概念

"社区"一词在不同领域有不同的认识和定义。中外社会学家对社区的定义有140多种,如德国学者托尼斯(F. Tonnies)认为"社区是以家庭为基础的历史共同

重点:社区的概念、构成要素和功能。

体,是血缘共同体和地缘共同体的结合。"学者戈派格(Goeppinger)认为"社区是以地域为基础的实体,由正式和非正式组织、机构或群体等社会系统组成,彼此依赖,行使社会功能,以满足社区内各类人群的需要。"我国著名社会学家费孝通认为"社区是若干社会群体(家庭、氏族)或社会组织(机关、团体)聚集在某一地域里所形成的一个生活上相互关联的大集体。"

社区的划分往往因需要、文化、特征的不同而弹性界定,所以要下达绝对的社区定义是比较困难的。但一般而言,"社"是指相互有联系、有某些共同特征的人群,"区"是指一定的地域范围。所以,社区就是相互有联系、有某些共同特征的人群共同居住在一定的区域,是重要的社会系统。人们的生活和工作都是集中在社区里进行的。社区里的人们通过共同生活、共同劳动而相互熟悉,形成共同的社区意识,即人们对所在社区的认同感、归属感和参与感。在小型居住社区里,人们还会形成相互帮助、相互照应的亲密情感联系。

(二) 构成要素

我国社区因地域、文化不同可以分为城市社区和农村社区。城市社区按居民居住地和不同街道进行划分,以办事处和居委会为基本管理单位;农村社区按村民居住地和不同村镇进行划分,以乡镇和村委会为基本管理单位。但无论是城市还是农村社区都具备以下五个要素。

1. 一定数量的人口 社区是一种特殊的人类群体,必须由一定数量的人口构成。人是社区的第一要素。构成社区的人口数量、结构和素质的不同,将极大地影响社区的具体类型与特点。一个社区人口数量的多少并没有统一要求,但 WHO 认为,一个有代表性的社区,人口数一般在 10 万~30 万人。

2. 一定的地域和空间 构成特定地域的社区,是它所处的地域范围和地域基础,是社区存在和发展的自然条件。这个地域的自然地理和其他状况、位置、特点,对整个社区有着重要的含义,也是分析一个具体社区时需要重视的地方。一个社区地域和空间的大小,并无统一或绝对的要求和标准,我国一般是按医疗保健、市政建设、社会福利设施等布局进行划分的,而 WHO 提出社区的面积为 5~50 km^2。

3. 一定的共享设施 社区常常共同拥有一些基本的文化、商业、生活设施,以满足人们物质和精神的需要,同时美化社区环境,促进居民健康。在这个意义上,社区即是区别于正规的工作场所的日常生活空间,所以它必须有起码的供社区成员共用的生活设施,如幼儿园、学校、医疗机构、商业网点、娱乐场所、交通、通讯等。而这种设施的条件和状况,也是反映一个国家、一个社会基本的社会福利和人民的生活环境的指标。

4. 一定的文化和交往 只有相当数量的人,并不意味着就已经组成一个社区。因为社区不是一群人的集合,而是一个"社会生活共同体",有共同认可的文化特征,有相应的归属感和认同感,人与人之间在一定文化的引导下,形成比较密切的相互交往和社会互动,且彼此支持和影响,才可构成真正的社区。社区文化对形成和提升社区的内聚力和制约力具有重要作用。

5. 一定的组织和制度 社区要正常而有效地运行,必须具有相应的组织结构、行为规范和道德规范,这些都是构成"大集体"的必要条件。每个社区都要有相对独立的组织机构来管理社区的公共事物,调解人际间各种纠纷,维护社区共同利益,保障社区功能正常运行。我国社区的基层管理机构为派出所和居委会,分别管理户籍、治安及环境卫生等,并通过居民公约等形式规范和约束人民的日常行为。

二、社区类型和功能

难点:社区的分类。

(一)社区类型

社区类型依据研究角度不同,其分类方法也有所不同,见表1-1-1。

表 1-1-1 社区类型

分类角度	代表社区	备 注
依据生产力发展水平	传统社区	
	发展中社区	
	现代社区	即发达社区
空间特征	法定社区	即地方行政区
	自然社区	即人们在生产和生活中自然形成聚落
	专能社区	大学、军营、矿区等
	城市社区	街道办事处等
	农村社区	如村落
	小城镇社区	
	城乡联合体	如城中村
主要社会功能	居住社区	
	商业社区	
	工业社区	
	政治社区	
地理环境	平原社区	
	山区社区	
	岛屿社区	
较大城市功能特征	居住区	
	商业区	
	旅游区	
	港口区	
	自然保护区	
	科技园区	

续表

分类角度	代表社区	备注
新型分类方法	单位型社区	人群主体由本单位职工及家属构成,有独立管辖界限,封闭式管理
	小区型社区	成建制开发的封闭式小区,功能设施配套,独立物业管理
	板块型社区	以三级以上马路砍块划定的社区,多在老城区,是目前城市社区主要类型
	功能型社区	有特色功能社区,如商贸、文化、公众等比较集中的区域,但一般没有常住居民

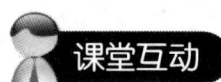

在小组内互相交流一下:你的家庭和学校所在地属于哪一类社区?你是否关注过上述五个社区构成要素?

(二)社区功能

从社会学的角度分析,社区具有很多功能。但在社区诸多功能中,与社区卫生服务密切相关的功能主要包括:空间功能、连接功能、社会化功能、控制功能、传播功能和援助功能。

1. 空间功能 社区为人们的生存和发展提供了空间。没有这个空间,人们就无法生存、繁衍,更无法发展。因此,空间功能是社区的最基本、最主要功能之一。

2. 连接功能 社区在为人们提供空间的基础上,将具有不同文化背景、生活方式、人生观和价值观的个人、家庭、团体聚集在一起,提供彼此沟通、交流的机会,提倡共同参与社区活动、相互援助,从而将居民密切连接起来,构成一个小社会。

3. 社会化功能 社区不仅将具有不同文化背景、生活方式的居民连接在一起,还通过不断的社会化过程,相互影响,逐步形成社区的风土人情、人生观和价值观。

4. 控制功能 社区通过各种规章制度、道德规范有效地维持社区的秩序,保护社区居民的安全。

5. 传播功能 社区因拥有密集的人口,从而成为文化源、知识源、技术源、信息源,为传播提供了条件。各种信息在社区内外,以各种方式迅速传播、辐射,为人们及社区本身的发展创造了条件。

6. 援助功能 社区对妇女、儿童、老年人等特殊人群及患者或经济困难者等弱势群体,提供帮助和支援。

> **知识链接**

社区自治的基本权利

一、民主选举权

社区居民委员会成员由本社区全体有选举权的居民直接选举产生，也可由每户居民派代表或由居民小组代表选举产生。根据居民委员会组织法的规定，其班子由五至九人组成；分别为主任、副主任和委员，每届任期三年。

二、民主决策权

涉及本社区全体居民利益的重大事项，社区居民委员会必须提请社区居民会议或社区成员代表会议讨论决定。重大事项主要包括：

1. 社区发展规划、社区居民委员会财务预算和决算执行情况；
2. 撤换、补选或罢免社区居民委员会成员；
3. 社区公益事业的经费筹集办法、资金及其使用情况；
4. 社区集体经济收益所得及其使用情况；
5. 社区集体经济项目的立项、承包方案以及社区公益事业的建设承包方案；
6. 社区居民会议或社区成员代表会议认为应当由社区居民会议或社区成员代表会议决定的涉及居民利益的其他事项。

三、民主管理权

1. 社区居民委员会负责执行社区居民会议或社区成员代表会议的决议，对本社区公共事务进行日常管理。
2. 社区的办公经费、社区服务收入和其他劳务收入，由社区居民委员会管理。
3. 社区居民委员会对以下事务行使初审权和知情权：

(1) 最低生活保障的申办初审；
(2) 社会救济救助金的申报初审；
(3) 特困户学杂费减免照顾初审；
(4) 残疾证申办初审；
(5) 残疾人就业安置初审；
(6) 收养和婚姻登记初审；
(7) 生育指标、婴儿户口申报初审；
(8) 流动人员"三证"及暂住证审验、申办初审；
(9) 外出人口婚育证办理初审；
(10) 私房改建、重建规划管理初审；
(11) 失业(无业)居民的婚姻状况、失业卡、待业卡初审；
(12) 居民身份证和老年卡的申办初审；

(13) 直系亲属公房房卡的过户申请初审；

(14) 规划杂项工程申请知情；

(15) 旧城改造开发建设公建配套定位及验收知情；

(16) 居民占绿手续申请初审；

(17) 物业公司收费项目和标准知情；

(18) 申办、变更经营项目初审；

(19) 房屋出租知情。

(20) 接受居民监督。

四、民主监督权

社区居民委员会具有对政府部门、社区单位和社区内党员干部的行为进行监督和评议的权利；对物业公司的工作进行监督和检查的权利；对街道办事处各项工作落实情况及其工作人员工作行为进行监督和评议的权利。社区居民委员会应严格执行国家有关规定进行社区财务管理，定期向社区居民公布账目，实行政务、事务、财务三公开，接受居民监督。

小 结

通过本任务的学习，护生应该了解社区的基本概念和类型，熟悉社区的构成要素和功能，并能对社区及社区工作的重要性有个整体的认识。通过见习，能了解、认识并说出社区对一个人生活和成长的重要性。

能力检测

一、名词解释

社区

二、简答题

1. 社区的构成要素有哪些？
2. 社区的功能有哪些？

三、选择题（5个备选答案中可能有1个或1个以上正确答案）

1. 按照主要功能划分的社区不包括（　　）。

　　A. 政治社区　　　　　　B. 工业社区　　　　　　C. 商业社区

　　D. 居住社区　　　　　　E. 自然保护区

2. 社区通过各种规章制度、道德规范有效地维持社区的秩序，保护社区居民的安全，属于社区的什么功能？（　　）

　　A. 连接功能　　　　　　B. 控制功能　　　　　　C. 传播功能

　　D. 援助功能　　　　　　E. 空间功能

四、实践与操作

就近选择一个社区卫生中心进行考察,并写出考察报告。项目包括:时间、地点、人物、主题、考察内容、考察收获与体会。

(朱　红)

任务二　认识社区卫生服务

学习目标

1. 素质目标:培养护生热爱社区护理工作,激发其成为优秀社区护士的热情。
2. 能力目标:说出社区卫生服务的任务是什么,你是否具备这种能力?
3. 知识目标:熟悉社区卫生服务的概念;熟悉社区卫生服务模式。

为了满足人们越来越高的健康需求,建立完善的个人、家庭、社会和国家的卫生保健网络,卫生服务"社区化",发展以社区为基础的卫生保健系统,已成为不可阻挡的趋势。这样可以更加科学、合理地分配和配置卫生服务资源,以适应社会经济发展、健康保障的需求,促进整个国家人民群众健康水平的提升。

一、了解社区卫生服务

(一)社区卫生服务的概念

社区卫生服务是社区建设的重要组成部分,是在政府领导、社区参与与上级卫生机构指导下,以基层卫生机构为主体,全科医师为骨干,合理使用社区资源和适宜技术,以人的健康为中心、家庭为单位、社区为范围、需求为导向,以妇女、儿童、老年人、慢性病患者、残疾人、贫困居民等为服务重点,以解决社区主要卫生问题,满足基本卫生服务需求为目的,融预防、医疗、保健、康复、健康教育、计划生育技术服务功能等为一体,具有有效、经济、方便、综合、连续等特征的基层卫生服务。社区卫生服务又称为社区健康服务。

(二)社区卫生服务的原则

(1)坚持为人民服务的宗旨。依据社区人群的需求,正确处理社会效益和经济效益的关系,把社会效益放在首位。

(2)坚持政府领导,部门协同,社会参与,多方筹资,公有制为主导。

(3)坚持预防为主,综合服务,健康促进。

(4)坚持以区域卫生规划为指导。引进竞争机制,合理配置和充分利用现有卫生资源;努力提高卫生服务的可及性,做到低成本、广覆盖、高效益,方便群众。

(5) 坚持社区卫生服务与社区发展相结合。保证社区卫生服务可持续发展。

(6) 坚持实事求是。积极稳妥,循序渐进,因地制宜,分类指导,以点带面,逐步完善。

(三) 社区卫生服务的设置

1. 审批　设置社区卫生服务机构,应由地市级政府卫生行政部门审批。

2. 结构　社区卫生服务机构以社区卫生服务中心为主体,即一般以街道办事处所管辖范围设置,服务人口为3万～5万人。对中心难以覆盖的区域,以社区卫生服务站作为补充。

3. 配置

(1) 社区卫生服务机构业务用房、床位、基本设备、常用药品和急救药品应根据社区卫生服务的功能、居民需求配置;卫生人力应按适宜比例配置。

(2) 基本设施业务用房使用面积不应少于 60 m^2,至少设诊断室、治疗室与预防保健室,有健康教育宣传栏等设施。

4. 机制　社区卫生服务机构的建设,要坚持社区参与原则,运行应引入竞争机制;管理制度参照《城市社区卫生服务中心设置指导标准》。

5. 命名　社区卫生服务中心命名:区名＋所在街道名＋识别名(可选)＋社区卫生服务中心。社区卫生服务站命名:所在街道名＋所在居民小区名＋社区卫生服务站。

6. 人员

(1) 从事社区卫生服务的专业技术人员须具备法定执业资格。

(2) 医护人员在上岗前须接受全科医学及社区护理等知识培训。

(3) 根据功能、任务及服务人口需求,配备适宜类别、层次和数量的卫生技术人员。辖区人口每万人至少配备 2 名全科医师。

(四) 社区卫生服务的任务

(1) 开展社区卫生状况调查,协助社区管理部门实施健康促进。

(2) 开展免疫接种、传染病的预防与控制工作。

(3) 开展一般常见病、多发病诊疗及诊断明确的慢性病的规范化管理工作。

(4) 提供院外急救服务,提供双向转诊服务,提供康复服务。

(5) 提供家庭出诊、家庭护理、家庭病床等家庭卫生保健服务。

(6) 提供妇女、儿童、老年人、慢性病患者、残疾人等重点人群的保健服务。

(7) 开展健康教育与心理卫生咨询工作。

(8) 提供计划生育咨询、宣传服务;提供个人与家庭连续性健康管理服务。

(9) 在社区建设中,协助社区管理部门不断拓展社区服务,繁荣社区文化,美化社区环境,共同营造健康向上、文明和谐的社区氛围。

(10) 根据社区卫生服务功能和社区居民需求,提供其他的基层卫生服务。

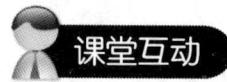

说说你的家庭和学校周边社区卫生服务中心或社区卫生服务站的名称。如没有注意到,赶紧去看看噢!

二、社区卫生服务模式

(一)我国的医疗卫生保障体系

当前中国的基本医疗保障体系由城镇职工基本医疗保险、城镇居民基本医疗保险、新型农村合作医疗制度、城乡医疗救助和商业健康保险共同组成,分别面向城镇就业人口、城镇非就业人口、农村人口和城乡困难人群。

1. 城镇职工基本医疗保险 城镇职工基本医疗保险覆盖城镇所有用人单位,包括企业(国有企业、集体企业、外商投资企业、私营企业等)、机关、事业单位、社会团体、民办非企业单位及其职工。基本医疗保险费由用人单位和职工按比例共同缴纳。

2. 城镇居民基本医疗保险 城镇居民基本医疗保险的对象是城镇非就业人口。对参保居民,政府每年按不低于人均40元给予补助。在此基础上,对属于低保对象的或重度残疾的学生和儿童、丧失劳动能力的重度残疾人、低收入家庭60周岁以上的老年人参保所需的家庭缴费部分,政府原则上每年再按一定金额给予补助。

3. 新型农村合作医疗制度 新型农村合作医疗制度实行个人缴费、集体扶持和政府资助相结合的筹资机制。按照有关规定,农民个人每年的缴费标准不应低于10元。此外,地方财政每年对参加新型农村合作医疗农民的资助不低于人均10元。经济较发达的中国东部地区,地方各级财政还可适当增加投入。

4. 城乡医疗救助

(1)城市医疗救助:城市医疗救助的方式主要是,对救助对象看病发生的医疗费用,在扣除各项医疗保险可支付部分、单位应报销部分及社会互助帮困给予的补贴后,须由个人负担的超过一定金额的医疗费用或政策规定的特殊病种的医疗费用,再按一定比例或确定金额给予一定的补助。

(2)农村医疗救助:农村医疗救助的方式主要是,在开展新型农村合作医疗的地区,资助医疗救助对象缴纳个人应负担的全部或部分资金,使之能够参加当地合作医疗,享受合作医疗待遇。对因患大病经合作医疗补助后个人负担医疗费用过高,影响家庭基本生活的,再给予适当的医疗救助。在未开展新型农村合作医疗的地区,对患大病个人负担费用难以承担,影响家庭生活的,给予医疗救助。

5. 商业健康保险 中国正积极发展商业健康保险,鼓励商业保险机构开发适应不同需要的健康保险产品;鼓励企业和个人通过参加商业保险及多种形式的补充保险解决基本医疗保障之外的需求;继续探索商业保险机构参与新型农村合作医疗等经办管理的方式。

重点:社区卫生服务的模式。

（二）我国目前的社区卫生服务模式

1. 整合网格模式 由家庭、社区卫生服务站、社区卫生服务中心和区医疗中心构成。

2. 医院派出模式 由家庭、社区卫生服务保健部和医院构成，主要在无一级医院的较大和中等城市运用这种模式。

3. 直通模式 由家庭及医院构成，主要在社区卫生服务启动不好的中小城市运行。

4. 其他模式 资源互补式、集团式及社康中心模式等，其中资源互补式在企业卫生资源总量较大的城市运用，集团式在存在医疗集团的城市适用，社康中心模式在各级医院资源量充足的城市适用。

三、我国现阶段为什么要大力发展社区卫生服务

（一）服务功能齐全，服务对象明确

社区卫生服务融"预防、医疗、保健、康复、健康教育、计划生育指导"六位功能于一体，是公共卫生和基本医疗服务体系的基础，是实现WHO提出的"人人享有初级卫生保健"目标的基本途径。社区卫生服务以基层医疗卫生机构为主体、全科医师为骨干，以家庭为单位，社区为范围，以妇女、儿童、老年人、慢性病患者、残疾人等为重点，具有面广、便捷、价廉、有效、亲近等特点和优点。发展社区服务有助于不断提高人群的健康意识和水平，降低患重病、大病的风险，引导合理医疗消费模式和理念的形成。

（二）深化卫生改革，完善服务布局

社区卫生服务可以将广大居民的多数基本健康问题解决在基层，有利于调整城市卫生服务体系的结构、功能、布局，提高效率，降低成本，形成以社区卫生服务机构为基础，大中型医院为医疗中心，预防、保健、健康教育等机构为预防、保健中心，适应社会主义初级阶段国情和社会主义市场经济体制的城市卫生服务体系新格局。

（三）利于养老助残，益于慢性病教育

社区卫生服务有利于家庭养老、社区养老的积极推进，有利于有缺陷人群的关爱和照顾，同时对常见病、多发病、慢性病的预防和控制，提升人们的健康知识水平，增进健康，减少发病，都有积极而重要的支撑作用。社区卫生服务覆盖广泛、方便群众、能使广大群众获得基本卫生服务，也有利于满足群众日益增长的多样化卫生服务需求。社区卫生服务强调预防为主、防治结合，有利于将预防保健落实到社区、家庭和个人，提高人群健康水平。

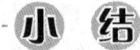

通过本任务的学习，护生应该从思想高度认识社区卫生服务的重要意义，了解

社区卫生服务的基本概念、原则、设置和我国医疗卫生保障体系和社区卫生服务的模式,熟悉社区卫生服务的任务,并能对社区卫生服务工作有个整体的认识。

能力检测

一、名词解释

社区卫生服务

二、简答题

1. 我国医疗卫生保障体系包括哪些?
2. 我国目前的社区卫生服务模式有哪些?

三、选择题(5个备选答案中可能有1个或1个以上正确答案)

1. 由家庭、社区卫生服务站、社区卫生服务中心和区医疗中心构成的社区卫生服务模式属于( )。

   A. 整合网格模式　　　B. 医院派出模式　　　C. 直通模式
   D. 资源互补模式　　　E. 社康中心模式

2. 社区卫生服务机构以社区卫生服务中心为主体,即一般以街道办事处所管辖范围设置,服务人口为( )。

   A. 1万~2万人　　　B. 3万~5万人　　　C. 5万~7万人
   D. 7万~10万人　　　E. 酌情而定

3. 社区卫生服务强调( )。

   A. 预防为主　　　　　　　　　B. 防治结合
   C. 利于将预防保健落实　　　　D. 服务社区、家庭和个人
   E. 提高人群健康水平

4. 社区卫生服务强调的"六位一体"指的是( )。

   A. 预防和医疗　　　　　B. 保健和康复　　　　C. 健康教育
   D. 计划生育指导　　　　E. 以上均包括

5. 我国医疗卫生保障体系中的个人缴费、集体扶持和政府资助相结合的筹资机制属于( )。

   A. 城镇职工基本医疗保险　　　B. 城镇居民基本医疗保险
   C. 城乡医疗救助　　　　　　　D. 新型农村合作医疗制度
   E. 商业健康保险

四、实践与操作

1. 思维能力训练　先将社区卫生服务的10大任务,分别用2~4个字加以归纳、概括和提炼,之后根据所提炼的关键词再展开讨论,看谁能展开的面更广。用书面形式记录下来。

2. 你目前享受的是何种医疗卫生保障?询问你的父母享受的是哪一种医疗卫生保障?将结果进行分享。

3. 以小组为单位,分别考察和调研一所社区卫生服务中心和社区卫生服务

站,并写出考察或调研报告。

(朱 红)

任务三 认识社区护理

学习目标

1. 素质目标:培养护生热爱社区护理工作,激发其成为优秀社区护士的热情。
2. 能力目标:具备同不同社区护理服务对象进行沟通的能力。
3. 知识目标:熟悉社区护理的概念、特点、服务对象和工作内容。

社区护理是社区卫生服务的重要组成部分,是实现社区卫生服务能够顺利开展,并确保社区卫生服务质量的关键,是医院护理服务向社区的延伸,是护理工作从院内扩大到院外的重要场所,是护理服务内容增加的具体体现。对护理事业的深入发展、护士职业价值的体现都起着重要的促进作用。

一、什么是社区护理

（一）概念

社区护理(community health nursing)一词源于英文,也可称为社区卫生护理或社区保健护理。美国护理协会的定义:社区护理是将公共卫生学及护理学理论相结合,用以促进和维护社区人群健康的一门综合学科。社区护理以健康为中心,以社区人群为对象,以促进和维护社区人群健康为目标。

我国学者的定义:社区护理是借助有组织的社会力量,将公共卫生学及护理学的知识与技能相结合,以社区人群为服务对象,对个人、家庭及社区提供促进健康、预防疾病、早期诊断、早期治疗、限制残障等服务,提高社区人群的健康水平。

公共卫生学是一门预防疾病、延长寿命、促进身心健康和工作效能的科学和艺术,是通过有组织的社会力量,开展公共卫生、预防保健和健康教育等工作,提高环境质量和生活质量,以达到促进健康、保护健康、预防疾病和延年益寿的目的。

（二）特点

1. 坚持预防保健 提高社区人群的健康水平是社区护理的服务宗旨,预防疾病、促进健康是社区护理的主要工作目标。通过一级预防机制,工作人员主动、积极地运用公共卫生学和护理学知识与技能,做好卫生防疫、传染病控制、意外事故防范等工作,促进社区健康,减少社区人群的发病率。

2. 强调群体健康 社区护理的重点是家庭、社区以及有关团体。因此,应注重收集和分析社区人群的健康资料,运用护理程序的工作方法,解决各种不同的社区群体健康问题。它包括健康人群,亚健康人群,残障或临终人群以及家庭、团体,各年龄阶段和不同职业、阶层的人群。

3. 注重可及和综合 社区护理属于初级保健范畴,强调"人人享有",并且在需要时能够得到相应的服务。所以,社区护理工作中应注重就近性、便捷性、主动性服务。同时要做好服务对象生理、心理、社会和环境方面的评估,帮助其寻找社区资源,使其能达到自我照顾的最终目标。

4. 协调分散和持久 由于服务对象的特殊性,社区护理一般发生在不同的机构和地点,根据不同健康层次提供相应服务。工作范围广、工作地点散、工作内容的持久性和多样性,都给社区护理工作带来了极大挑战,工作中都应合理安排。

5. 较高自主和独立 除居家护理有时须执行医嘱外,社区护理工作一般情况下是独立工作的。工作人员有时需要与不同机构、相关单位打交道,有时需与其他医学专业人员联系,有时需要独立解决面临的健康问题。这就需要社区护理工作者具有一定的认识问题、分析问题和解决问题的能力。

二、社区护理的发展

难点:社区护理的发展历程。

(一)国外社区护理的发展

1. 家庭护理阶段 早在19世纪中期以前,由于卫生服务资源的匮乏、医疗水平的局限及护理专业的空白,多数患者均在家中休养,由家庭主妇看护、照顾。在这些家庭主妇中,绝大多数既没有文化,也没有受过任何看护训练,她们只能给予患者一些基本的生活照顾。然而正是这种简单、基础的家庭护理为早期护理和社区护理的诞生奠定了基础。

2. 地段护理阶段 在19世纪中期到19世纪末期的50年间,英国、美国为了使贫病交加人群能享受到基本的护理服务从而改善贫困人群健康状况,陆续开设了地段护理服务。地段护理在英、美两国主要侧重于对居家贫困患者的护理,包括指导家属对患者进行护理。从事地段护理的人员多数为志愿者,少数为护士。

3. 公共卫生护理阶段 自19世纪末期起,地段护理在其服务对象和服务内容上逐步拓宽,其服务对象由贫困患者,扩大至地段居民;其服务内容也由单纯的医疗护理,扩展至预防保健服务。在从事公共卫生护理人员中,绝大多数为公共卫生护士,少数为志愿者。

4. 社区护理阶段 进入20世纪70年代后,世界各国越来越多的护士以社区为范围,以健康促进、疾病防治为目标,提供医疗护理和公共卫生护理服务。于是,从20世纪70年代中期开始,美国护理协会将这种融医疗护理和公共卫生护理为一体的服务称之为社区护理,将从事社区护理的人员称之为社区护士。1978年,世界卫生组织对其给予肯定并加以补充,要求社区护理成为社区居民"可接近的、可接受的、可负担得起的"卫生服务。从此社区护理以不同的方式在世界各国迅速地发展起来,社区护士的队伍也在世界各国从质量和数量上逐步地壮大起来。

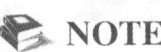

(二) 国内社区护理的发展

1. 发展历程　1925年，北京协和医院教授格兰特先生在北京创办"第一卫生事务所"。1932年，政府设立中央卫生实验处以培训公共卫生护士。1945年，北京的卫生事务所增加至4个，全国从事公共卫生工作的护士数量也有一定增加。新中国成立后，卫生事务所改为城区卫生局，内设防疫站、妇幼保健所、结核病防治所等。部分医院开始设置地段保健科或家庭病床。

1977年中共中央、国务院制定的《关于卫生改革与发展的决定》中明确提出，要"改革城市卫生服务体系，积极发展社区卫生服务，逐步形成功能合理、方便群众的卫生服务网络"。1996年中华护理学会召开"全国首届社区护理学术会议"，倡导完善我国社区护理，重点是社区老年护理、母婴护理、慢性病护理及家庭护理。1999年卫生部等10个部门制定了《关于发展城市社区卫生服务的若干意见》，提出了发展社区服务的具体政策措施和2010年发展目标。

2002年卫生部等11个部门制定《关于加快发展城市社区卫生服务的意见》，鼓励社会力量参与建设社区卫生服务网络。同时卫生部出台了《社区护理管理的指导意见(试行)》，规范了社区护理工作任务与社区护士职责，推动了社区护理发展。2006年国务院又制定了《关于发展城市社区卫生服务的指导意见》，进一步明确了社区卫生服务的指导思想、基本原则和工作目标，提出推进社区卫生服务体系建设，完善发展社区卫生服务的政策措施，以达到深化城市医疗卫生体制改革，优化城市卫生资源结构，发展社区卫生服务，努力满足群众的基本卫生服务需求的目的。

2. 目前状况　目前，全国95％的地级以上城市、86％的市辖区和一批县级市开展了城市社区卫生服务，全国已设置社区卫生服务中心3400多个、社区卫生服务站将近12000个，创建了108个全国社区卫生服务示范区。国家还建立了全科医师、全科护士任职资格制度，广泛开展全科医师和社区护士的岗位培训，医学院校也逐步在护理专业开展社区护理教学，培养能够为社区居民提供保健服务的社区护理人才。

3. 存在问题　由于我国社区护理工作起步较晚，因而存在一些问题。如：政府及政策支持不足，经费困难；缺乏社区护理法规及质量控制标准；缺乏社区护理组织的宏观调控；缺乏社区护理专门课程培训及专门人才等。在今后的发展中将会得到不断完善。

三、社区护理服务对象和工作内容

重点：社区护理的服务对象和功能。

(一) 服务对象

1. 健康人群　被视为健康人群的整体健康水平是社区卫生服务的主要对象之一。

2. 亚健康人群　亚健康是介于健康和疾病之间的中间状态。所谓的亚健康人群是指那些没有任何疾病或明显的疾病，但呈现出机体活力、反应能力及适应能力下降的人群。据有关调查表明：亚健康人群约占总人口的60%，故亚健康人群应成为社区卫生服务的重点对象。

3. 高危人群 高危人群是指明显存在某些有害健康因素的人群，其疾病发生的概率明显高于其他人群。高危人群包括高危家庭的成员和存在明显危险因素的人群。

4. 重点保健人群 重点保健人群是指由于各种原因需要得到特殊保健的人群，如妇女、儿童、老年人等。

5. 患病人群 社区患病人群主要由居家的各种疾病患者组成，包括常见病患者、慢性病患者等。

6. 残障人群 社区残障人群主要包括居家的、因损伤和疾病导致的功能障碍者或先天发育不良者。

（二）工作内容

社区护理工作内容具体见表1-3-1。

表1-3-1 社区护理工作内容

范 围	主要内容
社区人群健康教育	以促进和维护居民健康为目的，向社区各类人群提供有计划、有组织、有评价的健康教育活动，提高居民对健康的认识，养成健康的生活方式及行为，最终提高健康水平
为社区家庭提供护理技术与护理服务	为社区内有护理服务需求的个人、家庭提供相应的护理服务，如压疮护理、口腔护理、翻身拍背、造口护理、气道护理等专业性护理技术操作
预防和控制传染性、感染性与慢性疾病	帮助在社区内无法进行治疗或护理的急危重症患者及时诊治或转诊；预防、控制社区内的各种慢性病，对常见慢性病进行健康管理，及时有效地帮助其在饮食、运动、用药等方面采取控制和指导措施
社区环境、职业防护与家居安全的管理	对社区的环境、饮食、卫生等方面，提供相应的预防性服务，如居住环境的保护、水源监控、饮用水、饮食等卫生监督
社区儿童、妇女、中老年人预防保健	提供特殊群体的健康保护，如社区老年人、妇女、儿童、残障人士等，服务内容包括计划免疫、计划生育、合理营养、体育锻炼、健康体检等
社区人群心理卫生与精神保健	为社区内各个群体、各种急慢性病、创伤及残疾等功能障碍者所致的心身疾病提供心理或精神方面的咨询、辅导或治疗
院前急救护理	院前及现场急救事关生死和生命质量，掌握专业急救知识和技能，提高现场和院前急救质量；普及急救知识，提高居民自救意识和能力

续表

范围	主要内容
临终关怀及护理	对各类临床患者提供所需服务,以帮助其安详走完人生最后一程,同时尽量减少对家庭其他成员的影响

结合已学过的课程,根据社区护理服务对象,讨论一下服务中可能会用到哪些课程知识。

小 结

通过本任务的学习,护生应该从思想高度认识社区护理的重要意义,熟悉社区护理基本概念、特点和服务对象,了解社区护理的发展历程,并能对社区护理工作的重要性和工作形式有整体的认识。

能力检测

一、名词解释

社区护理

二、简答题

1. 社区护理的特点有哪些?
2. 社区护理的服务对象有哪些?

三、选择题(5个备选答案中可能有1个或1个以上正确答案)

1. 我国最早设立的社区护理相关机构是(   )。

   A. 1925年,第一卫生事务所   B. 1932年,卫生实验处
   C. 1945年,城区卫生局   D. 1977年,卫生服务网络
   E. 1999年,社康中心

2. 国外社区护理发展的最早阶段是(   )。

   A. 家庭护理阶段   B. 地段护理阶段
   C. 公共卫生护理阶段   D. 社区护理阶段
   E. 整体护理阶段

3. 社区护理的服务对象为社区全体居民,具体为(   )。

   A. 健康人群   B. 亚健康人群   C. 高危人群
   D. 患病人群   E. 残障人群

4. 社区护理的工作内容包括(   )。

   A. 社区人群健康教育
   B. 为社区家庭提供护理技术与护理服务

C. 预防和控制传染性疾病与感染性疾病

D. 社区环境、职业防护与家居安全的管理

E. 社区儿童、妇女、中老年人预防保健

四、实践与操作

专业知识应用能力训练：分组讨论和记忆社区护理服务对象包括哪些，之后应用所学过的临床护理知识，针对每一类服务对象举出一些具体病例，看谁举出的病例或案例多。用书面形式记录下来。

（朱　红）

任务四　认识社区护士

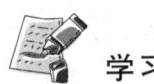

> 1. 素质目标：培养护生热爱社区护理工作，激发其成为优秀社区护士的热情。
> 2. 能力目标：说出社区护士应具备的能力；写出社区卫生中心见习报告。
> 3. 知识目标：熟悉社区护士的基本概念及所承担的角色和应具备的能力。

社区护理服务是医院护理服务的延伸，其工作性质、工作内容及工作形式等方面有其自身的特点和规律，与医院护理工作有较大的不同。但由于社区护理服务只是社区卫生服务整体工作中的一部分，社区护士应如何发挥更大的作用，究竟应该如何定位社区护士，社区护士应该扮演哪些角色，社区护士应承担什么样的工作任务和责任，都在积极的研究和探索之中。

一、何谓社区护士

（一）社区护士的概念

社区护士是指在社区卫生机构及其他有关医疗机构中从事社区护理工作的护理专业技术人员。在一些国家，社区护士是护理保健工作人员的重要组成部分，社区护理岗位是护士和社区接触、发挥自身独特作用的一个重要的平台。

据资料报道，美国1980年的社区保健护士人数为8万多名，在社区初级卫生保健所存在的居民健康问题中，有67%～90%都是由社区护士进行有效的处理。社区护士的发展经历了四个阶段，见表1-4-1。

表 1-4-1　社区护士发展的四个阶段

名　　称	年　　份	服 务 对 象	服 务 项 目
家庭看护	1895 年之前	贫病个体	个体为导向的医疗护理
地段访问护士	1860—1900 年	贫病个体	治疗为主,注意预防
公共卫生护士	1900—1970 年	有需要的人群	家庭治疗和预防
社区护士	1970 年至今	社区人群	预防疾病,促进健康

（二）社区护士应具备的条件

社区护士应具备的基本条件:①具有国家护士执业资格并经注册;②经过地(市)以上卫生行政部门规定的社区护士岗位培训;③独立从事家庭访视护理工作的护士,应具有在医疗机构从事临床护理工作五年以上的工作经历。

（三）社区护士的工作职责

(1) 参与社区诊断工作,负责辖区内人群护理信息的收集、整理及统计分析。了解社区人群健康状况及分布情况,注意发现社区人群的健康问题和影响因素,参与对影响人群健康不良因素的监测工作。

(2) 参与对社区人群的健康教育与咨询、行为干预和筛查、建立健康档案、高危人群监测和规范管理工作。

(3) 参与社区传染病预防与控制工作,参与预防传染病的知识培训,提供一般消毒、隔离技术等护理技术指导与咨询。

(4) 参与完成社区儿童计划免疫任务。

(5) 参与社区康复、精神卫生、慢性病防治与管理、营养指导工作。重点为老年患者、慢性病患者、残疾人、婴幼儿及围产期妇女提供康复及护理服务。

(6) 承担诊断明确的居家患者的访视、护理工作,提供基础或专科护理服务,配合医生进行病情观察与治疗,为患者与家属提供健康教育、护理指导与咨询服务。

(7) 承担就诊患者的护理工作。

(8) 为临终患者提供临终关怀护理服务。

(9) 参与计划生育技术服务的宣传教育与咨询。

二、社区护士的角色和能力

（一）社区护士的角色

1. 健康意识的唤醒者　社区护士有责任唤醒社区人群的健康意识,促使人们积极主动地寻求医疗保健,改变不良的生活及健康观念,注重生活质量。

2. 护理服务者　社区护士的基本角色是为那些需要护理服务而自己无法满足的人群提供护理服务。

3. 初级卫生保健者　社区护理的中心是健康而不是疾病。护理的首要任务是帮助人们避免有害因素,预防疾病,维持及提高人们的健康水平。社区护士在最基层的卫生保健单位工作,且常进行家庭访视,与社区居民的接触最多,是实施预防保健工作的最佳人选。

4. 社区卫生代言人 社区护士需了解国际及国内有关的卫生政策及法律,并对威胁到社区居民健康的环境等问题(如噪音、空气污染、水质污染等)采取积极措施予以解决,或上报有关部门,以保护社区居民的健康。

5. 健康咨询者与教育者 健康教育者是社区护士的一个重要角色。社区的护理服务对象一般不像医院等健康机构的服务对象那样病情较重,因此他们具有较好的接受健康教育的能力。再者,由于社区护士着力于提高人们的健康意识,所以要扮演教育者的角色以使人们更多地了解维护自身健康的知识。

6. 协调者与合作者 社区卫生服务,是一种团队合作的工作,这个团队内部有医生、护士、康复治疗师、心理医生、药剂师、防保人员、社区护理员等,外围有行政管理部门、民警、居委会等。社区护士与社区人群接触最多,最了解社区居民的社会文化背景、身体及心理状态,也最适合担当核心纽带工作,并起到协调作用。

7. 组织者与管理者 社区卫生保健机构各不相同,有门诊、预防保健诊所等,不论是哪种机构,社区护士均应承担组织管理者的角色。她需要对人员、物资及各种活动进行安排,有时还需对有关人员进行培训。

8. 观察者与研究者 社区护士需要具有敏锐的观察能力,以发现疾病的早期症状、儿童的生长发育问题、患者对药物的反应、社区中的环境问题、威胁健康的因素等。同时社区护士还应参与或主持有关研究,以了解各种健康问题、健康行为及疾病的致病因素等,在科学研究的基础上进行护理干预。

课堂互动

在小组内进行交流:通过学习,你是否愿意并有能力成为一名社区护士呢?为什么?

(二)社区护士应具备的能力

1. 交往与沟通能力 人际交往与沟通能力是社区护士应具备的首要能力。社区护士充当协调者与合作者的角色,对此能力提出了较高的要求。

2. 综合护理能力 综合护理能力主要包括各专科护理技能及中西医结合的护理技能。社区护士应是全科护士,面对各种患者和残障者,如外科术后的患者、中风恢复期的患者、精神病患者或临终患者等,工作中会涉及内科、外科、神经科、精神科、中医科以及老年和康复等方面的护理技能。

3. 独立分析和解决问题能力 社区护士常常处于独立工作状态,如独立地进行各种护理操作、独立地运用护理程序、独立地开展健康宣教、独立地进行咨询或指导。而无论是社区服务站还是患者家里,其护理条件及设备均不如医疗机构,这就要求社区护士具备较高的解决问题和应变的能力。

4. 判断与预见能力 判断与预见能力主要应用于预防性的服务,而预防性服务是社区护士的主要职责之一。社区护士有责任向患者或残疾人、家庭及健康人群提供预防性指导和服务。社区护士的判断和预见能力可给服务对象带来直接与间接的健康上、经济上、心理上的影响。

5. 组织与管理能力 社区护士一方面要向社区居民提供直接的护理服务,另一方面还要调动社区的一切积极因素,大力开展各种形式的健康促进活动,有时要负责人员、物资和各种活动的安排,有时要组织本社区有同类兴趣或问题的机构人员学习,如老人院中服务员的培训和餐厅人员消毒餐具的指导,这些均需要一定的组织、管理能力。

6. 调研与科研能力 社区护士不仅担负着向社区居民提供社区护理服务的职责,同时也肩负着发展社区护理、完善护理学科的重任。因此,社区护士首先应不断地充实理论知识,提高业务水平,提升社区护理科研能力,在社区护理实践中,善于总结经验并提出新的观点,探索适合我国国情的社区护理模式,推动我国社区护理事业的发展。

7. 自我防护能力 社区护士常常在非医疗机构场所提供有风险的医疗护理服务,如在患者的家中进行静脉输液。应加强法律意识,不仅要完整记录患者病情,还要在提供一些医疗护理服务前与患者或家属签订有关协议书,以作为法律依据。

小 结

任务一到任务三的学习让我们分别了解了什么是社区、社区卫生服务和社区护理,对社区护理的整体知识体系有了较为深入的了解,通过本任务的学习,护生应知道的是社区护理工作中的核心人物——社区护士的基本概况。要求熟悉社区护士的基本概念及所承担的角色和应具备的能力,了解工作职责,以便更好地完成社区护理工作。

能力检测

一、名词解释

社区护士

二、简答题

1. 社区护士扮演的角色有哪些?
2. 社区护士应具备的能力有哪些?

三、选择题(5个备选答案中可能有1个或1个以上正确答案)

1. 社区护士应具备的条件是( )。

  A. 具有国家护士执业资格并经注册

  B. 经过地(市)以上卫生行政部门规定的社区护士岗位培训

  C. 如独立访视还应具有在医疗机构从事临床护理工作五年以上的工作经历

  D. 必须经历国家本科以上学历教育

  E. 必须有中级以上职称

2. 社区护士应具备的首要能力是( )。
   A. 综合护理能力　　　　　　　　B. 独立分析与解决问题能力
   C. 判断与预见能力　　　　　　　D. 自我防护能力
   E. 交往与沟通能力

四、实践与操作

专业知识应用能力训练：分组讨论和记忆社区护理服务对象包括哪些？应用所学过的临床护理知识，针对每一类服务对象举出一些具体病例，看谁举出的病例或案例多。用书面形式记录下来。

（朱　红）

项目二　初步掌握社区护理基本技术和方法

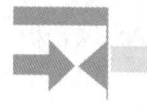

社区护士要为本区域的各年龄阶段、不同阶层的居民，提供优质的社区护理服务，首先要明确社区护理的方法和技术，与医院的临床护理相比，既有共同点，又有其特殊性。它不仅要求社区护士掌握基础护理技术，更重要的是要具有人文、社区、心理学等方面的知识，能自如地组织、联络和协调居民来接受慢性病等的保健指导和健康教育，对发现的问题能够独立、综合判断，并予以解决。本项目的任务就是学会收集、整理和应用相关社区资料，如何建立社区居民健康档案和在确保自身安全的前提下进行有效的家庭访视和护理。

> 1. 素质目标：培养护生以家庭为中心的护理理念，具有团队合作精神及严谨负责的工作态度，提升其人际沟通技巧及发现、分析、解决问题的能力。
> 2. 能力目标：护生能够对一个社区进行护理评估，并制订出一份完整的社区护理计划；能用正确的格式记录，建立个人和家庭的健康档案。能通过家庭评估的情况制订家庭健康护理计划，绘制家系图和社会支持图。
> 3. 知识目标：掌握家庭内在结构和功能；熟悉电子健康档案及基于健康档案的区域卫生信息系统，家庭概念和类型。

任务一　学会收集、整理和应用相关社区资料

肖丽是某社区卫生服务中心新入职的护士，之前曾在医院工作过2年，经过初步的岗前培训，被分派到下面的社区服务站，她首要的工作是对站点所管辖区的社区进行评估，通过相关社区资料的收集、分析和处理，来加强对本社区的了解，为今后建立居民的健康档案、对居民进行健康教育，以及对社区的重点人群进行家庭访视等工作打下良好的基础。

请思考：
1. 需要评估社区哪些方面的资料？具体内容是什么？
2. 有哪些有效实用的方法来收集上述的资料，并且被社区居民所接受？
3. 如何对收集到的资料进行分析？
4. 怎样应用收集到的资料来制订具有针对性的护理干预方案？

社区护理是基于区域内群体的健康为中心的护理，其最终目标是提升社区的整体健康水平，个体及家庭的健康也受到了社区健康水平的影响，这一终极目标的实现有赖于科学方法的指引。护理程序为社区护士收集、整理和应用相关的社区资料提供有效可行的理论框架支撑，涵盖社区护理评估、护理诊断、护理计划、护理实施和护理评价5个步骤。

一、需要收集哪些资料

收集资料是社区护理评估（community nursing assessment）的第一步，分别从社区的地理环境、居民群体和社会系统三方面着手获得相关资料。

（一）地理环境

1. 社区的基本资料　社区的类型、要素构成特点、所在地理位置、东西南北界线、面积，以及与大环境的关系等，是社区医护人员或护生了解社区时需掌握的最基本资料。

2. 自然环境　评估时应注意有无河流、山川等特殊的自然环境，这些客观因素的存在是否会引发洪水、山体滑坡、泥石流等危险情况的发生，社区的居民能否很好地利用以上自然资源，来减少或消除其对健康或生命的威胁。

3. 气候　评估社区常年的气候特点、温湿度变化，观察气候变化对居民健康的影响及居民有无应对气候骤变的能力。

4. 动植物分布　社区的绿化情况，动植物对环境和居民健康状况的影响。

5. 人为环境　评估住宅、医院、工厂、加油站、化工厂等人为环境是否存在破坏社区的自然环境、威胁居民的生命安全和健康的情况，如大气污染、饮用水状况、粪便和垃圾处理等。

（二）居民群体

1. 人口数量、分布　社区居民人口数量、分布决定了社区所需医疗保健服务的多少。数量多、分布大会导致社区医疗保健服务的工作负荷增加，同时会使社区卫生服务工作的难度增大。

2. 人口的构成　社区居民人口的性别、年龄、职业、文化程度、教育程度、籍贯、婚姻、分娩及计划生育等基本特征的构成情况的不同，使得医疗保健服务需求呈现多元化的特点。

3. 人口流动状况　人口流动指人口在地理空间位置上和阶层职业上的变动。人口流动可促进经济繁荣及社会发展，为社区居民健康带来有利影响，但同时也带来了一系列如住房拥挤、卫生条件差、不良卫生习惯等健康问题，还对疾病监测、计

重点：居民群体情况。

划免疫、计划生育等卫生保健服务带来困难和压力。

4. 健康情况及行为　前者为社区居民的主要死因、死亡率、死亡年龄、主要疾病谱、疾病的时间分布和地理分布、高危人群数等；后者为合理营养、适量睡眠、适度锻炼、便后饭前洗手等基本健康行为；定期体检、患病后及时就诊、配合治疗等保健行为；离开污染环境、积极应对导致心理应激的生活事件等避免有害行为；戒烟、不滥用药物等戒除不良嗜好行为；系安全带、预防溺水、火灾等预警行为。

重点：社会系统的组成。

（三）社会系统

1. 卫生保健系统　是9个社会系统中最重要的。需从社区内提供健康服务机构的种类、地理位置、功能、服务范围、时间、经费来源、收费、技术水平、就诊对象特征等来展开评估，以及这些机构与社区居民的供需之间是否平衡，能否做到及时的转出、妥善的转入，以及社区居民的满意度和接受程度。

2. 经济系统　社区的经济水平对居民健康会产生很大影响，可用人均收入、消费水平、就业率、失业率等指标来表述；同时决定了可以投入到社区卫生服务福利事业中的资金和资源，因此需根据社区的实际经济状况来提供针对性的健康卫生服务。

3. 交通安全系统　评价到达医疗保健机构的交通工具的便利性，有无为残障人士提供无障碍通道，有无道路标志不清、交通混乱等情况；社区的治安、消防设备等的现状。

4. 通讯系统　社区的通讯功能是否完善，社区居民获取信息的有效途径能为在制订计划时选择合适的沟通途径提供依据。

5. 社区服务及福利系统　商店、饭店、托儿所、家政服务公司等社会服务机构的分布和利用度。

6. 娱乐系统　居民健身场所、公园、儿童活动场所及其管理机构等娱乐设施的类型、数量、分布、利用度、居民满意度、对大众的开放程度、费用等情况，尤其是有无对社区和居民的健康存在潜在威胁的娱乐场所状况。

7. 教育系统　社区中正式与非正式的教育机构的类型、数量、分布、师资力量、教育经费投入、居民的满意度和接受程度，适龄人口上学率。

8. 政治系统　政府出台并落实与民众健康相关的政策关系到社区发展和卫生计划的执行。居委会、民政局等社区主要管理机构的分布情况、社区各领导的联系方式、工作时间等方面的评估，有利于计划的实施。

9. 宗教系统　社区中有无宗教组织、宗教类型、信徒人数、有无领导、活动场地，及其对社区居民生活方式、价值观、健康的影响等情况。

为保证评估的完整有序，护生或社区医护人员可根据实际需求，拟定评估简表（表2-1-1），以免信息的遗漏。

为了对整个社区服务站点所管辖的片区有全面的了解，护士肖丽以社区护理程序为指导，以上述的"三方面、九系统"为框架，以社区护理评估简表为调查工具，

项目二 初步掌握社区护理基本技术和方法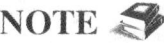

展开了有序的护理评估工作。

表 2-1-1　社区护理评估简表

评估纬度		收集资料条目	现实资料
地理环境	社区基本资料	社区名称、地理位置、东南西北界线、面积	
	自然环境	特殊环境、是否会引起洪水、山体滑坡等	
	动植物分布	绿化面积、特殊动植物对居民生活的影响	
	气候	温差、湿度、应对能力	
	人为环境	对空气、水、土壤的影响	
居民群体	人口数量、分布	社区人口数量、分布	
	人口构成	年龄、性别、职业、婚姻、文化程度的构成	
	人口流动情况	社区人口短期内大量增长或大量流失	
	健康情况及行为	疾病谱、死亡原因、健康相关行为	
社会系统	卫生保健	数量和分布是否合理、服务质量	
	经济	人均收入、家庭年均收入、就业情况	
	交通与安全	交通便利性和有序性、社区内消防应急系统	
	通讯	信息获取的主要途径	
	社会服务及福利	福利、服务机构质量和数量，能否满足居民需要	
	娱乐	娱乐场所类型、分布，有无潜在威胁	
	教育	学校分布、能否满足需要、儿童受教育情况	
	政府	相关政策、卫生经费的投入、主要领导人	
	宗教	宗教组织、宗教类型、信徒人数、有无领导等对居民健康的影响	

二、如何收集资料

（一）查阅文献

社区护士或护生可以通过卫生局、疾控中心、环保局、居委会、派出所、图书馆等地方查阅人口普查、疾病统计、人员流动情况、社区健康档案、社区宣传手册等资料；或者通过中国知网或万方数据库搜集与社区相关的新进展、新观念、新技术等资料。

（二）社区讨论

社区护士组织 5～15 名的社区居民展开讨论，通过 1～2 h 的讨论了解社区居民的健康需求及其对社区健康问题的态度和看法，取得参与讨论的居民的同意，可以通过录音笔或摄像等方式对访谈内容进行记录，讨论可以是正式的也可以是非正式的，如与居民之间的闲聊。此方式可以提高居民参与社区活动的积极性，可以探索性方式发现社区问题，是获得解决社区健康问题方案的较佳途径。

重点:社区实地考察。

(三) 社区实地考察

社区实地考察又称挡风玻璃式调查、周游社区调查法。由社区护士通过个人感官(眼、耳、口、鼻)去收集资料,如社区居民或村民的外貌形态、年龄、行为特征如何?居住状况如何?社区或村镇里的生活设施(超市、菜场、商店等)、活动场地、交通情况如何?社区或村镇的配套设施(如学校、医疗门诊等)如何?社区或村镇的空气(有没有工厂、噪音和废气排放)如何?社区或村镇的卫生情况(垃圾的收集和处理)如何?

(四) 参与式观察

社区护士或护生以社区成员的角色参与居民的活动中,并有意地对其进行观察,了解他们的生活方式、习惯、健康状况等资料。

(五) 重点人物访谈

选择社区中居住时间较长的人、社区中很有影响力的人或社区的管理者等对社区很了解的重点人物进行访谈,来了解社区的发展过程、社区的主要健康问题及需求、居民健康观等。

重点:调查法的内容。

(六) 调查法

用于弥补其他方法不能收集到的资料,尤其是居民对社区健康的期望等方面的资料。它包括访谈法和信访法。实施社区调查的关键是选择或设计相应的调查工具,可针对某一特定的群体或某一类疾病设计相应的调查问卷,也可使用基线调查工具了解整个社区的状况,或在该基础上选择或设计单项深入的调查研究,尤其需注意调查工具的信效度。访谈法是指由经过统一培训的调查人员,用统一的调查问卷或者访谈提纲对调查对象进行访谈来收集资料的方法,该法回收率高、灵活性强,但费钱、费时,可能存在调查者主观偏差。信访法通过信件邮寄的方式把调查问卷或调查表发给调查对象,由其填写完毕后寄回,此法调查范围广、经济、高效,但回收率低,且要求被调查者能自行完成问卷填写。

案例分析

护士肖丽通过对所管辖片区内 2100 户社区居民健康体检档案资料的梳理发现,1000 户居民家中约 1500 人的 B 超检查出现轻、中度的脂肪肝,300 例为酒精性脂肪肝,其余均为单纯性脂肪肝,其他体检未见异常。经过对社区的实地考察,与居民进行访谈讨论发现,青中年居民对体育锻炼的重视不够,每星期的活动量很少或几乎没有,而上网、玩手机、看电视、外出应酬时间过长;很多居民家中多为老人做饭,而部分老人认为炒菜放油盐少不好吃,没有味道,部分还认为应该放猪油,这样饭菜才香;部分老人还认为年轻人工作很累,要多吃荤类食物才能保证营养。

通过近一个月的忙碌,肖丽感到临床和社区的护理工作有差异,她认为必须通过团队合作来共同解决辖区居民的健康问题。

三、如何整理和分析资料

社区护理诊断是指对于个体、家庭、群体或社区现存的或潜在的不健康/健康问题以及相关因素的陈述,做出条理清晰、客观的社区护理诊断,社区护理诊断是社区护士或护生的重要任务,社区护士或护生在完成资料收集后,判断社区健康状况,分析相关因素,从而提出社区护理诊断。

(一) 社区护理诊断的构成、分类及陈述

难点:社区护理诊断的构成、分类及陈述。

(1) 社区护理诊断由健康问题(problem)、病因学(etiology)、症状和体征(signs and symptoms)构成。

(2) 社区护理诊断可分为现存的(actual)、危险的(risk)和健康的(wellness),如社区应对无效(现存的),有中毒的危险(危险的),母乳喂养有效(健康的)。也可采用 Omaha 系统、北美护理诊断协会(NANADA)的 9 个人类反应型态或戈登(Gordon)的 11 个功能性健康进行分类。

(3) 社区护理诊断的陈述常用方式有:一段式陈述(P),如社区儿童营养状况良好;二段式陈述(PE,SE),如社区老人缺乏照顾与社区养老机构不足、高龄空巢老人较多有关;三段式陈述(PES),如学生安全知识缺乏与学校未能提供安全的信息/家长对安全教育重视不够有关,某社区小学生的安全知识测试知晓率 10%。

(二) 诊断的优先排序

当社区护理诊断不只止 1 h,就应进行排序,判断出首优问题、中优问题和次优问题。遵循的原则通常采用默克(Muecke,1984 年)提出的 8 个标准:①社区对问题的了解;②社区解决问题的动机;③问题的严重程度;④可利用的资源;⑤预防效果;⑥社区护士解决问题的能力;⑦健康政策与目标;⑧解决问题的迅速性与持续效果。每条记分均为 0~2 分标准(0 分表示不太重要,不需优先处理;1 分表示有些重要,可以处理;2 分表示非常重要,必须优先处理)。根据上述 8 个标准对每条护理诊断计分,综合计分最高的社区护理诊断是最需优先解决的社区健康问题。

(三) Omaha 系统

难点:Omaha 系统。

该系统是专用于社区护理实践的分类系统,是美国护士协会认可的十二种标准化护理语言之一,分为护理问题分类系统(problem classification scheme,PCS)、干预分类系统(intervention scheme,IS)和结果评定系统(problem rating scale for outcome,PRSO)三部分。此系统对社区护理问题作了系统的陈述和分类,成为社区护理人员制定计划的指南,便于对护理业务、记录与资料的信息化进行系统管理,但应用过程中需注意结合中西文化差异来使用。

1. 护理问题分类系统 分为 4 个层面:①将评估出的问题进行划分;②写出具体的问题;③对问题进行描述;④对评估对象存在的症状和体征做具体描述。该系统将护理问题分为生理、心理社会、环境和健康相关行为 4 个领域,具体见表

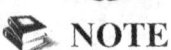

2-1-2。生理领域是指维持生命过程中各种身体功能的状况；心理社会领域是指与沟通、人际关系、行为、发展相关的问题；环境领域是指围绕个人、家庭、社区内外的不健康因素；健康相关行为领域是指与维持和促进早期恢复和最大限度地康复相关的行为。

表 2-1-2　Omaha 护理问题分类系统

领域	护理问题分类
生理	视听觉、说话与语言、咀嚼、认知、疼痛、意识、皮肤、神经运动（肌肉、骨骼）系统与功能、呼吸、循环、消化、排便、生殖泌尿功能、产前产后、其他
心理社会	心理与社区资源的联系、社会接触、角色改变、人际关系、精神压力、哀伤、情绪稳定性、照顾、忽略儿童/成人、虐待儿童/成人、生长发育、其他
环境	收入、卫生、住宅、邻居/工作场所的安全、其他
健康相关行为	睡眠与休息型态、身体活动、营养、个人卫生、物质滥用（乙醇或药品）、健康指导、家庭计划、处方用药、特殊护理技术、其他

2. 护理干预分类系统　此系统由 4 个类别组成，便于护理人员之间沟通，因为该系统使计划和干预有了标准化的语言，具体见表 2-1-3。

表 2-1-3　Omaha 护理干预分类系统

项目	内容
类别	健康教育、指导咨询；治疗和操作规程；个案管理；监督
目标	解剖/生理、行为纠正、膀胱功能训练、照顾和为人父母、长期卧床护理、沟通、应对技巧、日间护理、管教、伤口护理、教育、职业、环境、运动、与他人情感交流、喂养方式、家庭计划、食物、财务、行走训练和康复、生长/发育、家务管理/居住环境、人际关系、检验结果、医疗照顾、药物作用与不良反应、用药管理、协助用药安排、身体活动、辅助性护理活动、营养、营养咨询、造瘘口护理、个人照顾、相关法规、其他社会资源、体位、康复、放松/呼吸技巧、睡眠/休息、筛选、安全、受伤护理、情绪和精神症状、体征、皮肤护理、社会福利与咨询、化验标本收集、压力管理、精神护理、促进身心发展的活动、物质滥用、医疗器械/设备、支持团体、促进健康、交通运送、其他

3. 护理结果评定系统　采用 5 分记分法衡量护理对象在护理过程中的表现，分为行为、知识和症状体征 3 个方面，可帮助社区护士或护生确定问题的优先顺序及严重程度，可以作为护理质量评价的参考，具体内容详见表 2-1-4。

表 2-1-4　Omaha 护理结果评定系统

概念	含义	1分	2分	3分	4分	5分
行为	护理对象表现出可被观察的反应或行为	完全不适当行为	有一些适当行为	不是非常一致行为	通常是合适行为	一致且合适的行为
知识	护理对象记忆与理解信息的能力	完全没有知识	具有一点知识	具有基本知识	认知适当	认知良好

项目二 | 初步掌握社区护理基本技术和方法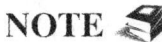

续表

概　念	含　义	1分	2分	3分	4分	5分
症状体征	护理对象的主观、客观的症状、体征	非常严重	严重	一般	很少	没有

4. Omaha 系统实施步骤　便于社区护士实施和管理，Omaha 系统已发展出一整套电脑化记录系统，基本步骤涵盖了：①建立个人资料记录；②以问题分类系统为收集资料和评估的指南，并录入资料库；③根据收集的资料列出护理问题表；④以结果评定系统进行优先排序；⑤综合出一份以问题为导向的护理计划，采取护理干预系统提供的建议，执行护理措施，并随时修正计划；⑥根据计划为护理对象（如社区居民）提供护理；⑦评价护理质量。

社区护士肖丽通过对本社区资料分析提出两个护理诊断：①社区应对无效：人群健康意识薄弱，与社区居民健康观念滞后、不良生活方式和缺乏锻炼有关。②社区应对无效：社区居民轻中度脂肪肝的患病率较高，与居民对脂肪肝相关知识了解不足、缺乏预防和治疗知识有关。

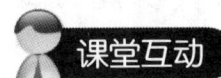

请思考：
1. 如何使用收集到的资料制订护理计划？
2. 社区计划制订好后，如何把该计划修改得更完善？

四、如何应用所收集到的资料

根据社区护理评估、诊断所收集分析整理的资料，发现了社区、家庭或个体所存在的健康问题，为了预防或解决这些问题，满足健康需求，就需要制订出具体、可行并有一定前瞻性的社区护理计划，从而有效地运用所收集到的资料。社区护理计划的内容有目标人群、社区护理目标、制订社区护理实施计划、社区护理计划实施和社区护理评价。

（一）目标人群

根据上述案例，目标人群是 1500 例轻中度脂肪肝社区居民及其家庭成员。

（二）社区护理目标

社区护理最终目标是通过干预后使社区、群体、家庭和个人所能达到预期结果的具体描述。

1. 目标分类及制订原则　目标可分为长期目标和短期目标，前者又称为最终目标，后者又称为阶段性目标。目标制订遵循 SMART 原则，即目标必须是具体的

(specific)、可测量的(measurable)、可达到的(attainable)、相关的(relevant)、有时间期限的(timely)。一般情况下一个护理诊断可以制订多个目标,但一个目标只针对一个护理诊断。

2. 目标的陈述方式 主语、谓语、行为标准和状语。如预期目标"1 周内婴儿家长掌握婴儿沐浴的技巧","婴儿家长"为目标主语,"掌握"为目标谓语,"婴儿沐浴技巧"为行为标准,"1 周内"为目标的时间状语。

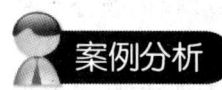

针对上述问题,社区护士肖丽确定的护理目标有:1~2 年内,××社区 1500 例轻中度脂肪肝居民,在社区医生、护士的帮助和自身努力下能够恢复正常,或中度转变为轻度。6 个月内,××社区居民改变不良的饮食习惯,食用油盐水平符合国家对于健康饮食的要求;1 个月内,××社区居民改变不良的生活方式,每周体育锻炼 3~5 次,每次 0.5~2 h。

(三)制订社区护理实施计划

1. 社区护理措施 由社区护士与护理对象协商,共同选取适当措施。措施可以是一级预防、二级预防、三级预防及综合型措施,预防与治疗并重。

2. 确定所需资源及来源 社区护理措施均需确定具体实施者及参与者(如防疫站、疾控中心、红十字会、新闻媒体机构、肿瘤协会等),需要的经费、场所、器械,分析所需资源的可能来源及获取途径。

3. 记录完善社区护理实施计划 将经协商后确立的社区护理诊断、目标、具体措施等内容完整记录下来,具体内容见表 2-1-5。

表 2-1-5 社区护理实施计划表

诊断 1 社区应对无效:人群健康意识薄弱,与社区居民健康观念滞后,不良生活方式和缺乏锻炼有关。

具体目标	实施计划			
	实施内容	执行者	场所	时间
增强健康意识,转变不良生活方式	举办健康讲座(每 2 周 1 次) 进行家庭访视,收集健康及不健康的行为方式资料等 有针对性地利用社区护士站点或中心的活动宣传栏,普及健康相关知识 与居委会合作,开展社区居民全家总动员,进行体育锻炼,每周 1 次 用黑板报、专栏的简易图画和顺口溜等方式宣传良好生活方式及饮食习惯			

难点:制订社区护理实施计划。

续表

诊断2　社区应对无效:社区居民轻中度脂肪肝的患病率较高,与居民对脂肪肝相关知识了解不足、缺乏预防和治疗的知识有关。

具体目标	实施计划			
	实施内容	执行者	场所	时间
社区居民能够改变不良的饮食习惯,提升对脂肪肝相关知识的掌握水平	督促社区居民定期进行体检 利用当地的公共媒体如公交车上的车载电视宣传与脂肪肝发病相关的健康知识 举办脂肪肝的发病、危险因素、预防与治疗相关健康讲座(2周1次) 进行家庭访视,监督其遵医行为,评估其健康行为等 社区举办脂肪肝防治有奖竞答竞赛,以促进社区居民知识掌握情况			

4. 评价计划　制订社区护理评价计划时,应参照4W1H原则和RUMBA准则。

(1) 4W1H是指社区护理计划应明确参与者(who)、任务(what)、执行地点(where)、时间(when)及执行方法(how)。

(2) RUMBA是指真实的(realistic)、可理解的(understandable)、可测量的(measurable)、行为目标的(behavioral)、可实现的(achievable)。

案例分析

社区护士肖丽再次走访社区,与居民讨论制订社区护理实施计划的可行性,同时征得社区居委会主任的建议,全身心地投入到计划的具体落实工作中去。

(四) 社区护理计划实施

1. 实施前准备　实施前,社区护士与社区居民再次明确的内容有:所需资源是否到位;社区服务的地点、方法、时间、预期结果以及各自的责任。也就是在实施之前明确:谁来做;何时去做;在何地;为什么去做;做什么事。

2. 实施过程　在实施过程中,社区护士应注意与合作者(当地行政部门、街道居委会等;医生、康复理疗师、公共卫生助理员等团队人员)和服务对象(社区居民及其家属)进行良好的沟通,分工合作,提供良好的环境,完整系统地记录实施情况,记录格式常采用PIO格式,即问题(problem)、护理措施(intervention)和结果(outcome),制订应急预案,识别和处理意外情况。社区护士需对每天进行的活动非常了解,根据设定的预期目标判断所有的护理服务等内容是否按时实施,人、财、物是否合理安排。

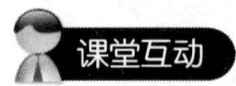

请思考：
请根据表2-1-5列出具体的实施步骤，并采用PIO格式进行记录。

(五)社区护理评价

护理评价形式主要有：形成性评价，即过程评价；终结性评价，即结果评价。

1. 社区护理评价的具体内容

(1) 健康目标的达标程度　将结果与预期目标比较，来明确健康目标的达标程度。在未达成健康目标时，要从资料的收集、计划的可行和可及性、社区居民的参与情况等方面来分析，找出原因并及时纠正。

(2) 护理活动效果　在社区护理干预实施后，对社区护理干预的终末评价，根据社区护理干预目的，分析护理活动对社区居民健康情况、维持健康和预防疾病的实际效果。

(3) 护理活动的效率　将社区护理活动的投入与产出进行比较，分析是否值得，有无超出额定计划。原则是以最经济的方法获得最大的收益效果。

(4) 护理活动的影响力　评价护理活动的社会效益，分析效益的持久性、影响程度和受益人群的广泛性。

2. 社区护理评价的具体步骤

制订评价计划——收集评价资料——分析资料——得出结论。

3. 社区护理评价的影响因素

1) 社区护士的能力　社区护士在使用社区护理程序发现、分析、解决社区健康问题的过程中，要能准确地确立评价目标，具备扎实的统计分析能力，掌握项目评价和满意度评价的常用方法，运用评判性思维进行评价。

2) 评价方法

(1) 直接行为观察：优点是通过对服务对象行为的具体观察，可获得较为真实可靠的资料；缺点是费时、费力且要求社区护士具备敏锐的观察能力。

(2) 交谈：优点为灵活性强，通过结构式交谈获取的资料结构统一，易于分析；缺点为费时，非结构式交谈获得的资料在分析时难度较大，可因评估者的偏见影响评价效果。

(3) 问卷调查：优点有可从系列项目中获得较可靠的信息，避免评估者可能存在的偏见；缺点有因被调查对象认知等其他因素的干扰，影响评价结果的真实性。

(4) 标准检查：优点为使用政府制定或标准化的社区护理实践标准来衡量社区护理工作的效果，衡量标准具有较强的可信度；缺点为由于标准较宏观，难以获得实用的衡量标准。

项目二 初步掌握社区护理基本技术和方法

知识链接

健康评价标准

WHO 提出衡量健康的 10 项标准,社区护士或护生也可以根据这些标准来对社区居民个体的健康进行评估和评价。这些标准有:①精力充沛,能从容不迫地应付日常生活和工作;②处事乐观,态度积极,乐于承担任务,不挑剔;③善于休息,睡眠良好;④身体应变能力强,能适应外界环境的各种变化;⑤对一般性感冒和传染病有一定的抵抗力;⑥体重适当,身体匀称,身体各部位比例协调;⑦眼睛明亮,反应敏锐,眼睑不发炎;⑧牙齿清洁、无龋齿、牙龈颜色正常、无出血现象;⑨头发有光泽、无头屑;⑩骨骼健康,皮肤、肌肉有弹性,走路轻松。

小 结

通过完成本任务学习,你主要应该提升科学的统计分析和评判性思维的能力,应具备良好的人际沟通协调,以及发现、分析、解决问题的能力,应熟练掌握如何运用社区护理程序收集、分析整理资料及有效地应用这些资料,来解决社区、家庭、个人所存在的护理问题。重点是如何收集资料,制订正确的护理诊断和计划,有效地落实具体的护理活动,通过多学科、多部门的团队合作,共同帮助居民促进健康、预防疾病、减轻痛苦。

能力检测

一、选择题(5 个备选答案中有 1 个正确答案)

1. 关于社区护理收集资料的方法中不正确的是(　　)。

   A. 若干年来卫生人力资源情况调查属回顾性调查

   B. 全国性及地方性普查获得的医疗、卫生防疫等资料为第一手资料

   C. 社区访谈对象是对社区很了解的人

   D. 通过问卷的方式进行居民健康普查等是现状调查

   E. 社区讨论是获取社区健康问题方案的较佳途径

2. 对分析社区护理评估资料说法错误的是(　　)。

   A. 原始数据资料直接用于社区健康护理诊断

   B. 文字资料要进行含义的解释与分析

   C. 立足于社区健康护理

   D. 注意进行不同区域的横向比较

   E. 社区护理评估主要包括环境、居民群体和社会系统

3. 下列哪项不是确定社区护理诊断的依据？（　　）
   A. 社会环境因素　　　　　　　　　B. 社区人群的高血压患病率
   C. 病理生理因素　　　　　　　　　D. 可利用的卫生服务资源
   E. 交通和教育情况

4. 在社区的护理干预中最重要的内容是（　　）。
   A. 预防和治疗疾病
   B. 消除人群的不良行为,建立健康行为
   C. 给予相应的生活照顾和护理
   D. 进行居家护理
   E. 治疗慢性病患者

5. 社区护理干预应排除的问题是（　　）。
   A. 在家庭中治疗和护理困难的问题　　B. 社区可预防性问题
   C. 社区危害性大的问题　　　　　　　D. 社区可行性问题
   E. 能获得社区资源支持的问题

6. 制订社区护理计划的原则不包括（　　）。
   A. 使用过去类似项目或目标人群显示有效的战略
   B. 考虑覆盖面最大的人群
   C. 考虑社区自我参与的能力
   D. 必须在一个阶段内完成计划
   E. 考虑社区可以利用的潜在资源

7. 社区护理诊断中正确的做法是（　　）。
   A. 把社区护理诊断结果用于社区实践活动中,制订社区健康计划
   B. 社区护理诊断应在社区人口密集的地区进行
   C. 必须是社区各类人员共同参与制订
   D. 将来能成为一种推动社区健康力量的预防性问题应放在诊断的首位
   E. 儿童健康护理问题都应放在社区护理问题之首

8. 制订社区护理计划的方案中错误的做法是（　　）。
   A. 尽量使用以往解决类似问题的有效方法和策略
   B. 制订措施时应考虑选用经费少、效益大的方案
   C. 只要护士认为是社区急需解决的问题,无需考虑社区和居民的能力
   D. 考虑社区健康护理措施的覆盖率要高
   E. 制订措施时应考虑社区居民的兴趣和需求

二、简答题
1. 社区护理评估收集资料的主要方法有哪些？
2. 社区护理诊断的主要构成及陈述方式是什么？

三、实践与操作
1. 请以某高校为单位,实地走访考察学校的具体情况,从地理环境、居民群体和社会系统三个层面进行社区护理评估,写出学校考察报告。

2. 请实地走访考察某一家幼儿园或养老院,通过评估后,提出具体的社区护理诊断并制订出相应的社区护理计划。

(王红敏)

任务二　学会建立社区居民健康档案

李辉一家刚搬入护士赵晓工作的社区,由于在原来的社区没有建立居民的健康档案,因此需要赵晓为老李家的每位家庭成员建立一份个人健康档案,为其家庭建立一份家庭健康档案。

通过简单的交流,赵晓了解到老李和妻子张丽都是企业里的退休工人,老李有7年的高血压病史,平时需服药来控制血压,张丽的身体健康。他们有两个儿子,大儿子在外地,目前小儿子李华和他们住在一起。李华患有肥胖症和1型糖尿病,需用胰岛素控制血糖。

一、认识社区居民健康档案及其重要性

(一)认识社区居民健康档案及其分类

1. 社区居民健康档案分类

(1) 根据档案主体不同,可分为居民个人健康档案、居民家庭健康档案和社区健康档案三类。

(2) 根据记录的材质不同,可分为纸质健康档案及电子健康档案两类。

2. 社区居民健康档案　社区居民健康档案是指由城乡基层医疗卫生机构(如乡镇卫生院、村卫生室和社区卫生服务中心或站等)记录和收集社区居民健康信息的系统性文件,是有效的健康信息收集工具。建立社区居民健康档案是国家基本公共卫生服务项目之一,是社区医疗卫生工作者为其辖区居民提供连续性服务的重要依据。

(二)建立社区居民健康档案的重要性

1. 了解社区居民的卫生服务需求,评估发现健康问题　健康档案是以记录个人健康信息为中心的医学资料,详尽完整地记录了社区个体生命全过程的发生、发展及出现的健康相关问题。经过资料的收集、整理与分析,有利于明确社区诊断,发现影响社区健康的危险因素,为制订科学有效的医疗护理服务计划,有效干预和防范,开展社区疾病的综合防治提供科学依据。

2. 提升社区全科团队的服务质量　社区居民健康档案区别于临床病历和一般的健康记录,是社区全科团队为社区居民提供全方位服务的规范性文书记录,贯穿社区居民整个生命过程。通过查阅健康档案的原始资料,医生和社区护士能及

重点:认识社区居民健康档案及其分类。

时掌握辖区居民的健康动态,早发现、早诊断、早干预,掌握高危人群及重点人群的疾病分布情况,合理调配卫生资源,针对性地调整服务内容,从而预防和控制疾病的发生发展。

3. 评价社区卫生服务指标 居民健康档案为社区卫生服务管理提供了基础的技术支撑,是监督和评估社区医疗服务质量管理和技术水平的重要内容,同时反映了社区医生及护士等的文书书写水平。档案的动态记录和使用频率,反映出社区全科团队对辖区内居民开展健康管理服务的真实情况,是上级医疗卫生机构进行督查、考核的绩效考核指标,为区域卫生规划、政策制定及突发公共卫生事件的指挥提供了决策依据。

4. 为医学教学和科研提供资料来源 社区居民健康档案从多层面连续收集社区、家庭、个人的基本资料,详尽记录以问题为导向的个体健康状况,是全科医疗及社区护理教学的重要信息来源。健康档案可以培养医学护理学生预防优于治疗的卫生服务理念,从生物-心理-社会层面去发现和解决问题;同时,利用区域信息网络电子化平台管理健康档案,可以收集到多类型的健康数据,为科研提供有效的数据支撑。

二、社区居民健康档案包含的内容

(一)居民个人健康档案

居民个人健康档案包括个人基本信息、健康体检、重点人群健康管理记录和其他医疗卫生服务记录。

1. 个人基本信息 个人基本信息包括姓名、性别等基础信息和既往史、家族史等基本健康信息。

2. 健康体检 健康体检包括一般健康检查、生活方式、健康状况及其疾病用药情况、健康评价等。

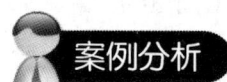

社区护士赵晓通过与老李的简单交流获得了他的基本资料,开始为李辉建立一份个人健康档案;赵晓协助社区医生刘刚为其做完健康体检后,将相关数据记录在表格中,具体详见附件1个人基本信息表和附件2健康体检表。

3. 重点人群健康管理记录 重点人群健康管理记录包括国家基本公共卫生服务项目要求的0~6岁儿童、孕产妇、老年人、慢性病和重性精神疾病患者等各类重点人群的健康管理记录。

(1)儿童健康管理记录 服务对象是0~6岁儿童。具体服务内容有:新生儿家庭访视,时间为新生儿出院后1周内完成;新生儿满月健康管理,时间为新生儿满28天后;婴幼儿健康管理,时间是满月后至3岁;学龄前儿童健康管理,时间为4~6岁,具体流程见图2-2-1。

(2)孕产妇健康管理记录 服务对象是辖区内居住的孕产妇。具体服务内容

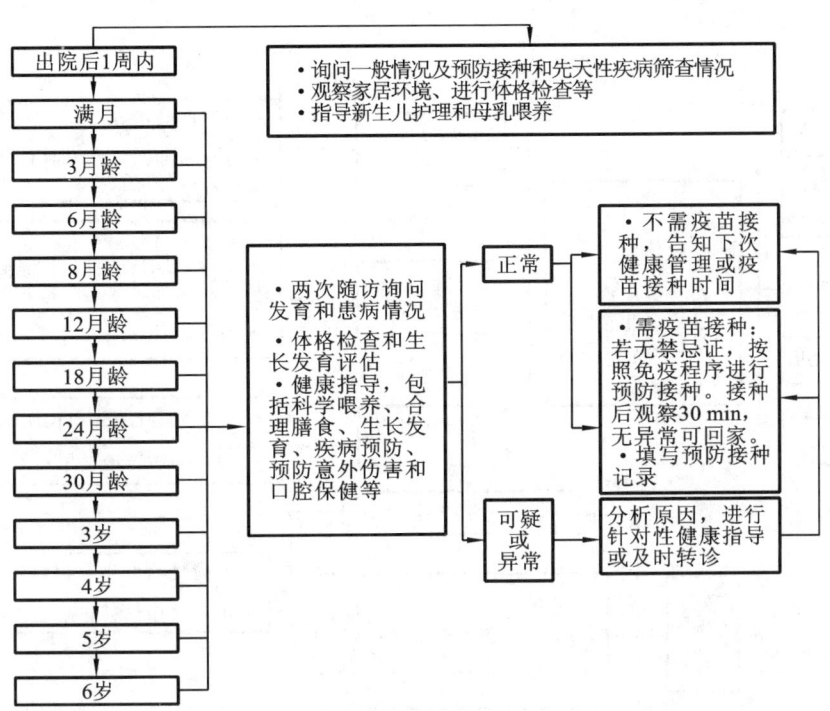

图 2-2-1 儿童健康管理流程图

有:孕早期健康管理,时间为孕 12 周前;孕中期健康管理,时间为孕 16～24 周;孕晚期健康管理,时间为孕 28～40 周;产后访视,时间为收到产妇分娩信息后的 3～7 天。具体流程见图 2-2-2。

(3) 老年人健康管理记录　服务对象是辖区内 65 岁及以上常住居民。具体服务内容有:生活方式和健康状况评估,体格检查,辅助检查,健康指导。时间为每年 1 次。具体流程见图 2-2-3。

(4) 高血压患者随访服务记录　服务对象为辖区内 35 岁及以上原发性高血压患者。具体服务内容有:筛查;随访评估,每年至少 4 次面对面随访;分类干预;健康体检,每年 1 次全面的健康检查,可与随访结合。具体流程见图 2-2-4、图 2-2-5。

(5) 2 型糖尿病患者随访记录　服务对象是辖区内 35 岁及以上 2 型糖尿病患者。具体服务内容有:筛查;随访评估,对确诊为 2 型糖尿病患者每年提供 4 次免费空腹血糖检测,至少进行 4 次面对面随访;分类干预;健康体检,每年 1 次全面的健康检查,可与随访结合。具体流程见图 2-2-6。

(6) 重性精神疾病患者管理记录　服务对象是辖区内诊断明确、在家居住的重性精神疾病患者。具体服务内容有:患者信息管理;随访评估,对应管理的重性精神疾病患者每年至少随访 4 次;分类干预;健康体检,在患者病情许可的情况下,征得监护人与患者本人同意后,每年进行 1 次健康检查,可与随访相结合。具体流程见图 2-2-7。

4. 其他医疗卫生服务记录　其他医疗卫生服务记录包括上述记录之外的其他接诊、转诊、会诊记录等。

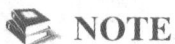

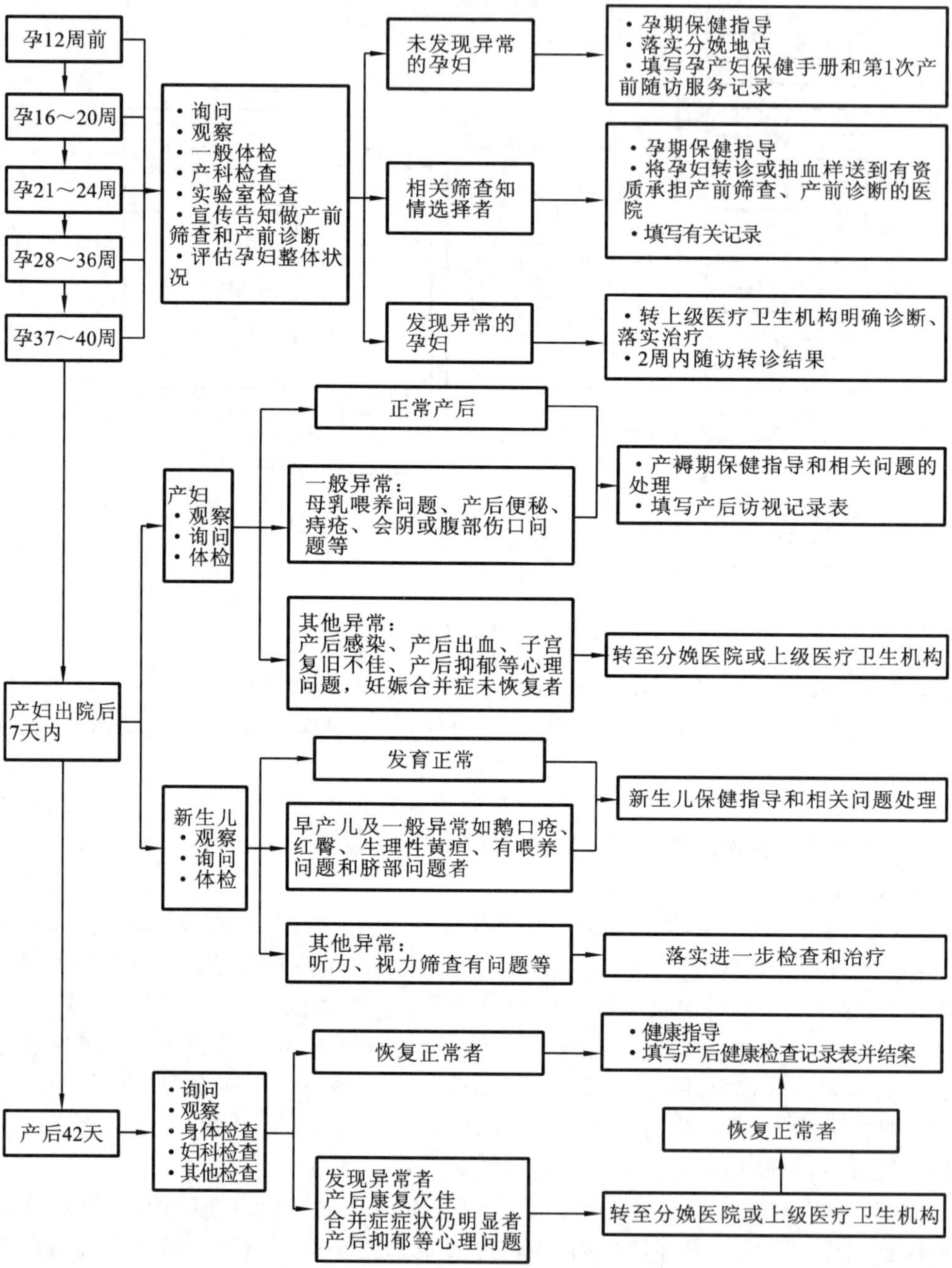

图 2-2-2 孕产妇健康管理流程图

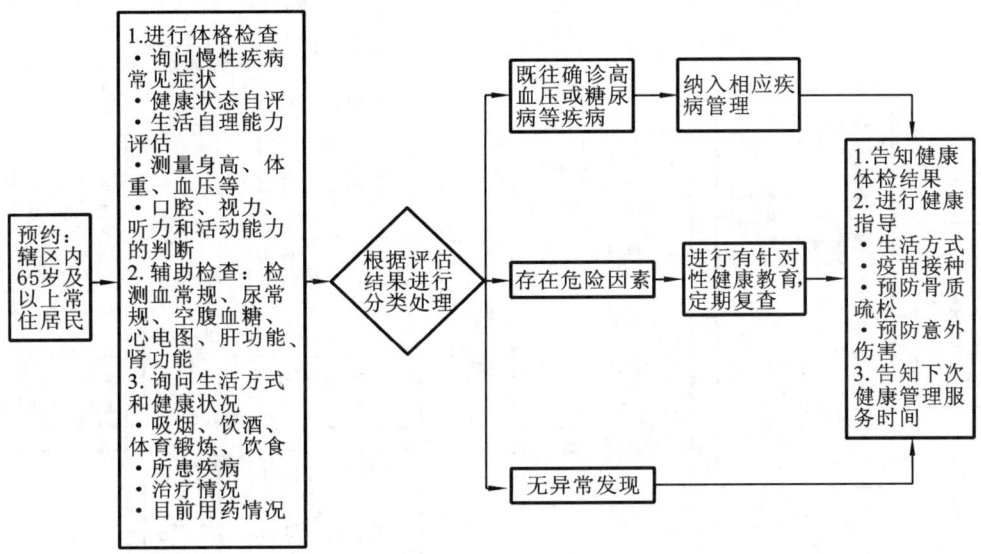

图 2-2-3 老年人健康管理流程图

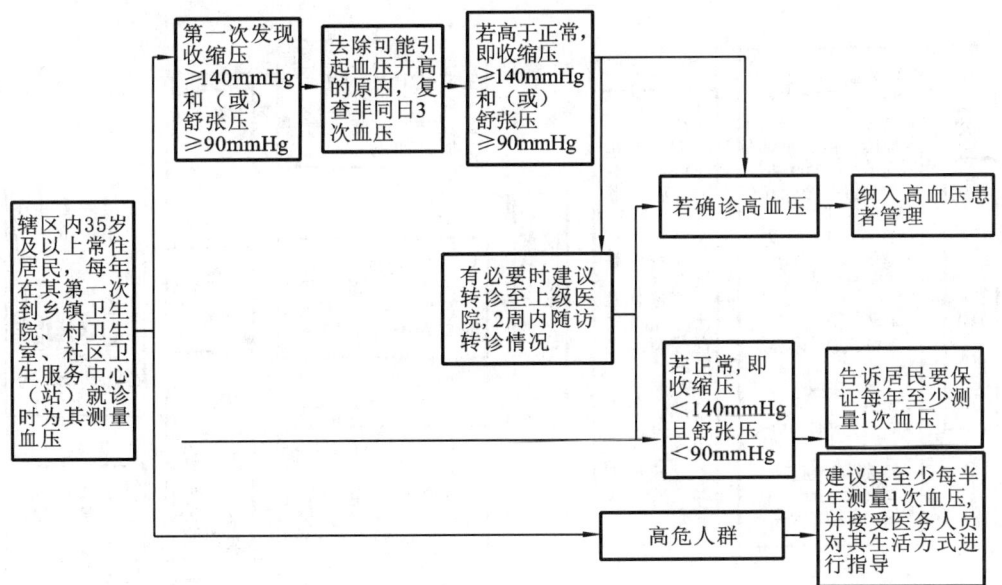

图 2-2-4 高血压患者筛查流程图

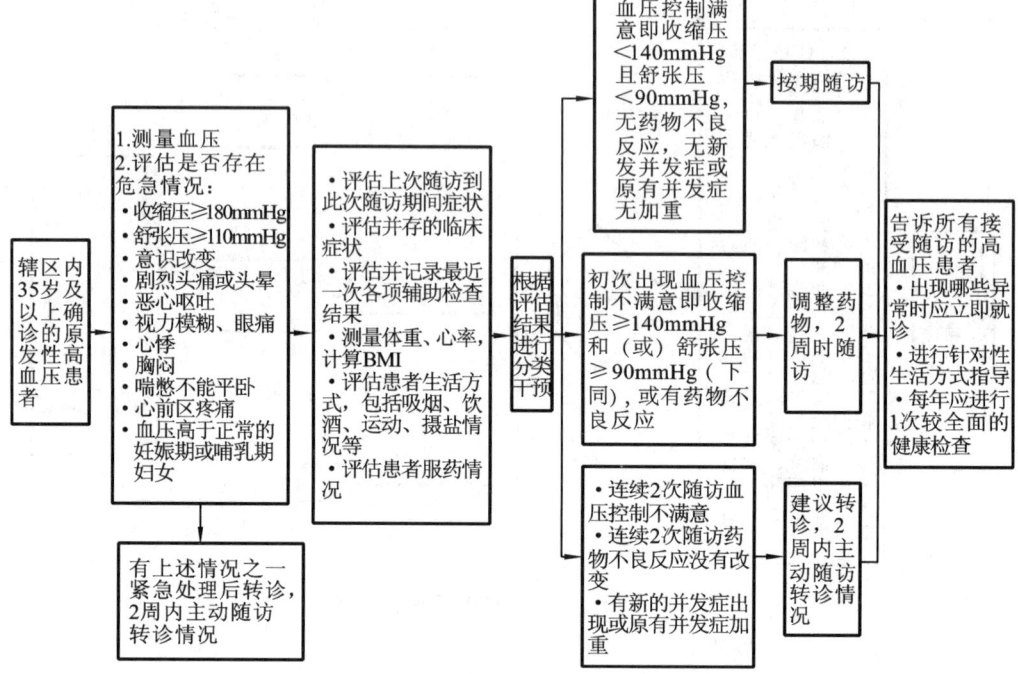

图 2-2-5 高血压患者随访流程图

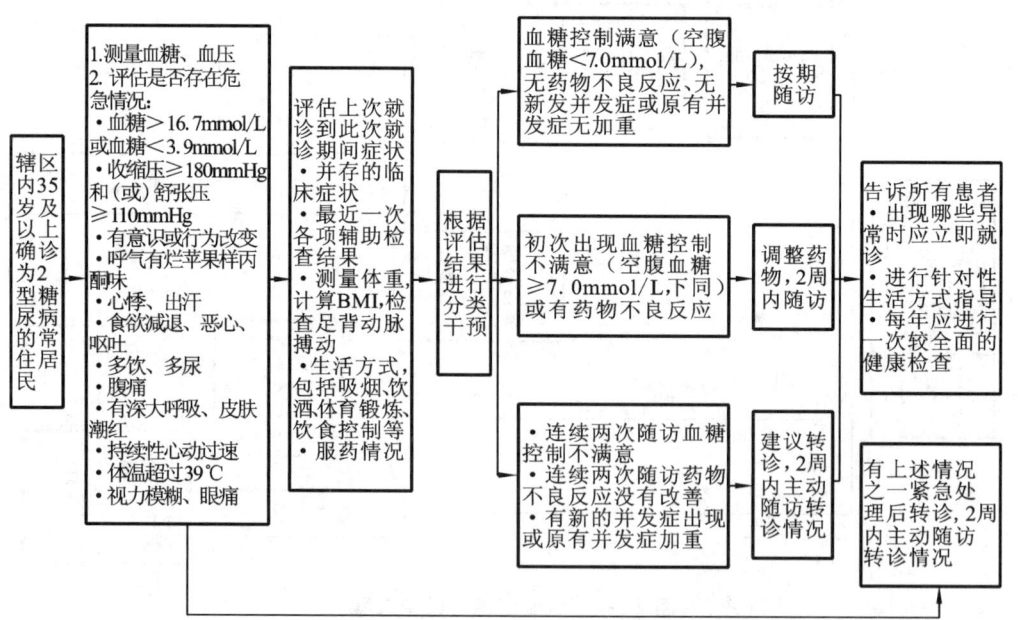

图 2-2-6 2型糖尿病患者筛检及随访流程图

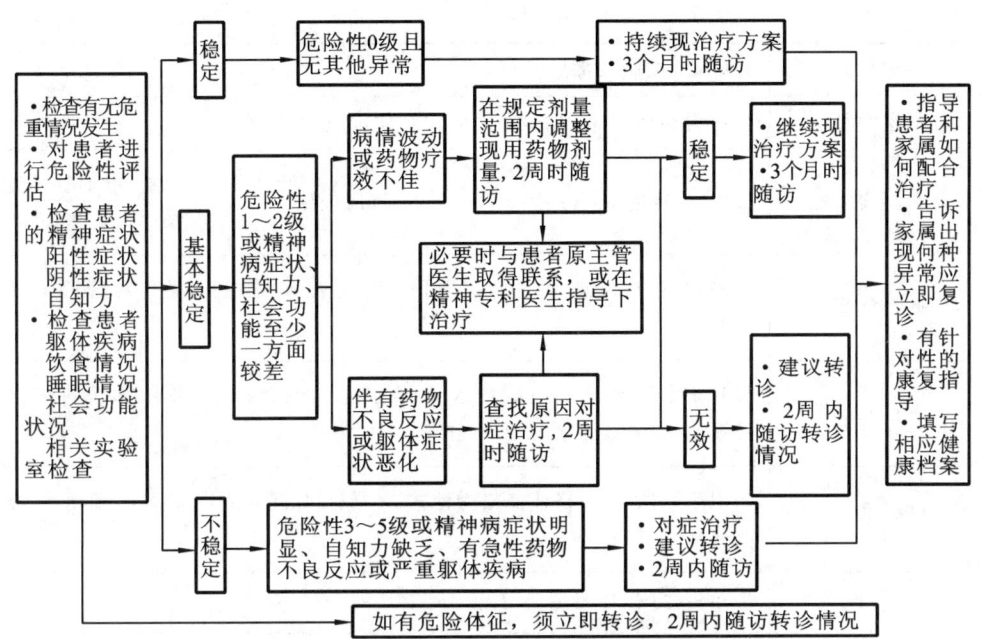

图 2-2-7 重性精神疾病患者管理流程图

案例分析

在建立档案前三天,老李的妻子张丽因气候突变受凉,出现了上呼吸道感染的症状,赵晓协助社区医生刘刚为张丽建立接诊记录,具体详见附件 3。

(二)家庭健康档案

家庭健康档案包括家庭基本信息、家庭成员信息及家庭主要问题(如与家庭成员健康有关的各种家庭危机及家庭健康问题),具体内容详见表 2-2-1、表 2-2-2、表 2-2-3。

表 2-2-1 家庭基本信息

家庭档案编号:_____   纸质档案编号:_____

基本信息			
居住类型	1.常住:①户籍②非户籍 2.流动	居住地址	
房东姓名		房东电话	
户主姓名	李辉	人口数	3
手机号码		详细地址	
户属性	1.低保户 2.五保户 3.贫困户 4.特困户 5.烈军属 6.其他		
生活环境			
居住总面积(m²)	99	人均居住面积(m²)	33
住房性质	1.自有 2.租房	房间数	2

续表

住房采光	1.好 2.一般 3.差		
房屋类型	1.砖混结构 2.框架结构 3.砖木结构 4.土木结构		
厨房	1.无 2.独用 3.合用	排风设施	1.无 2.油烟机 3.换气窗 4.烟囱
燃料类型	1.液化气 2.煤 3.天然气 4.沼气 5.柴火 6.管道天然气 7.管道煤气 8.其他		
饮水	1.自来水 2.经净化过滤的水 3.井水 4.河湖水 5.塘水 6.水厂自来水 7.溪水 8.消毒井水 9.水站自来水 10.其他		
厕所	1.卫生厕所 2.一格或二格粪池式 3.马桶 4.露天粪坑 5.简易棚厕 6.公共厕所 7.其他		
禽畜栏	1.单设 2.室内 3.室外 4.无		
家用电器	1.彩色电视 2.黑白电视 3.冰箱 4.空调 5.洗衣机 6.电脑		
交通工具	1.无 2.摩托车 3.助动车 4.自行车 5.汽车 6.其他		
经济状况			
经济状况	1.好 2.一般 3.差		
人均月收入	1.小于500元 2.500元以上 3.1500元以上 4.3000元以上 5.5000元以上 6.拒绝回答 7.不详		
家庭总收入(元/年)	114000	家庭总支出(元/年)	66000
其他信息			
垃圾处理	1.自行处理 2.垃圾箱 3.塑料袋 4.其他	污水处理	1.无处理 2.下水道 3.深水坑
文体设备(多选)	1.电视机 2.收录机 3.收音机 4.卫生报刊 5.其他报纸、杂志 6.体育锻炼用品 7.网络宽带 8.电脑 9.其他		
建档日期	2009年3月22日	建档医生	刘刚
登记日期	2009年3月22日	登记人	刘刚
备注	责任医生:刘刚		

表 2-2-2 家庭成员信息

家庭成员人数 3

序号	关系	姓名	性别	出生日期	文化程度	职业	婚姻	备注
1	父亲	李辉	男	1948年4月	初中	工人	已婚	高血压
2	母亲	张丽	女	1957年2月	初中	工人	已婚	健康
3	儿子	李华	男	1992年9月	高中在读	学生	未婚	1型糖尿病
4								

表 2-2-3 家庭主要问题

序号	姓名	发生日期	主要问题	处理及结果	备注
1	李辉	2002年3月	原发性高血压	服用降压药,血压控制较好	
2	李华	2001年9月	1型糖尿病	胰岛素注射,血糖控制较好	
3					

（三）社区健康档案

记录社区卫生资源、社区存在的主要卫生问题及社区居民总体健康情况的系统性资料,通常涵盖了社区基本资料、社区卫生资源、社区卫生服务状况和社区居民健康状况四方面内容。

1. 社区基本资料 社区的自然环境、社区居民的人口学特征、社会环境、经济和社会发展等(可参考任务一中收集的资料)。

2. 社区卫生资源

（1）卫生服务机构 为居民提供卫生保健服务的专业机构,包括医院、妇幼保健院、康复护理院、社区卫生服务中心、疾控中心、计划生育研究院(所)、福利院、养老院等。每个机构的地理位置、服务范围、优势项目和特殊服务项目等均应记录在案。

（2）卫生人力资源 社区卫生服务人员数量、结构等内容。

3. 社区卫生服务状况

（1）门诊统计资料 门诊量(人次)、每人每年就诊次数、就诊率、门诊常见问题种类和构成、中医技术推广程度等。

（2）住院统计资料 住院患者的数量、住院率、平均住院天数、患病种类和构成等。

（3）转诊、家庭访视及居家护理统计资料 转诊患者数量、转诊率、转诊单位、患病种类及构成等。

4. 社区居民健康状况 社区居民健康危险因素的变化分析;社区居民健康问题的分类、职业、年龄、性别、文化、家庭等层次分布状况;社区居民就医方式、医疗费用及支付形式、就诊满意度等；社区的疾病谱及死因谱等资料。

三、如何建立和管理社区居民健康档案

（一）社区居民健康档案的建档方式

健康档案通常是由医生和社区护士共同建立的。

（1）辖区居民到乡镇卫生院、村卫生室、社区卫生服务中心（站）接受服务时，由医务人员负责为其建立居民健康档案，并根据其主要健康问题和服务提供情况填写相应记录。同时为服务对象填写并发放居民健康档案信息卡。

（2）通过入户服务（调查）、疾病筛查、健康体检等多种方式，由乡镇卫生院、村卫生室、社区卫生服务中心（站）组织医务人员为居民建立健康档案，并根据其主要健康问题和服务提供情况填写相应记录。

（3）已建立居民电子健康档案信息系统的地区应由乡镇卫生院、村卫生室、社区卫生服务中心（站）通过上述方式为个人建立居民电子健康档案，并发放国家统一标准的医疗保健卡。

重点：居民健康档案的管理。

（二）社区居民健康档案的管理

1. 建立健全相关政策

（1）各社区卫生服务机构应制定档案的建立、保管、使用和维护等各项制度，由专（兼）职人员来负责档案管理工作。

（2）已建的健康档案装入居民健康档案袋统一存放于各社区卫生服务中心（站）终身保管。农村地区可以家庭为单位集中存放保管。居民电子健康档案的数据存放在电子健康档案数据中心。

2. 健康档案的保管及维护

（1）纸质档案需存放于社区卫生服务机构设置的档案室内存放，需做到防盗、防晒、防火、防高温、防潮、防尘、防鼠和防虫等要求。

（2）存放的档案需要进行编号，按序放置。编号使用17位编码制，以国家的行政区划编码为基础，以乡镇（街道）为范围，村（居）委会为单位，编制居民档案唯一编码，以身份证为识别码，实现信息平台下的资源共享，但同时应注意保护服务对象的个人隐私。

（3）电子健康档案建立的过程中，应逐步实现与各医疗卫生机构的数据连接及信息互通，并与新农合、城镇基本医疗保险等医疗保障系统相衔接，实现居民跨机构、跨地域就医时的信息共享。

3. 健康档案的使用

（1）已建档居民到乡镇卫生院、村卫生室、社区卫生服务中心（站）复诊时，应持居民健康档案信息卡（或医疗保健卡），在调取其健康档案后，由接诊医生根据复诊情况，及时更新、补充相应记录内容。

（2）入户开展医疗卫生服务时，应事先查阅服务对象的健康档案并携带相应表单，在服务过程中记录、补充相应内容。已建立电子健康档案信息系统的机构应同时更新电子健康档案。

（3）对于需要转诊、会诊的服务对象，由接诊医生填写转诊、会诊记录。

（4）所有的服务记录由责任医务人员或档案管理人员统一汇总、及时归档。

知识链接

根据卫生部 2011 年 5 月发布实施《国家基本公共卫生服务规范（2011 年版）》中的城乡居民健康档案管理服务规范，明确规定了辖区内常住居民，包括居住半年以上的户籍及非户籍居民，需建立居民健康档案，图 2-2-8 和图 2-2-9 详细介绍了如何确定建档对象及居民健康档案的管理。

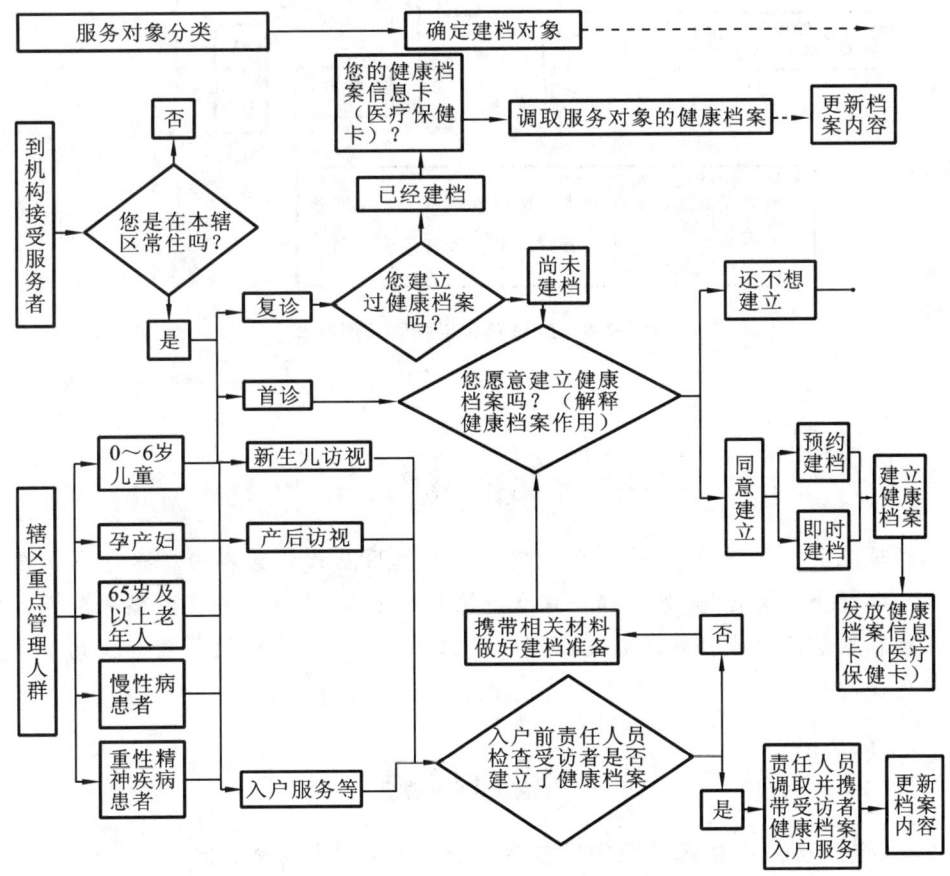

图 2-2-8　如何确定建档对象流程图

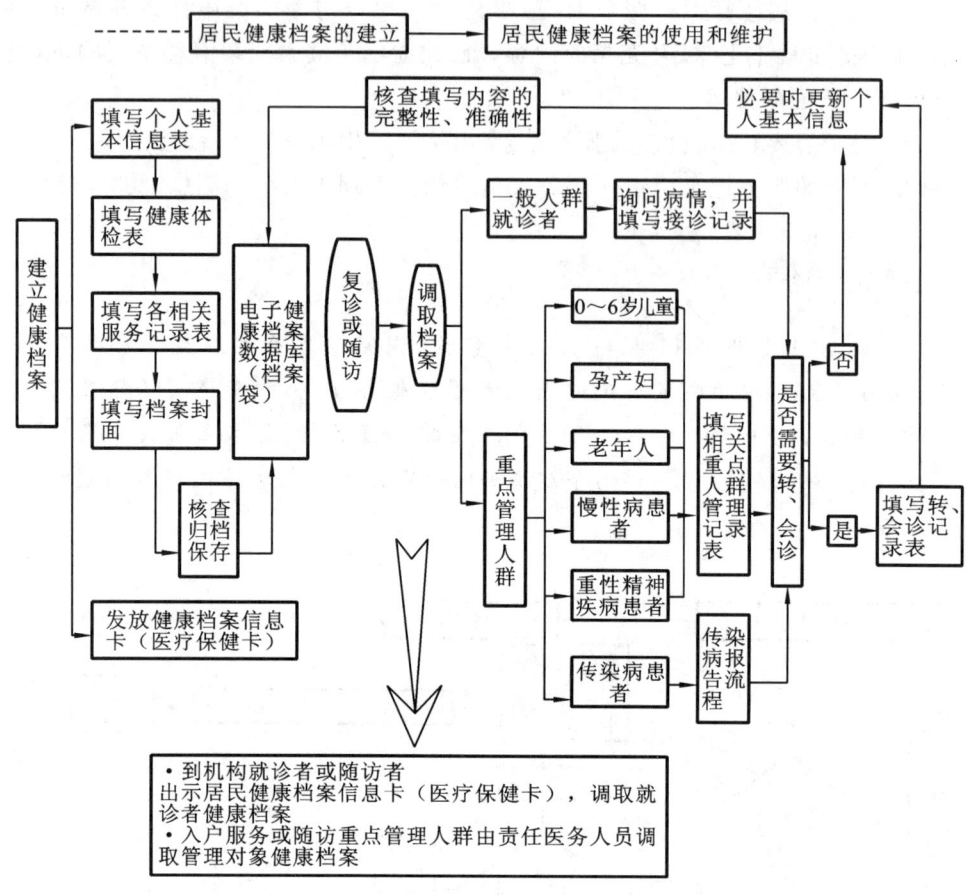

图 2-2-9 居民健康档案管理流程图

小 结

通过完成本任务学习,你学会如何通过与社区居民的良好沟通来获取居民及其家庭的健康相关资料,来正确地建立社区居民个人、家庭及社区的健康档案。重点掌握社区居民健康档案的分类,怎样确定建档对象,并有效地管理和使用社区居民的健康档案。

能力检测

一、选择题(5 个备选答案中可能有 1 个或 1 个以上正确答案)

1. 关于社区健康档案中不正确的说法是(　　　)。

A. 个人基本资料是个人健康问题记录中的主要项目

B. 个人、家庭和社区健康档案的资料是完全独立,彼此不能借用的

C. 利用计算机建档,使其资料供多种团体使用,达到资源共享

D. 健康档案要统一编号,集中放在社区卫生服务机构保管

E. 借用居民健康档案必须做好登记、事后及时收回

2. 重点人群健康管理记录不包括下列哪项?（   ）

A. 产后 42 天健康检查记录表

B. 1 型糖尿病患者随访服务记录

C. 孕产妇健康管理记录

D. 高血压患者随访服务记录

E. 儿童生长发育监测图

3. 社区基本资料中不包括下列哪项?（   ）

A. 社区经济状况

B. 社区人口学资源

C. 社区自然环境

D. 可利用的卫生服务资源

E. 社区潜在资源

4. 社区居民健康档案的主要类型有（   ）。

A. 个人基本信息

B. 社区健康档案

C. 家庭健康档案

D. 健康体检

E. 个人健康档案

5. 家庭健康档案主要构成是（   ）。

A. 家庭基本信息 B. 家庭成员信息

C. 社区基本资料 D. 健康体检资料

E. 家庭主要问题

二、实践与操作

1. 社区护士小王在整理居民健康档案的资料收集及归档时,发现较多的健康资料未及时地收到档案袋里,部分的资料收集是错误的,导致不能提供连续的居民健康状况。请问一份完整的居民个人健康档案应包括哪些内容?每 2 位同学为一组,由 1 位扮演社区护士,另 1 位扮演居民,收集个人健康资料,并完成建档工作。

2. 程博,男,56 岁,为某高校的计算机老师,患有 2 型糖尿病,平时服用格列本脲片,血糖控制良好,无烟、酒等不良嗜好。妻子钱丽,50 岁,因慢性阻塞性肺气肿、肺心病在家休养。儿子程放,21 岁,在外地读大学。据上述病例内容,由学生进行角色扮演并录像,学会如何建立个人健康档案及家庭健康档案。

附件1：个人基本信息表

姓名：李辉　　　　　　　　　　　　　　　　编号 □□□-□□□□□

性　别	0.未知的性别　1.男　2.女　9.未说明的性别	1	出生日期	1 9 4 8 0 4 0 2
身份证号			工作单位	
本人电话		联系人姓名		联系人电话
常住类型	1.户籍　2.非户籍	1	民　族	1.汉族　2.少数民族____	1
血　型	1.A型　2.B型　3.O型　4.AB型　5.不详／RH阴性：1.否　2.是　3.不详			1/1
文化程度	1.文盲及半文盲　2.小学　3.初中　4.高中/技校/中专　5.大学专科及以上　6.不详			3
职　业	1.国家机关、党群组织、企业、事业单位负责人　2.专业技术人员　3.办事人员和有关人员　4.商业、服务业人员　5.农、林、牧、渔、水利业生产人员　6.生产、运输设备操作人员及有关人员　7.军人　8.不便分类的其他从业人员			6
婚姻状况	1.未婚　2.已婚　3.丧偶　4.离婚　5.未说明的婚姻状况			2
医疗费用支付方式	1.城镇职工基本医疗保险　2.城镇居民基本医疗保险　3.新型农村合作医疗　4.贫困救助　5.商业医疗保险　6.全公费　7.全自费　8.其他____			1/5/□
药物过敏史	1.无　有：2.青霉素　3.磺胺　4.链霉素　5.其他____			1/□/□
暴露史	1.无　有：2.化学品　3.毒物　4.射线			1/□/□

既往史	疾病	1.无　2.高血压　3.糖尿病　4.冠心病　5.慢性阻塞性肺疾病　6.恶性肿瘤　7.脑卒中　8.重性精神疾病　9.结核病　10.肝炎　11.其他法定传染病　12.职业病　13.其他_____
		2 确诊时间 2002年3月／□ 确诊时间　年　月／□ 确诊时间　年　月
		□ 确诊时间　年　月／□ 确诊时间　年　月／□ 确诊时间　年　月
	手术	1.无　2.有：名称1____ 时间____／名称2____ 时间____　1
	外伤	1.无　2.有：名称1____ 时间____／名称2____ 时间____　1
	输血	1.无　2.有：原因1____ 时间____／原因2____ 时间____　1

家族史	父亲	2/□/□/□/____	母亲	1/□/□/□/____
	兄弟姐妹	2/□/□/□/____	子女	3/12/□/□/____
	1.无　2.高血压　3.糖尿病　4.冠心病　5.慢性阻塞性肺疾病　6.恶性肿瘤　7.脑卒中　8.重性精神疾病　9.结核病　10.肝炎　11.先天畸形　12.其他			
遗传病史	1.无　2.有：疾病名称____			1
残疾情况	1.无残疾　2.视力残疾　3.听力残疾　4.言语残疾　5.肢体残疾　6.智力残疾　7.精神残疾　8.其他残疾____			1/□/□/□/□

附件 2:健康体检表

姓名:李辉　　　　　　　　　　　编号 □□□-□□□□□

体检日期	2009 年 3 月 22 日	责任医生	刘刚

内容	检查项目			
症状	1. 无症状　2. 头痛　3. 头晕　4. 心悸　5. 胸闷　6. 胸痛　7. 慢性咳嗽　8. 咳痰　9. 呼吸困难　10. 多饮　11. 多尿　12. 体重下降　13. 乏力　14. 关节肿痛　15. 视力模糊　16. 手脚麻木　17. 尿急　18. 尿痛　19. 便秘　20. 腹泻　21. 恶心、呕吐　22. 眼花　23. 耳鸣　24. 乳房胀痛　25. 其他_____		①/□/□/□/□/□/□/□/□	
一般状况	体　温	36.5 ℃	脉　率	78 次/分
	呼吸频率	19 次/分	血　压　左 侧	145/80 mmHg
			右 侧	155/85 mmHg
	身　高	174 cm	体　重	77 kg
	腰　围	cm	体质指数(BMI)	25 kg/m²
	老年人健康状态自我评估*	1. 满意　2. 基本满意　3. 说不清楚　4. 不太满意　5. 不满意		①
	老年人生活自理能力自我评估*	1. 可自理(0～3 分)　2. 轻度依赖(4～8 分)　3. 中度依赖(9～18 分)　4. 不能自理(≥19 分)		①
	老年人认知功能*	1. 粗筛阴性　2. 粗筛阳性,简易智力状态检查,总分____		①
	老年人情感状态*	1. 粗筛阴性　2. 粗筛阳性,老年人抑郁评分检查,总分____		①
生活方式	体育锻炼	锻炼频率	1. 每天　2. 每周一次以上　3. 偶尔　4. 不锻炼	②
		每次锻炼时间	20～60 min　坚持锻炼时间　2 年	
		锻炼方式	散步、太极拳	
	饮食习惯	1. 荤素均衡　2. 荤食为主　3. 素食为主　4. 嗜盐　5. 嗜油　6. 嗜糖		②/□/□
	吸烟情况	吸烟状况	1. 从不吸烟　2. 已戒烟　3. 吸烟	②
		日吸烟量	平均_____支	
		开始吸烟年龄	_____岁　戒烟年龄　_____岁	

续表

内容		检查项目			
生活方式	饮酒情况	饮酒频率	1. 从不 2. 偶尔 3. 经常 4. 每天		2
		日饮酒量	平均_____两		
		是否戒酒	1. 未戒酒 2. 已戒酒,戒酒年龄：_____岁		1
		开始饮酒年龄	19岁	近一年内是否曾醉酒 1. 是 2. 否	2
		饮酒种类	1. 白酒 2. 啤酒 3. 红酒 4. 黄酒 5. 其他		1/2/4/□
	职业病危害因素接触史	1. 无 2. 有(工种_____从业时间_____年)			
		毒物种类　粉尘_____	防护措施 1. 无 2. 有		1
		放射物质_____	防护措施 1. 无 2. 有		□
		物理因素_____	防护措施 1. 无 2. 有		□
		化学物质_____	防护措施 1. 无 2. 有		□
		其他_____	防护措施 1. 无 2. 有		□
脏器功能	口腔	口唇 1. 红润 2. 苍白 3. 发绀 4. 皲裂 5. 疱疹			1
		齿列 1. 正常 2. 缺齿 3. 龋齿 4. 义齿(假牙)			2
		咽部 1. 无充血 2. 充血 3. 淋巴滤泡增生			1
	视　力	左眼__1.0__ 右眼__1.0__（矫正视力:左眼_____ 右眼_____）			
	听　力	1. 听见 2. 听不清或无法听见			1
	运动功能	1. 可顺利完成 2. 无法独立完成其中任何一个动作			1
查体	眼底*	1. 正常 2. 异常____			1
	皮肤	1. 正常 2. 潮红 3. 苍白 4. 发绀 5. 黄染 6. 色素沉着 7. 其他			1
	巩膜	1. 正常 2. 黄染 3. 充血 4. 其他			1
	淋巴结	1. 未触及 2. 锁骨上 3. 腋窝 4. 其他			1
	肺	桶状胸: 1. 否 2. 是			1
		呼吸音: 1. 正常 2. 异常____			1
		啰音: 1. 无 2. 干啰音 3. 湿啰音 4. 其他____			1
	心脏	心率__78__次/分　心律: 1. 齐 2. 不齐 3. 绝对不齐			1
		杂音: 1. 无 2. 有____			1

续表

内容			检查项目	
查体	腹部		压痛:1.无 2.有_____	1
			包块:1.无 2.有_____	1
			肝大:1.无 2.有_____	1
			脾大:1.无 2.有_____	1
			移动性浊音:1.无 2.有_____	1
	下肢水肿		1.无 2.单侧 3.双侧不对称 4.双侧对称	1
	足背动脉搏动		1.未触及 2.触及双侧对称 3.触及左侧弱或消失 4.触及右侧弱或消失	2
	肛门指诊*		1.未及异常 2.触痛 3.包块 4.前列腺异常 5.其他____	1
	乳腺*		1.未见异常 2.乳房切除 3.异常泌乳 4.乳腺包块 5.其他	1/□/□/□
	妇科*	外阴	1.未见异常 2.异常_____	□
		阴道	1.未见异常 2.异常_____	□
		宫颈	1.未见异常 2.异常_____	□
		宫体	1.未见异常 2.异常_____	□
		附件	1.未见异常 2.异常_____	□
	其他*			
辅助检查	血常规*		血红蛋白 __122__ g/L 白细胞 __4.3__ ×10⁹/L 血小板 __160__ ×10⁹/L 其他_____	
	尿常规*		尿蛋白 __—__ 尿糖 __—__ 尿酮体 __—__ 尿潜血 __—__ 其他_____	
	空腹血糖*		__5.4__ mmol/L 或 ____ mg/dL	
	心电图*		1. 正常 2.异常_____	1
	尿微量白蛋白*		__16.4__ mg/dL	
	大便潜血*		1. 阴性 2.阳性	□
	糖化血红蛋白*		__4.5__ %	
	乙型肝炎表面抗原*		1. 阴性 2.阳性	□
	肝功能*		血清谷丙转氨酶 __25__ U/L 血清谷草转氨酶 __22__ U/L 白蛋白 __43__ g/L 总胆红素 __10.6__ μmol/L 结合胆红素 __3.2__ μmol/L	

续表

内容		检 查 项 目	
辅助检查	肾功能*	血清肌酐 __87__ μmol/L 血尿素氮 __5.1__ mmol/L 血钾浓度 __4.2__ mmol/L 血钠浓度 __143__ mmol/L	
	血脂*	总胆固醇 __6.2__ mmol/L 甘油三酯 __1.34__ mmol/L 血清低密度脂蛋白胆固醇 __3.5__ mmol/L 血清高密度脂蛋白胆固醇 __1.48__ mmol/L	
	胸部X线片*	1. 正常 2. 异常 _____	1
	B超*	1. 正常 2. 异常 _____	1
	宫颈涂片*	1. 正常 2. 异常 _____	□
	其他*		
中医体质辨识*	平和质	1. 是 2. 基本是	□
	气虚质	1. 是 2. 倾向是	□
	阳虚质	1. 是 2. 倾向是	□
	阴虚质	1. 是 2. 倾向是	□
	痰湿质	1. 是 2. 倾向是	□
	湿热质	1. 是 2. 倾向是	□
	血瘀质	1. 是 2. 倾向是	□
	气郁质	1. 是 2. 倾向是	□
	特禀质	1. 是 2. 倾向是	□
现存主要健康问题	脑血管疾病	1. 未发现 2. 缺血性卒中 3. 脑出血 4. 蛛网膜下腔出血 5. 短暂性脑缺血发作 6 其他_____	1/□/□/□/□
	肾脏疾病	1. 未发现 2. 糖尿病肾病 3. 肾功能衰竭 4. 急性肾炎 5. 慢性肾炎 6. 其他_____	1/□/□/□/□
	心脏疾病	1. 未发现 2. 心肌梗死 3. 心绞痛 4. 冠状动脉血运重建 5. 充血性心力衰竭 6. 心前区疼痛 7. 其他_____	1/□/□/□/□
	血管疾病	1. 未发现 2. 夹层动脉瘤 3. 动脉闭塞性疾病 4. 其他____	1/□/□
	眼部疾病	1. 未发现 2. 视网膜出血或渗出 3. 视乳头水肿 4. 白内障 5. 其他_____	1/□/□
	神经系统疾病	1. 未发现 2. 有_____	1
	其他系统疾病	1. 未发现 2. 有_____	1

续表

内容	检查项目					
住院治疗情况	住院史	入/出院日期	原因	医疗机构名称	病案号	
		/				
		/				
	家庭病床史	建/撤床日期	原因	医疗机构名称	病案号	
		/				
		/				
主要用药情况	药物名称	用法	用量	用药时间	服药依从性 1.规律 2.间断 3.不服药	
	1.依那普利	1次/天	5 mg/次	5年	1	
	2.硝苯地平缓释片	1次/天	20 mg/次	2年	1	
	3.					
	4.					
	5.					
	6.					
非免疫规划预防接种史	名称	接种日期	接种机构			
	1.					
	2.					
	3.					

健康评价	1.体检无异常　　　　　　　　　　　　　　　　　　　　2 2.有异常 异常1.___高血压_____ 异常2.___血脂高_____ 异常3._____ 异常4._____
健康指导	1.纳入慢性病患者健康管理 2.建议复查 3.建议转诊　1/□/□/□	危险因素控制：　2/3/□/□/□/□ 1.戒烟　2.健康饮酒　3.饮食　4.锻炼 5.减体重(目标_____) 6.建议接种疫苗_____ 7.其他_____

附件3：接诊记录表

姓名：张丽　　　　　　　　　　　　　　编号□□□-□□□□□

就诊者的主观资料：
　　患者于3天前出现鼻塞、流涕，伴有咽痛，但无咳嗽、咳痰，头晕，无发热症状，自服康泰克后无明显好转。

就诊者的客观资料：
　　查体：体温37.2℃，咽部充血，无脓性分泌物，扁桃体无肿大，双侧肺部呼吸音清，未闻及干、湿啰音。

评估：
　　诊断为"上呼吸道感染"。

处置计划：
　　1. 抽血化验血常规。
　　2. 建议多休息，多饮水。
　　3. 症状显著可继续服用康泰克。
　　4. 上述症状如加重，出现发热等症状应及时就诊。

　　　　　　　　　　　　　　　　　　　　医生签字：刘刚
　　　　　　　　　　　　　　　　　　　　接诊日期：__2009__年__3__月__22__日

（王红敏）

任务三　能进行家庭访视和护理

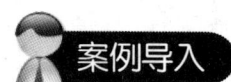 案例导入

　　李小天，40岁，某IT公司市场策划主管，平时工作十分繁忙，需经常出差，其妻子张晓丽，35岁，为一中学教师，他们有一女儿李雪，现在10岁，为小学三年级学生，李小天的父亲李大伯，71岁，现在退休与他们生活在一起，李小天的母亲6年前因肝癌离世。

　　李大伯1年半以前被诊断患上2型糖尿病，服用优降糖、二甲双胍等药治疗，未做到定期监测血糖，病情波动较大。2个月前出现手脚麻木，并未特殊治疗。1个月前因使用热水袋不当，导致左小腿后侧烫伤，后出现感染破溃，开始创面尚小，自行使用云南白药粉剂处理，症状未见好转。因此，张晓丽到社区卫生服务站咨询，如何对其父亲腿部伤口进行处理。

　　社区卫生服务站陈琦护士在与张晓丽的交谈中获悉，之前李大伯可帮忙处理

项目二 初步掌握社区护理基本技术和方法

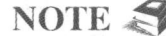

部分家务,近1个月来,因为无法行走,不能帮助其处理家务且需要张晓丽提供更多的生活照顾。李小天经常出差,所以张晓丽除了上班外,回家后需照顾女儿李雪及干家务,感到非常累,经常失眠。

一、认识家庭

(一) 家庭概念和类型

1. 家庭概念 家庭是以婚姻关系为基础,以血缘关系或者收养关系为纽带而建立的,有共同生活活动的基本群体。社会发展阶段和社会背景的不同,对家庭的界定也有所区别,基本归纳为两大类,传统家庭和现代家庭。传统家庭是靠婚姻、血缘或收养关系联系在一起的,两个或更多人组成的一个社会基本单位,大多数家庭都属于这一种。现代家庭是一种重要的关系,家庭具有血缘、婚姻、供养、情感和承诺的永久关系,家庭成员共同努力来达到生活目标和满足需要,它除了强调婚姻关系和法定收养关系外,也认可多个朋友组成的具有家庭功能的家庭。

2. 家庭类型 传统家庭模式以主干家庭和联合家庭为主,当今家庭类型呈多样化和复杂化的趋势,我国常见的家庭类型见表 2-3-1。

表 2-3-1 中国常见的家庭类型

类 型	家庭成员	特 点	备 注
核心家庭 (小家庭)	父母和未婚子女或收养子女;包括夫妇两人的丁克家庭	规模小、结构简单、成员间易于沟通及决策家庭重要事件	出现危机时应对困难、资源少,可致家庭破裂
主干家庭 (直系家庭)	父母、已婚子女及第三代人	成员多、不易于集中,是核心家庭的纵向扩大	面对困难可利用的资源多
联合家庭 (旁系家庭)	两对或两对以上的同代夫妇及其未婚子女	是核心家庭的横向扩大	
单亲家庭	离异、丧偶或未婚的单身父亲或母亲及其子女或领养子女	家庭角色缺损、家庭结构不完整或不稳定	可能发生或诱发各种健康问题
其他 (不完全家庭)	单身家庭、重组家庭、同居家庭及同性恋家庭等	家庭角色缺损、家庭结构不完整或不稳定	可能发生或诱发各种健康问题

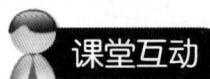

课堂互动

请思考:

1. 案例导入中的家庭类型是哪一种?

2. 该案例中的家庭结构及功能出现了什么样的变化?如果你作为社区护士,将从哪些方面为李小天家的成员提供社区护理干预?

55

(二)家庭的结构及功能

1. 家庭结构 家庭结构是家庭成员和成员间的相互关系,其影响家庭的相互关系、资源、功能和健康状况等,可分为家庭外部结构和内部结构。家庭外部结构是家庭人口结构,即家庭类型;家庭内部结构是家庭成员之间的相互关系和互动特征,包括家庭角色、家庭沟通交流方式、家庭权利和家庭价值观4个方面。

(1)家庭角色 家庭成员在家中所占的特定地位。家庭的每位成员承担一个以上角色,应尽力履行自身的角色行为,并适应家庭角色改变,因为每位成员所扮角色的成功与否,是影响家庭健康的主要因素。如父亲因病住院治疗,母亲就需要承担起照顾父母及孩子的角色,来维持家庭稳定。

(2)沟通交流方式 家庭成员之间在情感、需求、愿望、意见、价值观和信息等方面进行交流的过程,最能反映成员之间的相互关系。开放、坦诚的有效沟通可以化解家庭矛盾、解决家庭问题并增进家庭成员之间的关系。

(3)家庭权利 家庭成员对家庭的影响力、控制权和支配权。可分为传统权威型、情况权威型和分享权威型等,每个家庭可有多种权利结构并存,不同时期可有不同类型。现代家庭的权利中心受到情感和经济因素的影响越来越大,家里的权利均等,彼此商量来决定家庭事务,向民主家庭形式转移。社区护士了解家庭权利结构,知道谁对家里的事情有决定权,对进行家庭评估及实施护理干预非常重要。

(4)家庭价值观 家庭成员对家庭活动的行为准则和生活目标的思想、态度和信念。它的形成受家庭所处的社会文化背景、社会价值观和宗教信仰所影响。家庭价值观决定着家庭功能、角色,直接影响家庭成员对疾病的认知、就医行为和生活方式等。社区护士了解家庭价值观,尤其是健康观,以利于有效解决家庭健康问题。

2. 家庭功能 家庭所固有的性能及功用,主要功能是通过满足家庭成员需求,维护家庭完整性,实现社会对家庭的期望。其主要包括情感功能、生殖功能、经济功能、社会化功能和健康照顾功能5个方面,随着社会快速发展,家庭功能也在不断地分解和转变。

3. 家庭生活周期 家庭同个体一样有其生活周期及伴随每个周期出现的发展任务。家庭生活周期是从夫妻结婚组成家庭开始,经历子女出生、成长、工作和相继结婚自组家庭而离去的过程,夫妻又回到两人相处的局面,最后因夫妻相继去世而消失的循环过程。家庭在每个阶段,家庭成员都有特定的不同角色、责任及需求,需家庭妥善处理相应的任务,才可以维护家庭和成员的健康,从而预防家庭危机的发生。社区护士需了解周期中各阶段的特点,帮助不同发展阶段的家庭及成员完成发展任务,促进家庭健康发展。依据美国杜瓦尔(Duvall)的家庭生活周期理论,家庭生活周期由8个阶段构成,具体见表2-3-2。

表 2-3-2 Duvall 家庭生活周期表

阶段 平均长度(年)	特 征	发 展 任 务	护理保健要点
新婚期 (最短,2)	结婚、妻子怀孕	性生活协调 计划生育 双方适应与沟通 适应新的人际社会关系	婚前优生优育检查 性生活指导 计划生育指导 心理咨询
婴幼儿期 (2.5)	最大孩子介于0～30个月	父母角色适应 经济压力增加 养育照顾孩子的压力 母亲产后恢复	母乳喂养 哺乳期性生活指导 新生儿喂养 预防接种 婴幼儿营养及发育
学龄前期 (3.5)	最大孩子介于30个月至6岁	儿童的身心发育 孩子和父母部分分离(上幼儿园)	合理营养 监测和促进生长发育 疾病防治 良好习惯的养成 防止意外事故
学龄期 (7)	最大孩子介于6～13岁	儿童的身心发展 性教育问题 孩子适应上学,逐步社会化	学龄前期儿童保健 引导正确应对学习压力 合理"社会化" 防治意外事故
青少年期 (7)	最大孩子介于13～20岁	青少年的教育与沟通 与父母代沟及社会化问题 青少年与异性交往 青少年性教育	防止意外事故 健康生活指导 青春期教育与性教育 防止早恋早婚
青中年期 (8)	最大孩子离家至最小孩子离家	父母与孩子关系的转变 父母逐渐有孤独感 疾病开始增多 重新适应婚姻关系 照顾高龄父母	心理咨询 消除减轻孤独感 定期体检 更年期保健
空巢期 (15)	所有孩子离家至家长退休	重新适应两人生活 计划退休后生活 疾病问题	防止药物成瘾 意外事故防范 定期体检 改变不健康生活方式

续表

阶段 平均长度(年)	特 征	发 展 任 务	护理保健要点
老年期 (10~15)	退休至死亡	适应退休生活 经济及生活的依赖性高 面临各种老年疾病 面对丧偶及死亡的打击	慢性病防治 孤独心理照护 提高生活自理能力 提高社会生活能力 丧偶期照护 临终关怀

二、认识家庭访视及其目的

(一)家庭访视

家庭访视(home visiting)又称为访视护理,在服务对象的家庭环境里,为了维持和促进个人、家庭和社区的健康而提供的有目的的交往活动。根据目的的不同,可以分为预防性家庭访视、评估性家庭访视、连续照顾性家庭访视和急诊性家庭访视。

(二)目的

社区护士通过访视服务对象的家庭,对家庭及时地做出健康评估,尽早发现家庭及其成员现存的或潜在的健康问题;提供出判断社区健康问题的线索;确认阻碍个人和家庭健康的危险因素;寻求在家庭内解决问题的方法;为患者或残疾人提供适当有效的居家护理和服务;促进家庭有效地利用社会支持系统,进而有效地促进家庭功能,在为服务对象及其家庭提供全面的基础医疗服务的同时,可以与访视家庭建立良好的关系,从而可以更好地促使家庭健康的发展。

三、确定家庭访视的对象、次数及访视内容

(一)家庭访视对象

理论层面而言,所有社区的居民家庭都是访视的对象,但由于辖区的住户和家庭较多,即人、财、物和时间等多种原因的限制,很难对所有的家庭进行访视,因而存在健康问题和潜在健康问题的个人及家庭成为社区护士的主要家庭访视对象。它包括有疾病高危因素的家庭、产前产后需要健康指导的家庭、不完整家庭、具有遗传性危险因素或有残疾人的家庭、功能不完善家庭、有慢性病患者且缺乏支持性系统的家庭等。

(二)访视次数及内容

根据家庭的具体情况而定,如家庭存在的问题和需要支持的程度等。除此之外,还需衡量的因素有社区医护人员数量、社区护士及服务对象的时间、护理对象需要解决问题的轻重缓急程度,国家、地方制定的相关政策和预算等。

四、如何进行家庭访视

家庭访视的全过程可以分为访视前准备、访视中的工作和访视后的工作三个阶段。访视前的准备工作十分重要,是访视成功与否的关键。

(一)访视前准备

主要包括选择访视对象、明确访视目的、准备访视用物、联系被访家庭和安排访视路线等。

难点:访视前准备。

1. 选择访视对象 当需要访视的家庭数量较多时,在时间和人力均有限的情况下,应优先访视健康问题对生命有严重影响的家庭、健康问题易产生后遗症的家庭、健康问题影响多个家庭成员的家庭和利用卫生资源可以控制疾病的家庭。

2. 明确访视目的 社区护士在访视前需要有明确的目的,最后才可以产生相应的效果和效益。

(1) 在首次访视前,社区护士需对访视家庭的环境进行了解,熟悉其家庭的情况,明确访视目的,并且需制订初步访视计划。

(2) 如果需要对家庭做连续性管理和护理时,在每次访视之前,需对上次访视进行总结和评价,发现问题,重新修订访视计划,并且制订新的访视目标。通过一段时间的访视管理之后,根据目标来评价结果,考核目标设定正确与否、是否需要制订新的干预措施、是否需要继续进行管理或是否可以结束。

3. 准备访视用物 社区护士要根据访视目的和访视对象准备并保管装有访视物品的保健包,在访视前对物品进行核对。访视物品分为两类:一类是访视前应准备的基本物品,另一类是依据访视目的增设的访视物品。

(1) 基本物品:①体检用物,如血压计、听诊器、体温计、手电筒和量尺;②常用消毒用物和外科器械,如安尔碘、酒精、棉签、纱布、棉球、止血钳和剪刀;③隔离物品,如无菌手套、口罩、帽子、工作服和围裙;④常用药物及注射用物;⑤其他,如健康教育材料、记录单和联系工具(电话本、地图)等。

(2) 增设访视物品:家庭访视新生儿时增加体重秤、有关母乳喂养和预防接种的宣传资料等,可利用的家用物品,如各种玩具、浴巾等,确认家庭具备的状况下可不用准备。

4. 联系被访家庭 具体访视时间一般需事先与访视家庭通过电话预约。如果因预约使家庭有所准备而掩盖了想要了解的真实情况时,可安排临时性突击访视。

5. 安排访视路线 社区护士依据具体情况安排一天的家庭访视路线,可以由远而近或由近而远,并且在访视机构留下出发时间、预定回归时间和被访家庭的联系方式、住址和路线,以便有特殊情况时,访视机构能及时与访视护士取得联系。制订访视计划时,要灵活安排访视的顺序及路线。如同一天访视多个家庭,访视的优先顺序为:①新生儿或免疫力缺陷者(如器官移植术后);②病情较重者;③一般访视对象;④有感染性或者传染性疾病者应放到最后访视。

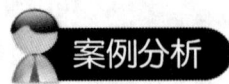

案例中社区卫生服务站的陈琦护士在接待完张晓丽后,将情况向丁护士长反映。

陈护士:丁护士长,今早社区居民李小天的妻子张晓丽来咨询有关她父亲的糖尿病足怎样护理,在和她交流中我了解到因李大伯的病情使他们在生活应对中出现了一些问题,能否安排对他们进行一次家庭访视来进一步了解情况?

丁护士长:好的,那就由你负责对李小天家的此次访视。

通过获得护士长的同意,陈琦查阅了社区居民家庭健康档案,了解李先生家的相关情况,重点查阅了李大伯的个人健康档案。通过初步了解后,通过电话与李小天联系。

陈护士:(电话接通后)您好!请问是李小天李先生家吗?我是社区卫生服务站的护士小陈。

张晓丽:您好!是李小天家,我是他的爱人。我记得你,昨天就是你为我提供咨询帮助的,谢谢。请问有事吗?

陈护士:您好!依据您家里的情况,我们团队希望能到您的家中访视一次,一方面是为李大伯进行详细的检查,再者也希望能指导你们对李大伯进行更好的护理。

张晓丽:那太好了,太感谢你们了,请问你们大概什么时候来呢?

陈护士:您看这周二上午9:00到您的家里方便吗?

张晓丽:(看完日历后)周二上午9:00,好的,我正好在家里,太谢谢你们了,那我们等你们过来。

陈护士:不客气,这是我们应该做的。再和您确认一下家里的地址:××小区××座××号,对吗?

张晓丽:是的,没错。

陈护士:那我们周二上午见,再见啊!

周二上午8:00,社区卫生服务站韩医生、陈护士、闫护士三人共同为家庭访视做准备。准备的物品有:体温表、血压计等基本物品,棉球、酒精等常用消毒用物,记录单,糖尿病相关健康教育材料,社区卫生服务站配备的通讯电话。物品备齐后,陈护士在社区卫生服务站《工作人员动向记录本》中填写了李先生家庭地址,出发时间和预计结束时间,并且留下访视路线。

重点:家庭访视中的工作。

(二)访视中的工作

家庭访视可分为初次访视和连续性访视。

1. 初次访视 相对而言是比较困难的,社区护士又是在一个陌生的工作环境,因而初次访视的主要目的是建立合作关系,获取被访视对象的基本资料,初步确定主要的健康问题,进行相应的指导。初次访视时,对急需支持的家庭,如访视对象为患病初期、刚分娩或出院,社区护士应立即安排访视,因为此段时间,访视对象获得支持和指导的需求很强烈,指导的效果明显。初次访视过程需要注意以下几点。

(1) 建立信任关系　社区护士应与服务对象及其家庭建立友好、信任、合作的关系。目标实现与服务对象及家庭成员的配合密切相关,必要时可以签订家庭访视协议。

(2) 评估、计划和实施　访视工作应按照护理程序进行,包括个人、家庭及环境评估。目前对居家护理患者的家庭评估涉及家庭一般资料、家庭决策人、家庭功能、家庭环境、家庭成员的健康知识的水平及资源的利用情况等。依据评估的内容,社区护士与服务对象共同协商,制订可行的家庭护理计划,完成急需的护理及健康指导工作。

(3) 简要记录访视情况　包括访视的日期、到达和离开的时间、访视人员、患者的病情进展、提供的护理服务等主客观资料。记录的重点是社区护士提供的护理服务及患者的反映,注意不要忽略了访视对象的谈话或其他信息。

(4) 结束访视　与访视对象共同简要总结,若访视对象的健康问题已经解决,可结束家庭访视;若健康问题未完全解决,在访视对象同意的前提下共同商定是否需要下次访视。

2. 连续性访视　社区护士需对上次访视的计划进行评价及修订,再次制订访视计划并根据新制订的访视计划实施护理和健康指导。同时在家庭访视中应不断收集资料,及时发现并解决问题,为今后的访视提供充分依据。

3. 家庭访视时的注意事项　①着装及态度:穿着适合的职业服装,整洁大方,关心和尊重访视家庭。②访视时间:一般1 h内,如与被访对象的时间冲突,可利用休息时间,在成员都在时进行家庭访视,要避开吃饭及会客时间。③伦理:社区护士保护被访家庭的隐私,不能让自己的态度、价值观和信仰等影响访视对象的决策,不能表现出对某一家庭成员过于亲热。④服务项目和收费:社区护士不直接参与收费,且需要向访视对象解释清楚收费项目和免费项目。⑤安全:社区护士需注意保护访视对象及自身安全,并且做好相关的记录及文件的签署。

课堂互动

请思考:
1. 案例中的家庭访视是初次访视,还是连续性访视,为什么?
2. 如果你是社区护士陈琦,如何开展访视工作?
3. 家庭访视过程中,如何保证访视对象及自身的安全?

(三) 访视后的工作

(1) 补充及消毒用物　家庭访视后,洗手,整理访视包,废弃用物的处理,常规消毒及补足访视包内的用物。

(2) 记录及总结　家庭访视结束后,及时整理家庭访视的现场记录,尽可能避免回忆性记录,包括了护理对象的反应、检查结果、现存的健康问题、协商内容及注意事项等，评价护理效果和护理目标达成的状况，建立资料库，完善家庭健康档案。

（3）修订护理计划　依据收集的资料和新出现的问题，修订和完善护理计划；如访视对象的健康问题已经解决，可以终止家庭访视。

（4）护理效果评价　及时评价家庭访视的护理效果和访视目标达成情况。

（5）协调合作　与社区的其他工作人员交流访视对象的情况，如个案讨论和汇报等方式，协商解决方法。如果健康问题在社区护士的职权范围内不能解决时，应及时做出转诊或联系其他社区资源等安排。

五、如何进行家庭健康水平的评估和护理

（一）家庭健康护理

1. 家庭健康护理内容

（1）家庭健康护理　为了促进家庭及家庭成员达到最高水平健康，以家庭为单位，对问题家庭或脆弱家庭（高风险家庭）实施护理实践活动，提供家庭健康护理的基本方法是家庭访视。家庭健康护理的对象多是慢性病患者、高龄老人、残疾人和临终患者的家庭。

（2）家庭健康护理内容　家庭健康护理服务是综合性的，服务内容广泛，包括基本护理技术支持、康复护理、保健咨询和健康指导等专业化的健康保健服务。具体内容为：①提供康复保健及家庭健康指导；②帮助家庭获得健康的生活环境；③在居家环境下提供换药、鼻饲和测血压等基础护理技术；④提供营养指导、卫生宣教、心理护理和健康咨询服务。

2. 家庭健康护理的服务形式　依据护士参与实施服务的程度，可分为如下两种。

（1）指导监督性护理　护士对患者的照顾者进行护理指导及培训，提升照顾者的照护能力，来满足患者的护理需求，护士主要起到指导和监督照顾者的作用，指导照顾者解决在护理方面遇到的问题。一般适用于病情轻、护理难度低的患者。

（2）上门操作的护理　病情较为复杂、护理难度高的患者，一般需护士采取上门护理的访视，由家庭护理部门派出专业人员定时到患者家里展开护理服务。可分为家庭病床护理和临时出诊家庭护理两种形式。前者是由社区护士依据诊疗护理计划定期上门为家庭病床患者提供连续性的专业健康照护服务；后者是由社区护士应家庭病床外的患者需求，提供临时并且急需的护理服务。

重点：家庭健康评估。

（二）家庭健康评估

社区护士在提供家庭健康护理服务时，应运用社区护理程序对家庭展开全面评估（评估时以 Friedman 家庭评估模式为参照）、提出护理诊断、制订护理计划、实施护理干预并评价。

1. 评估的内容　家庭健康评估是借助家庭评估工具来收集家庭的主客观资料，进而明确现存的和潜在的健康问题对家庭的影响、家庭本身应对问题的能力和应对问题时采取的方式和方法，为后续有效的干预提供可靠的依据。依据

Friedman 家庭评估模式,评估内容有:家庭基本资料、家庭成员患病状况、家庭发展阶段及发展任务、家庭的结构和功能、家庭的资源、家庭及社会的关系、家庭应对与处理问题的能力和方法等方面的资料,为明确家庭现存的和潜在的健康问题提供依据。Friedman 家庭评估模式为基础的评估内容,详见表 2-3-3。

表 2-3-3 家庭健康评估内容

评估项目	评估内容
家庭基本资料	1. 家庭住址、联系方式和类型 2. 家庭成员的年龄、职业和受教育程度等 3. 家庭成员的生活习惯(睡眠、饮食、家务、育婴及休假) 4. 家庭成员的健康状况和医保形式 5. 家庭的经济收入 6. 家庭健康管理状况 7. 居住环境对家庭成员健康的影响状况
家庭成员患病状况	1. 疾病种类及日常生活受影响的程度 2. 疾病的预后推测 3. 日常的生活能力 4. 家庭角色履行的情况 5. 疾病所致的经济负担
家庭发展阶段及发展任务	1. 家庭所处的发展阶段和发展任务 2. 家庭履行发展任务情况
家庭结构	1. 家庭成员间的关系(患者与家庭成员之间、家庭成员之间) 2. 沟通和交流(语言、思想和情感的交流) 3. 家庭的角色(家庭的原有分工和变化后的角色) 4. 家庭的权利(传统权威型、情况权威型和分享权威型) 5. 家庭价值观(成员的态度、信仰、健康观和价值观)
家庭功能	1. 家庭的成员之间的情感 2. 培养子女社会化的状况 3. 家庭的自我保健行为
家庭的资源	1. 家庭内资源(居住面积、交通、风俗习惯和信息等) 2. 家庭外资源(家庭周围的社会团体和社会保障设施)
家庭及社会的关系	1. 家庭与亲属、社区和社会的关系 2. 家庭利用社会资源的能力

续表

评估项目	评估内容
家庭应对与处理问题的能力和方法	1. 家庭成员对健康问题的认识(疾病的理解和认识等) 2. 家庭成员之间情绪上的改变(焦虑、恐惧和压力反应等) 3. 家庭战胜疾病的决心(成员参与护理情况等) 4. 家庭应对健康问题的方式(逃避、接受挑战、角色改变等) 5. 生活调整(睡眠、饮食和作息时间) 6. 家庭成员健康状况的影响(失眠、疲劳和精神压力性疾病) 7. 经济方面的影响

2. 评估的工具 家庭评估的常用工具有家系图和家庭关怀度指数测评表。

(1) 家系图 也称为家庭结构图。以家谱为根据,通过符号的形式展示家庭结构、成员间关系和家庭成员的健康状况。社区护士通过家系图,可以迅速识别家庭中的高危因素和判断高危人员的需要,指导其生活方式的转变及其健康管理等。

家系图包含三代或者三代人以上,一般由此次护理对象这一代开始,向上、下延伸,长辈在上,晚辈在下;同代人,长者在左,幼者在右;夫妻,男在左,女在右。护理对象所在家庭用虚线圈上。代表每个人的符号旁边,可以标注年龄、出生或死亡日期、婚姻状况和所患疾病等,也可以依据需要标注家庭成员的文化程度、职业、家庭决策者、家庭的重要事件和主要健康问题。家系图常用符号和家系图,具体详见图 2-3-1、图 2-3-2。

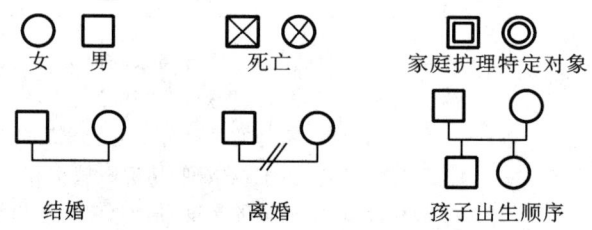

图 2-3-1 家系图常用符号

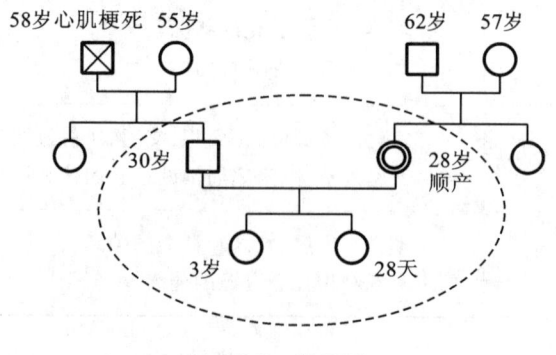

图 2-3-2 家系图

(2) 家庭关怀度指数测评表 又称为家庭功能评估表(APGAR),是用来粗略、快速检测家庭功能的问卷,反映个别家庭成员对家庭功能的主观满意度,适于基层工作中使用。问卷共 5 个题目,每个题目代表 1 项家庭功能,包括了适应度(adaptation)、合作度(partnership)、成熟度(growth)、情感度(affection)和亲密度(resolve),评分标准是:0~3 分,家庭功能严重障碍;4~6 分,家庭功能中度障碍;7~10 分,家庭功能良好。具体内容详见表 2-3-4。

表 2-3-4 家庭功能评估表

题 目	经常 (2分)	有时 (1分)	几乎从不 (0分)
1. 当我遇到问题时,可以从家人处得到满意的帮助(适应度)			
2. 我很满意家人与我讨论各种事情以及分担问题的方式(合作度)			
3. 当我希望从事新的活动或发展时,家人都能接受且给予支持(成熟度)			
4. 我很满意家人对我表达感情的方式以及对我情感(如愤怒、悲伤)的反应(情感度)			
5. 我很满意家人与我共度时光的方式(亲密度)			

3. 评估中的注意事项 通过家庭健康评估,确定优先干预的健康问题和行为问题。实施家庭护理程序的过程中应注意以下问题:

(1) 收集资料应全面,从家庭成员处获取有价值的资料 社区护士往往注重收集家庭中患者的资料,而忽视了家庭其他成员的资料,因此更需要注意收集与家庭发展阶段、家庭功能、环境和家庭可利用资源情况等资料,并且要考虑家庭发展的动态变化、患者与家庭成员间的关系等内容。社区护士必须在和患者、家属建立相互信赖关系的基础上,才可以发现家庭存在的深层健康问题。

(2) 正确分析资料及做出判断 社区护士应认识到家庭的多样性,即便是同样的健康问题,在不同的家庭背景下,处理方法存在差异,具有独特性、针对性的特点,因而正确分析资料及判断健康相关问题显得尤为重要。

(三) 居家护理

1. 居家护理概念及形式

1) 概念 居家护理(home care nursing)是由社区护士或居家护士到患者家中,向在家居住的患者、残障者和精神障碍者等服务对象提供延续性护理服务,其特点有持续性、综合性、可及性、协调性和个性化。服务对象可以获得定期的专业

重点:居家护理。

健康照护服务。

2)形式

(1)医院的延续性护理 又称为家庭病床,是我国常见的居家护理形式,以家庭为护理场所,选择合适的疾病种类,患者可以在熟悉的环境里接受治疗及护理,有利于促进患者康复,同时可以减轻家庭经济与人力的负担。主要的服务方式有:①开设专科护士门诊,可以提供糖尿病、伤口造瘘口、高血压和静脉治疗等专科护理指导,也可以提供出院后的咨询工作,对患者及其家属进行药物、饮食、运动和疾病相关知识的健康教育;②设立出院患者的延续性护理服务中心,对出院患者进行家庭访视及电话随访,提供产妇和新生儿的护理指导、慢性病的护理和临终关怀,并且提供康复指导和护理技术服务;③开通护理网站,以延续性护理网站为平台,进行医护人员与患者的沟通交流,同时建立配套的规章制度与收费标准;④发放出院护理指导卡,如服药、功能锻炼、并发症的预防及观察、复诊时间、饮食和运动等,对特殊患者发放针对性的健康宣教手册。

(2)独立的居家护理机构 是国外部分发达国家的主要健康服务方式,美国称为家庭护理服务中心,日本称为访问护理中心。多由个人集资合作经营,机构由社会财团或民间组织等设置,工作人员由医生、护士、家政服务员、护理员、访问护理员、营养师、康复师、心理咨询师和管理人员等组成。家庭护理专职人员必须持证上岗,证件须经专门福利学校培训或者参加统一考试合格后,由专门认证机关统一进行核发。我国此种独立的居家护理机构尚处于尝试阶段。

(3)社区服务中心为基础的居家护理服务 我国目前的主要居家护理服务形式。由社区护士为本社区的服务对象提供相应护理服务,此种类型是城市社区卫生服务网络的主要组成部分,为患者的居家护理提供了服务的平台。

2. 居家护理的对象及内容

(1)服务对象 主要包括刚出院并且有后续照护需求的患者、居家疗养的慢性病患者、康复期的患者、老年痴呆、高龄失能者和癌症晚期等。居家护理服务机构须制定相应的收费标准,条件符合时为其提供相应的护理服务。符合下列一项或一项以上时,即可获得居家护理服务:①患者和家属有居家护理的需求,并且愿意接受居家护理相关的付费事宜;②病情稳定并且能在家中进行医护措施者,患者家中须有能担负照顾责任的人;③有明确的医疗护理项目需要的服务者,如一般处置治疗,气管插管、导尿管、造瘘口和压疮伤口等的护理;④患者的自护能力有限,如活动受限者;⑤签订家庭护理服务的知情同意书。

(2)服务内容 每项居家护理服务的内容,会因依托部门的不同而有所不同。通过医生定期的访诊,主要提供下列服务项目:①一般伤口的护理,如压疮、外伤及其他原因所致伤口的护理;②各种导管的更换及护理,如胃管、导尿管等;③各种注射及静脉输液,如皮内、皮下、肌内和静脉注射;④个别需求的护理技术,如会阴冲洗、雾化吸入、体位引流和膀胱训练等;⑤一般身体检查,如血压、血糖和尿糖的测定,病情评估和健康问题的确立等;⑥标本的采集和送检,如血液、痰液、尿液和粪便的标本等;⑦各种个体化需求的护理指导和健康教育;⑧康复运动和饮食营养的指导;⑨对患者家属的指导,可以帮助其正确有效地照护患者,为患者康复营造良好的环境;⑩介绍合适的社会或者医疗资源等。

知识链接

国外家庭护理现状

家庭护理成为许多发达国家缓解老年卫生资源供需矛盾的基本卫生政策。家庭护理发展的平台是社区卫生服务,目前国际上有三种社区卫生服务发展模式,代表的国家有美国、英国及日本。

美国是以私营为主体的社区卫生经营模式,保险机构是主要的调控者。家庭护理的实施者,主要有家庭护理服务团队与非正式支持系统。前者包括医生、护士、理疗师和康复师等,后者由家属和邻居等构成。

日本采用国家计划管理和私人提供服务的社区卫生服务模式,国家与保险机构共同调控社区卫生服务。护理保险者提交申请后,经护理审查委员会调查认可和审查后判定护理等级。

国外居家护理服务概况

发达国家从20世纪90年代末开始,注意到了出院患者的延续性护理,对出院的肿瘤、器官移植、脑血管疾病患者,高危早产儿和老人进行早期的随访,制订详细的评估表和护理计划,取得了良好的治疗效果。

出院患者的居家护理类型有基本照护模式,即以专业的照护团队为核心的模式,由全科医生、护士、治疗师和非专业照护人员组合而成;团队照护的模式由注册护士及助理护士共同构建。还有针对老人的持续性跨学科病例讨论模式,以老年人的特殊需求为核心的基本照护模式、心灵照护模式。

国外居家护理发展完善,最常用的居家护理内容有药物管理、心理应对能力的干预;健康教育和健康促进;护理技术性服务;协助诊断、治疗与促进服务对象康复;协调医疗机构和社会机构,有效地配置资源。

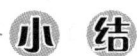

小 结

通过完成本任务学习,你学会对存在健康问题的家庭进行家庭访视,通过在家庭访视中评估了解家庭健康状况,发现家庭的健康问题,制订护理计划,实施护理干预,来维持及促进家庭健康。重点是掌握家庭的结构和功能,如何进行家庭访视和居家护理,怎样通过绘制家系图,运用评估工具进行有效的家庭健康评估。

能力检测

一、名词解释

1. 核心家庭 2. 家庭结构 3. 家庭访视 4. 居家护理

二、选择题（5个备选答案中有1个正确答案）

1. 在我国最多见的家庭类型是（　　）。
   A. 单亲家庭　　　　　　　　　　B. 夫妻分居的婚姻家庭
   C. 主干家庭　　　　　　　　　　D. 核心家庭
   E. 旁系家庭

2. 下来哪项不属于家庭内在结构的描述？（　　）
   A. 家庭角色　　　B. 义务和责任　　　C. 家庭权利
   D. 沟通方式　　　E. 价值观

3. 最需要社区护士帮助的家庭是（　　）。
   A. 对社区会造成较大危害的家庭
   B. 自己无法解决问题的家庭
   C. 对社区不会造成较大危害的家庭
   D. 对家庭成员有较大影响的家庭
   E. 生活和谐的家庭

4. 由父母、已婚子女及第三代人组成的家庭称为（　　）。
   A. 联合家庭　　　B. 群居家庭　　　C. 主干家庭
   D. 核心家庭　　　E. 同居家庭

5. 以下关于家庭类型的说法中错误的是（　　）。
   A. 由父母、已婚子女和第三代人组成的家庭是直系家庭
   B. 父母及未婚子女组成的家庭是联合家庭
   C. 夫妻分居家庭是婚姻家庭
   D. 继父母家庭属于婚姻家庭
   E. 离异的单身父亲及其子女组成的家庭是单亲家庭

6. 根据优先访问的原则，访视对象应排在首位的是（　　）。
   A. 老年糖尿病患者　　B. 新生儿　　　　C. 独居老人
   D. 传染病患者　　　　E. 感冒患者

7. 下列哪种情况应当是优先访问的家庭？（　　）
   A. 普查怀疑是癌症，而未到医院做进一步检查者
   B. 有高血压家族史者
   C. 曾经因病而住院治疗过的人
   D. 恢复期而中断康复训练者
   E. 2型糖尿病患者

8. 家庭访视中错误的选项是（　　）。

A. 为了围绕访视目的进行家访,事前应准备好要观察的项目

B. 访视前进行了电话联络,并与被访视者预约了访视时间

C. 由于被访视者不让进入家中,站在门口交谈也能收集到需要的资料

D. 如果被访视者不愿意接受访视,可以为其测量血压和脉搏为理由与被访视者建立信赖关系

E. 访视前应明确访视的路线及顺序

9. 下列哪项不是家庭健康护理评估相关性内容?(　　)

A. 家庭各发展阶段发展任务中的危机

B. 家庭居住的社区

C. 家庭日常生活能力和应对问题的能力

D. 家庭成员交流方式和方法

E. 家庭经济收入

10. 对家庭健康护理的描述错误的是(　　)。

A. 帮助减轻由家庭健康问题引起的精神负担

B. 促进家庭成员平均承担经济负担

C. 促进家庭充分利用社会资源

D. 挖掘家庭的潜在能力

E. 提供测血压、输液等护理技术

11. 与应对家庭健康问题能力不相符的是(　　)。

A. 家庭成员的角色分工　　　　B. 社会地位

C. 家庭成员间的人际关系　　　　D. 收入和消费的方式

E. 家庭的经济水平

12. 家庭健康护理中最重要的护理说法是(　　)。

A. 以家庭患者为单位的护理　　　　B. 以家庭成员为单位的健康护理

C. 以家庭为单位的健康护理　　　　D. 筛查和指导家庭计划生育对象

E. 以家庭环境为单位的健康护理

13. 家庭护理中健康问题的决策者是(　　)。

A. 全科医师　　　　B. 社区护士

C. 社区卫生服务工作者　　　　D. 家庭成员

E. 社区康复师

14. 在制订家庭健康护理计划中错误的做法是(　　)。

A. 有家庭成员的共同参与

B. 与其他医务工作者合作,有效利用资源

C. 有相同健康问题的家庭实施护理援助的方法不尽相同

D. 当计划与家庭成员的价值观念冲突时,以护士的专业意见为准

E. 应当注重家庭成员的意见和要求

15. 在家庭健康护理中错误的做法是(　　)。

A. 护士用专业知识分析家庭存在的问题

B. 对健康问题相同的家庭可以用相同的模式进行护理
C. 从家庭的患者中可获得家庭健康的相关资料
D. 家属在收集资料过程中作为非常重要的资料提供者
E. 护士应与团队里的其他卫生服务工作者协商解决健康护理中的问题

16. 家庭健康护理评估中资料收集不当的是（　　）。
A. 家庭生活周期各阶段的发展任务和危机
B. 在社区的健康指标中获得家庭健康问题
C. 家庭日常生活能力和应对问题的能力
D. 家庭结构与功能的相关资料
E. 家庭与社会的关系的资料

17. 关于家庭病床的叙述，错误的是（　　）。
A. 家庭病床的工作人员不固定
B. 社区卫生院可设置家庭病床
C. 门诊就诊或病房住院的患者只要经医生的判断，均可办理家庭病床
D. 加入医疗保险的患者，诊疗费和巡诊手续费均由医疗保险机构承担
E. 家庭病床可以让患者在熟悉的环境中接受护理治疗

18. 关于居家护理评价，不正确的评价方法是（　　）。
A. 每次进行居家护理时的评价——随时评价
B. 每隔1年半对居家护理的患者进行1次全面评价——定期随访性评价
C. 每年要进行1次回顾性总结评价——年度总结性评价
D. 年度总结性评价是对患者身心的全面回顾与总结
E. 居家护理评价有利于及时调整护理干预方案

19. 残疾人的居家护理重点是（　　）。
A. 预防和减少身体残疾和继发性残疾的发生
B. 借助各种康复辅助用具，进行功能训练
C. 促进患者保持正常生活及社会功能
D. 提高患者的舒适度和生命质量
E. 进行心理疏导与建设

20. 制订居家护理患者预期目标时，下列哪项是错误的？（　　）
A. 目标的设定必须以服务对象为中心
B. 居家护理目标要分为远期目标和近期目标
C. 护理目标是对护士所达到的护理效果的准确描述
D. 预期目标应是可测量的
E. 目标可以同患者协商共同制订

三、实践与操作

1. 社区护士小张在学校开展健康教育实践，学校四年级（3）班辅导员向其咨询：班上有1名男同学，10岁，体型肥胖，行动缓慢，个性内向，但情绪容易冲动，常常在学校做出一些伤害其他同学的行为。该同学智力正常，学习能力较低。父亲

为修理工,母亲是出租车司机。辅导员通过家访发现其家庭生活条件一般,父母对于孩子的身体情况及学习状况担忧、焦虑,但却无能为力。辅导员家访后认为该家庭不是很健康,她希望社区护士能给予一定的帮助。你如果是护士小张的话,该怎样对此家庭进行一次完整的访视呢?

2. 曲女士,35岁,财务总监,系统性红斑狼疮(systemic lupus erythematosus, SLE)病史1年,既往有日光过敏史,从未服用过抗过敏的药物。家族中无SLE患者。生活能自理,有饮用咖啡的习惯。结婚5年未生育,采用口服避孕药来避孕。最近睡眠不规律,容易发脾气。近两周来腕、膝关节出现疼痛,4天前外出日晒后出现面部红斑。原来性格外向,喜欢交朋友外出游玩,现在因为面部红斑影响外表,羞于见同事及朋友。比较关心SLE的治疗、预后,尤其是对生育和工作的影响,迫切希望了解具体情况,因此来社区卫生服务站就诊。

医生对其进行了检查:神志清楚,T 36.5 ℃,P 76次/分,R 19次/分,BP 115/70 mmHg。面部及鼻梁部位呈蝶形红斑,口腔黏膜无溃疡,腕关节和膝关节有压痛,无关节畸形,心肺未见异常。实验室辅助检查:抗核抗体(+),抗双链DNA抗体(+),补体C3含量降低,白细胞$1.2×10^9$/L,血小板$74×10^9$/L,血沉增快,35 mm/h。

根据上述病例内容,由学生进行病情评估,患者病情加重的原因是什么?存在哪些健康护理问题?根据课堂学到的知识,运用社区护理程序,学会首先制订该患者的居家护理计划、具体的评价标准。依据计划制订患者和家属的居家护理技术和保健指导方案。1~3人为一组,进行角色扮演,一组为社区护理团队,另一组为患者及家属,模拟实施如何为慢性病患者及家属提供居家护理。

(王红敏)

任务四 学会组织开展社区活动

学习目标

1. 素质目标:培养护生以促进社区健康为己任的责任感和工作态度。
2. 能力目标:具备根据社区特点设计社区活动方案并组织实施的能力。
3. 知识目标:熟悉社区活动的概念、功能、内容和社区活动方案设计实施的技术、技巧和过程。

随着国家对全民保健网络建设的不断投入,以社区为中心的卫生服务体系的建设将不断完善,其服务品质也不断得到提升。通过组织各种社区的健康活动,实

现以"防未病""预防为主"等为健康保健目标的工作也会逐步深入,对社区护士的要求会越来越高。如何适应这种形式的变化,对每位社区护士都将是一种考验。

重点:社区活动的概念、内容和活动方案的设计。

一、认识社区活动

(一) 社区活动的概念

社区活动也称为社区组织活动,可从广义和狭义角度分别认识。广义的社区活动是指社区通过开展基础性保障和福利性照顾活动,满足社区成员物质、文化、生活需求的一切活动。目前我国社区已普遍建立社区服务中心,如社区卫生保健、社会保障、社区救助等服务机构,为社区居民提供公益、关爱和照顾服务,并提供社区文化、社区就业、社区教育等服务活动。

狭义的社区活动是指社区开展的各项文化体育活动。通过社区组织开展有益健康、丰富多彩、具有社区特色的群众性文化、体育、科普、教育、娱乐等活动,满足社区成员不断增长的健康生活和精神文化需求。如国内不同地区的老年大学、各种居民活动站、老年活动中心等;不同国家的老人会、饮食生活改善会等。

WHO认为,解决健康问题不是由专家来主导,也不是让居民单纯而被动地去做,主要应以居民为主体,使其进行参与。可见,如果没有相应社区活动的组织和实施,居民有目的、有针对性的主动参与是无法进行的。因此,社区护士的职责之一是积极推动和促进这种活动的开展和进行,并使其常态化、规范化、有序化、高效化。

(二) 社区活动的目的和功能

1. 目的 开展社区活动的目的是发挥社区服务的功能,通过对社区居民的教育、陶冶、塑造,发挥各个要素的支配力和影响力,以便影响、教育和完善社区居民,不断增强社区活力,为促进社区成员的全面发展提供有效支持。

2. 功能

(1) 满足需要的功能:社区活动可以满足社区成员的社会性和功能性需求,有针对性地举办不同种类社区活动,满足不同社区人群的不同需要。

(2) 引导塑造的功能:在人的社会化过程中,社区发挥着重要作用。这种功能的实现主要通过导向、塑造、规范、凝聚等途径。

(3) 全面发展的功能:在促进居民和社会全面发展的过程中,社区活动特别是社区文化活动具有不可替代的作用。

(4) 整合协调的功能:社区活动可以整合资源、推动社会沟通、稳定社会、增强心理凝聚力,从而实现社会和谐。

(三) 社区活动的原则

1. 公益性 坚持公益性、服务群众是社区活动的主旨。公益性是不以经济利益为目的的,只要群众需要,就是社区活动努力的方向。

2. 群众性 社区活动既要有一定的代表性,主题鲜明,又要具有广泛的群众基础,失去群众参与,任何社区活动都将有名无实。

3. 娱乐性　娱乐性是社区群众文化活动不可缺少的重要因素,是吸引社区居民参与的明显特征,也是推广普及社区文化的催化剂。

4. 低竞技性　低竞技性不仅给普及活动增添活力,而且还激励人们追求更高的境界,从而增强活动的吸引力、感染力。

5. 连续性　连续性是指举办的社区活动项目有比较固定的频次。

6. 稳定性　稳定性是指社区活动项目有比较固定的时间。

(四) 社区活动的内容

1. 社区文化活动　社区围绕环境文化、行为文化、制度文化与精神文化开展的社区活动,如庆典、书画展、演讲、歌咏比赛等。

2. 社区体育活动　社区开展的以休闲、健身为目的的大众健身体育活动,如健美操、舞蹈、瑜伽等。

3. 社区科普活动　社区开展的科学普及和宣传教育活动,包括健康咨询、科普讲座、科普图片展,以及节能环保、安全健康、交通安全、饮食卫生、预防疾病等科普知识教育活动。

4. 社区教育活动　社区开展的学习、培训活动。如健康教育、运动方式指导、饮食指导、疾病预防指导等。

(五) 社区活动的特征

1. 区位性　首先,社区间行业结构不同,居民文化生活方式也会有所不同,有各自的文化生活特点。其次,社区活动与社区机构的活动设施有关,这些设施的数量和使用情况,直接决定着社区活动的质量。

2. 多元性　以社区居民为主体的社区活动,需要动员、组织和协调社区资源积极投入。

(1) 从参与主体看:涉及个人、家庭、邻里、朋友、单位、社区,层次较多;信仰、价值观、行为规范、历史传统、风俗习惯、生活方式等差异较大;单位与单位、组织与组织、个人与个人、家庭与家庭之间,构成关系复杂。

(2) 从活动内容看:涉及文化、体育、科普、教育、娱乐活动等领域的活动知识,也涉及儿童、青少年、老年人、妇女、残疾人等社会工作知识。

3. 互动性　随着人们物质文化生活水平和受教育程度的不断提高,社区居民已不满足于被动地参与社区活动,而是要求主动地参与社区活动实践。

小组内交流一下:你所居住的社区都有哪些社区活动?你自己在社区参与过哪些社区活动?活动给你留下的最深印象是什么?

知识链接

全民健身月:西大街社区体育活动红似火

2014年8月8日,某市西大街大道上走来了一队穿着红、蓝两色运动服的老年人,他们高举着"全民健身,你我同行"和"第六个全民健身月"活动的横幅,踏着轻快的脚步,神采奕奕,4人一排,整整齐齐,过往行人无不驻足观看。这是西大街社区组织辖区120余位老年人开展"老年人健身走"活动,旨在提倡老年人走出户外,进行有氧活动,以"健身走"活动为载体,既扩大老年体育人口,又增进老年人健康。积极开展老年体育活动,从而促进社区全面工作。

二、组织社区活动的步骤

(一)确定社区活动计划

社区活动计划是指活动组织者确定社区活动的工作目标与计划的活动过程,是社区活动的重要环节。

1. 确定工作目标 社区活动目标必须服从整个社区活动方案的目标。应建立在调查研究、科研预测和科学论证的基础之上。一般包括经常参加社区活动的人数,用于社区活动的经费数量;开展社区活动的场地和设施数量,活动骨干的培养与发展,活动志愿者的来源和素质等,要求具体明确,切实可行。

2. 制订工作计划 工作计划是目标的表达方式,是为实现目标所进行的具体设计和筹划。社区活动工作计划的主要内容包括指导思想、工作重点和争取达到的总目标;根据总目标,提出具体的要求、措施、经费和物质保证等,力求从实际出发,行之有效。

(二)组织开展活动

社区活动计划是社区活动顺利开展的基础,但必须保证有效落实。组织开展社区活动,就是活动组织者落实计划、组织协调活动参与对象,逐步实现目标的活动过程。具体包括:

1. 机构健全 落实社区活动的关键之一是建立健全的组织机构,合理安排工作人员,把实现目标所需要的人力、财力、物力、时间和信息等进行合理配置并使之协调运作。

2. 具体落实 在组织开展活动过程中,要通过组织机构将计划落到实处,及时发现落实中存在的问题,必要时及时调整计划。

3. 多方协调 任何组织活动都离不开方方面面的配合,因此,组织者要善于和注重协调关系,加强信息沟通,有效发挥组织职能,保证目标的实现。

(三)社区活动控制

社区活动控制是指根据目标计划要求衡量计划完成情况,并以此为依据调节参与对象的行为,以确保目标实现的活动过程。也就是运用一定的方法进行调控的过程,其基本操作过程:建立标准—衡量实际成效—调控、纠正偏差—实现目标。

> 难点:如何通过落实社区活动方案的设计、方法和步骤,保证实施效果?

三、组织社区活动的技巧

任何社区活动要保证其效果,不仅要能够调动社区居民,组织社会力量来解决社区问题、满足居民需求,更需要社区工作人员学会使用各种活动技巧,以取得良好的社区活动效果。社区活动常用的技巧主要包括:组织技巧、宣传技巧和策划技巧。

(一)社区活动的组织技巧

1. 建立社区活动组织技巧 社区活动组织是以具有一定共同兴趣爱好的成员为基础组成的团体,其成员一般都是非正式的。建立社区活动组织的一般程序如下:

(1)确定带头人 先找到3~4位热心的社区居民作为带头人,定期组织他们一起讨论团体相关事务。

(2)扩充团员 在确定带头人的基础上,根据团体建设的目标规模,适当扩充团体骨干成员人数至8~12位。

(3)健全规章 建立健全社区活动团体的结构,并通过民主方式分配任务,分工行事,任何团体都应设定一定的团体目标。

2. 组织经营管理技巧 社区组织建立以后,要让组织能够运作,就要对社区进行经营管理。社区组织在建立之初,保障组织运作和维系组织的技巧主要包括:

(1)扩大组织影响力 在组织内和组织之间建立有效的沟通途径,加强组织间的相互合作,培养有作为的领导者,提高组织影响力。

(2)明确组织管理事务 主要包括完善机构、制订规则、服务策划、活动管理、科研发展等。

3. 社区工作者必备技巧

(1)接触社区居民的技巧:要尽量找机会接触社区居民,注意给人的印象、倾听和注意力集中;建立个人化接触;先让对方知道你是谁,再询问对方。

(2)基本的人际关系技巧:如尊重、同情心、真诚、倾听等技巧。

(3)引导社区团体成员互动的技巧:包括联系、阻止、设限;融合技巧(综合、摘要、分类等)、支持技巧、当面咨询的技巧等。

(二)社区活动的宣传技巧

1. 知识和资料的传播 社区工作者经常要向居民解释有关的法律、政策,以确保居民获得必要的资料来保障自己的权益。如对社区内的失业人员和贫困者,介绍我国的失业保险制度和最低生活保障制度;为社区的老人和残疾者提供有关养老及康复机构的资料等。

2. 骨干居民的培养 培养骨干居民是社区工作的一项重要任务。社区所提供的骨干训练,大都是以个别教授的方式进行,根据骨干居民的情况和水平,设计训练内容。

3. 社区居民的教育和动员 我国在过去的几十年建立了以街道和居委会为

信托的基层动员网络,形成了"上情下达,下情上达"的运行体制,其在宣传和教育方面的高效率,也得到了普遍肯定。社区工作者在动员群众的过程中,可以多利用家庭访问、个人影响及板报、教育讲座等形式,引导居民关心共同的问题,并思考解决问题的可行方法。

4. 发展社区关系 社区关系主要是指社区工作者和居民组织与社区内政府部门、社会团体及有影响的人士(包括人大代表、政协委员、社会知名人士等)之间的互动与联系。建立良好的社区关系是持续的教育过程,应尽量使有关决策者能够知晓居民的困难。

5. 开展互助活动 在推动社区服务和社区建设的过程中,社区意识的培养、良好社会风气的营造、家庭照顾技巧的传授、志愿工作者的动员等工作,都需要运用社区教育的技巧和方法。如利用调查研究、家庭访问了解贫困家庭的生活状况,通过开展社区活动、展览、演讲、记者招待会、讲座等方式,提升这些家庭对自己权益的认识,建立表达自己困难的勇气,并使他们能够团结起来,彼此信任,互相帮助。

6. 其他 如可以通过新闻媒体报道其贫困的生活状态,唤起社会公众的同情心,以获得一些物质方面的支持或志愿者的协助。为了鼓励社区居民参与互助行动,社会工作者应该掌握一些成功互助的典型,以便向有服务意向的居民说明互助的目标、可行性、方式和成效。

(三) 社区活动的策划技巧

1. 策略规划 策略规划是达到目标的预定路径,策略规划的程序包括三个步骤:

(1) 提策略:让规划小组成员提出各种策略。小组成员中任何人表达意见、观点时都不被批判和嘲笑,每个与会人员都要提出意见并尽情表达。

(2) 选策略:运用符合性、可接受性、可行性三个指标去评估上一阶段提出的每个策略,删除那些明显不可能的策略。

(3) 定策略:逐一分析实践策略的可能性,选出一个或几个策略。即通过对策略的综合优势、弱点、机会和威胁分析,最后比较得出较好的策略。

2. 方案计划 方案计划是针对策略规划选出的一个或几个策略,进行更详尽、更具体的方案设计。方案计划有9项方案构成要素,简称为"6W+2H+1I"。

(1) 6W:Why:代表方案的目的和目标;What:服务内容;When:时间、日期、期限;Where:地点;Who:工作人员(包括志愿者);Whom:接受服务的对象。

(2) 2H:How:工作技术、方法、知识;How much:财源和预算。

(3) 1I:If then:应变方案,即如果发生临时状况,应该怎么办。

然后采用符合性、可接受性、可行性三个指标逐一讨论每项要素,形成具体的方案计划书。

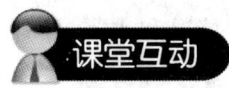

你认为在你家庭所在社区开展什么社区活动最合适?请和大家说一说。

知识链接

社区活动策划书(一)

一、活动名称

隆重纪念三八国际劳动妇女节 96 周年

二、理念

(1) 男女平等,尊重妇女。

(2) 纪念妇女节 96 周年。

(3) 为民、热情、周到。

三、整体目标和具体目标

1. 整体目标　让社区妇女在自己的节日里,快乐地秀出自己的风采。

2. 具体目标

(1) 通过腰鼓舞展现社区妇女的快乐和优美的舞姿。

(2) 通过猜谜活动体现妇女的聪明智慧。

(3) 通过踢毽子和跳绳比赛展现出妇女的健康体魄和勇于竞争的精神。

四、相关资料

活动性质:无偿。

工作对象:经建社区和周围社区妇女。

活动日期:2006 年 3 月 8 日

活动时间:早上 9:00

活动地点:道角篮球场

预计参加人数:300 人

所需人力及工作分配:(共需 6 人)

(1) 熊琳老师和周老师及厂里退休王老师和康老师布置会场。

(2) 熊丽老师和张老师负责准备活动所需物品及奖品。

(3) 由熊琳老师担任活动主持。

(4) 周老师和王老师负责猜谜游戏。

(5) 熊丽老师和康老师负责踢毽子和跳绳比赛。

(6) 张老师负责活动的突发事件。

资源:音响 1 对,话筒 1 个,矿泉水 10 瓶,奖品若干,捆绳,毽子 6 个,跳绳 8 条,梯子 1 个,剪刀 1 把,桌子 1 张,椅子 4 张,计时器(手表) 1 个。

五、招募和宣传

招募:厂退休老师。

宣传:将活动有关情况告知 38 个居民小组长,然后由各组长负责通知所负责的住户。

社区活动策划书(二)

六、工作时间表(表2-4-1)

表2-4-1 工作时间表

时间	内容
8:00—8:50	布置场地 (1)熊琳老师和康老师挂横幅,周老师和王老师接电线调试音响。 (2)熊丽老师和张老师将奖品和桌椅搬到场地并摆放好
8:50—9:00	工作人员到达所负责活动项目的地点,准备开始活动
9:00—9:05	腰鼓舞表演开始
9:05—9:20	由医院开展"健康知识讲座"
9:20—11:30	猜谜活动和踢毽子比赛开始。 注:因场地过小,踢毽子和跳绳比赛不能同时进行,因此跳绳比赛在踢毽子比赛结束后再举行
11:30	结束活动(因情况可提前或延长)

七、活动内容及方式

(1)腰鼓舞:表演(社区妇女自己组织)。

(2)健康知识讲座:医院提供。

(3)猜谜游戏:猜对者可以获得奖品(一块洗衣皂或一支牙膏)。

(4)踢毽子和跳绳比赛:以数多为赢,分别评出一等奖一名,二等奖两名,三等奖三名(奖品分别为:床单、洗衣粉、牙膏)。

八、财政预计(表2-4-2)

表2-4-2 财政预计

名称	价格
床单	30元×2=60元
洗衣粉	4元×10=40元
洗衣皂	2元×50=100元
牙膏	3元×50=150元
共计	350元

九、预计会出现的困难及解决方案(表 2-4-3)

表 2-4-3 预计会出现的困难及解决方案

困 难	解 决 方 案
下雨	延迟时间(如下午或第二天等)
受伤	准备一些急救药品
人过多	张老师和周老师带一部分人到旁边的俱乐部开展跳绳比赛
停电	准备扩音器及电池
比赛用品损坏	多准备1至2套比赛用品

十、评估方法

(1) 活动参与程度。

(2) 活动效果。

(3) 居民的反映及态度。

小 结

通过完成本任务的学习,你应该提升的素质主要是热爱社区护理工作,树立为广大社区居民健康服务的观念;应具备的能力是能够组织一个社区活动团体,制定相应团体规章制度,并指导其开展相关的社区活动;应掌握的知识包括:社区活动的基本知识、开展社区活动的方法和技巧。重点是如何通过开展社区活动提高社区居民的健康及总体知识结构水平。

能力检测

一、名词解释

社区活动

二、简答题

1. 开展社区活动的目的有哪些?

2. 社区活动的基本步骤包括哪些?

三、选择题(5个备选答案中可能有1个或1个以上正确答案)

1. 社区活动的功能包括( )。

A. 满足需要的功能　　B. 引导塑造的功能　　C. 全面发展的功能

D. 整合协调的功能　　E. 排忧解难的功能

2. 社区活动的内容包括( )。

A. 社区文化　B. 社区体育　C. 社区科普　D. 社区教育　E. 社区普查

3. 社区活动组织包括( )。

A. 健全组织机构　　　B. 落实计划　　　　C. 组织参与对象

D. 逐步实现目标　　　　E. 制订计划

4. 社区活动宣传技巧包括（　　）。

A. 知识和资料的传播　　　　B. 骨干居民的培养

C. 社区居民的教育和动员　　D. 开展互助活动

E. 发展社区关系

四、实践与操作

以小组为单位，自己确定主题，设计并完成一个社区活动策划书。

（赵　俊）

任务五　能配合健康普查、进行健康教育

学习目标

1. 素质目标：培养护生以促进社区健康为己任的责任感和工作态度。
2. 能力目标：具备根据社区人群特点开展和组织实施健康教育的能力。
3. 知识目标：了解社区健康普查、熟悉社区健康教育、了解社区健康促进的相关概念和工作程序或策略。

健康普查和健康教育都是社区卫生服务的重要工作，护士在这些工作中起着重要的作用。了解和掌握相关知识、技能和技巧，对开展健康普查和健康教育工作都具有重要意义。

重点：社区健康教育的概念、对象、内容、程序、方法及实施。

一、认识社区健康普查

（一）社区健康普查概念

1. 社区健康普查　社区健康普查(health screening)简称社区体检，是指在规定的时间内，针对某一社区特定的人群，如儿童、妇女、成人、老人等，运用快速、简便的体格检查或实验室检查等方法进行的集体健康检查。

一般而言，社区健康普查的内容和项目，可以根据不同的年龄层、疾病类型、工作单位等特征来决定，且在进行健康普查的同时，还可进行保健指导。

2. 保健指导　保健指导(health guidance)是在进行社区健康普查的同时，由社区护士对出现健康问题或处于亚健康状态的居民，给予适当的健康指导和提供相应的健康咨询。

（二）社区健康普查的目的和内容

1. 目的

（1）做到"三早"：通过健康普查可以及早发现人群中的某病患者，早期发现个

体是否有机体异常,以便做到早发现、早诊断、早治疗。

(2) 提醒重视:通过健康检查,提高被普查者对自己健康的关注和认识,主动发现健康问题,自觉采取保健行动。

(3) 筛选培训:对健康普查中筛选出来的存在或潜在健康问题的人群进行培训,如举办社区健康教育班、社区康复训练、成人常见病预防的培训、育婴培训班、精神障碍者和痴呆老人的日常生活训练等。

(4) 提供依据:社区健康普查可以为社区人群疾病的预防、健康指导、健康促进提供依据,并有利于及时发现、矫正或去除社区环境中存在的不利于居民健康的各种因素。

2. 内容

(1) 婴幼儿的生长发育普查:如进行体格发育和智能发育的检查。

(2) 育龄妇女健康普查:乳腺疾病、子宫颈炎、子宫肌瘤、子宫颈癌的检查。

(3) 成年人多发病和慢性病的普查:如心、脑血管疾病的普查,糖尿病的普查,恶性肿瘤的普查。

(4) 常见传染病普查:如乙型肝炎和结核病的普查,艾滋病及性病的普查等。

(三) 社区健康普查的组织与实施

进行社区健康普查需要相关部门的支持与社会参与,由社区医务工作者具体执行。实施社区健康普查主要有 4 个步骤,即居民的健康调查、普查前的准备工作、普查时的工作、普查后的工作。

1. 居民的健康调查　通过多种途径进行居民健康调查,可以发现社区重要的健康问题,为社区健康普查提供依据。需要做的工作主要如下:

(1) 收集调查资料:社区居民的健康档案、门诊就诊记录、社区诊断资料和原始资料是基本调查资料,并对其进行数据统计。

(2) 确定健康问题:通过对资料的汇总、整理、分析、评估,筛选健康问题,明确普查人群、确定健康体检的项目。

2. 普查前的准备工作　在进行健康普查前,应做好如下准备工作:

(1) 发布消息:在进行健康普查前,需明确健康普查的通知方式和方法,如通过广播、短信、媒体等发布信息。

(2) 准备资料:一旦确定健康普查的方法和内容,即应准备相关资料,如健康体检表、问诊记录单、问卷调查表等。

(3) 准备场所和设备:根据普查的主题和人群,做好普查场所、仪器设备和物品设施等准备。

(4) 分工合作:根据普查对象的基本情况和工作要求,明确参检工作人员的分工,并集中培训,统一标准,统一方法。

(5) 做好反馈:及时反馈是保证普查效果的重要而有效的形式,对普查结果要根据普查对象情况做好反馈,需确定适合的反馈形式。

3. 普查时的工作

(1) 确认到位:确认健康普查的流程及相关科室的准备,如接待室、候检室、问诊室、诊疗室、保健指导室;检查安放的设备及器械、测量工具以及消毒用具。

(2) 做好协调:根据普查人数的多少和素质情况,工作人员做好相关工作的协调和解释工作。

(3) 记录核对:对普查人群的整体和个体情况都要做好全面、规范的登记、核对,并回收健康检查记录单,以确保资料齐全。

4. 普查后的工作

(1) 整理普查资料,进行工作总结:其工作内容诸多,如对整个工作是否进行及时总结,是否统计了普查人数,被检查者存在的健康问题和咨询事项是否得到了解释和回答,是否进行及时指导和处理,需要连续进行指导的人是否做了具体的计划和安排等。

(2) 做好程序检查,进行适当评价:工作内容主要是总结回顾,如对工作程序进行回顾性总结,对整个健康普查工作进行评价,包括预期效果评价、实施过程评价和结果评价。

(四) 社区护士在健康普查中的作用

1. 组织普查工作 健康普查的通知是通过居民委员会或居民住宅小区的板报进行传达。社区护士为了让更多的居民了解普查的意义并参加普查,可在社区进行面对面的介绍和宣传,把接受检查的有益之处告诉居民,增强居民的健康意识和健康观念。

2. 进行健康指导 健康普查时,向接受普查者发放健康调查问卷,其目的一是为了提高普查效率,二是通过填写问卷使被检查者进行一次健康自我评价。另外,还可以通过问卷的资料明确需要指导的问题,进行有针对性的健康指导。

3. 实施护理体检 社区护士要理解测量的机理和测量的目的,以及测量仪器的使用方法。要求社区护士正确进行测量和记录。了解正常值和异常值,以便进行指导和提供咨询。

4. 协助医生体检 护士在辅助医生进行检查时要观察被检查者,判断被检查者在接受检查的过程中是否有不明确之处。社区护士应对这类人进行筛选,列入需要进行个别指导的名单中。

5. 开展健康教育 通过健康检查,了解被检查者的支持需求,以此找出共同存在的健康问题,制订健康教育计划,进行集体指导,在社区内定时、定点地开展健康教育活动。

6. 进行工作总结 健康普查结束时,应统计接受检查的人数,评价是否已达到健康普查的目的;制订对需要支持者进行支持的计划;对疑有家庭健康问题者进行健康普查后的家庭访视等。

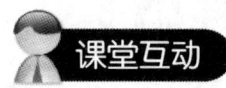

小组内交流:根据你自己的学习和见习经历,谈一谈社区健康教育和临床健康教育有什么不同?你能列出几点?

二、认识社区健康教育

(一) 相关概念

1. 健康教育　健康教育是通过有计划、有组织的教育活动和社会活动,促使人们自觉采纳有益于健康的行为和生活方式,消除和减轻影响健康的危险因素,预防疾病、促进健康和提高生活质量。健康教育的核心是通过卫生知识的传播和行为干预,改变人们的不健康行为,目标是提高人们的健康水平。因此,健康教育是连接卫生知识和健康行为改变的桥梁。

2. 社区健康教育　社区健康教育是指以社区为单位,以社区人群为教育对象,以促进社区居民健康为目标,有组织、有计划的健康教育活动。社区健康教育的目的是发动和引导社区人群树立健康意识,关心自身、家庭和社区的健康问题,积极参与健康教育与促进健康规划的制订和实施,养成良好的卫生行为和习惯,以提高自我保健能力和群体健康水平。社区健康教育是社区护理工作的重要内容之一,是社区护理的基本工作方法。

(二) 社区健康教育的意义

1. 可以提高人们自我保健意识和能力　健康的维护需要个人的积极参与。社区健康教育可以通过有组织的方式,使社区成员学习自我保健方法、培养自我照顾能力、认识自身维持健康的责任,从而促进健康。

2. 实现"人人享有健康"的重要途径　诸多研究证明,目前各种常见慢性病的发生,大多和个人不良生活习惯与生活方式密切相关,社区健康教育可以促使人们自觉采纳健康的行为和生活方式,降低慢性病的发病率和死亡率。

3. 一项低投入、高产出、效益大的卫生保健措施　从国家对医疗卫生投入的成本和效益角度分析,社区健康教育可以做到"防患于未然",把更多的工作放在预防和矫正环节,无论是经济效益还是社区效益,其成本投入所产生的效益远远大于高昂的医疗费用投入所产生的效益。

(三) 社区健康教育的对象

社区健康教育的对象是社区全体人群,可以分为以下四类:

1. 健康人群　这类人群在社区中所占的比例最大,往往认为疾病距离他们太远,对健康教育持排斥态度。对这类人群,健康教育主要侧重于卫生保健知识,其目的是帮助维持良好的生活方式并保持健康,远离疾病。同时,也提醒他们对一些常见的疾病提高警惕,不要忽视疾病的预防及早期诊断。

2. 高危人群　高危人群主要是指那些目前尚健康,但本身存在某些致病的生物因素或不良行为、不良生活习惯的人群。这类人群中可能会有一部分人因个体存在某种疾病的家族史而过分焦虑、恐惧,也可能会不以为然,健康教育应侧重于预防性教育,帮助他们掌握一些自我保健技能,如乳腺病的自我检查及一些疾病的早期自我监测等;或帮助他们自觉纠正不良的行为及生活习惯,积极消除致病隐患。

3. 患病人群　患病人群包括各种急、慢性疾病患者。这类人群可根据其疾病程度分为临床期患者、恢复期患者、残障期患者及临终患者。对于前三种患者,健康教育应侧重于康复知识的教育以帮助他们积极配合治疗,自觉进行康复锻炼,从而减少残障,加速康复。临终患者的健康教育,其实质是死亡教育,目的是帮助他们正确面对死亡,减少对死亡的恐惧,尽可能帮助其平静、安详地接受和度过生命最后阶段。

4. 患者家属及照顾者 这类人群往往与患者接触时间最长,部分人可能因长期护理而产生心理和躯体上的疲惫,甚至厌倦。健康教育应侧重于养病知识、自我检测技能及家庭护理技能的教育,提高他们对家庭护理重要性的认识,坚定持续治疗和护理的信念,指导他们掌握家庭护理的基本技能,从而科学地护理、照顾患者。同时,还要指导他们掌握自我保健的知识和技能,在照顾患者的同时尽量维护和保持自身的身心健康。

(四)社区健康教育内容

1. 健康知识的传播 健康知识的传播又包括一般性健康教育、特殊人群健康教育以及国家卫生法规的教育。

(1)一般性健康教育:其教育内容包括常见疾病防治知识、个人卫生保健知识、饮食与营养知识、环境保护知识、常用药品和健康保健品的使用和管理、计划生育和优生优育知识、精神卫生知识、院前急救知识。

(2)特殊人群健康教育:其教育内容包括针对不同特殊群体的预防保健知识,如妇女保健知识、儿童及青少年保健知识、中老年人保健知识、残疾人的自我功能保健和康复知识、职业病预防知识。

(3)国家卫生法规的教育:其教育内容包括与社区健康有关的政策和法规,目的是促使社区人群树立良好的道德观念,提高责任心,自觉遵守与维护各种卫生管理法规,从而维护社区健康水平。

2. 健康行为的干预

(1)指导居民养成良好的卫生习惯:如饭前便后洗手、早晚刷牙、勤理发和洗澡、不乱扔垃圾、不随地吐痰等。

(2)引导居民养成良好的生活方式:如不吸烟、不过量饮酒、勤锻炼等。

(3)帮助居民树立正确的道德观念:如遵守交通规则、爱护公共设施等。

(4)教育居民主动接受卫生保健服务:如主动接受预防接种等。

(五)社区健康教育方法

健康教育的方法常因教育目的、内容、对象的不同而进行选择。还可根据具体情况将多种方法联合使用。常用的方法如下:

1. 语言教育 语言教育是最简单、最有效的方法之一,分个别教育和群体教育。个别教育包括交谈、健康咨询等,群体教育主要包括专题讲座、小组讨论等。

2. 文字教育 文字教育是以文字作为传播媒介,因其材料可反复使用,是健康教育的较好方法。其包括卫生标语、传单、小册子、报纸、杂志、墙报、专栏等。

3. 形象化教育 形象化教育以图片、照片、标本、实物、模型等形式展览和传递健康信息。其特点是形象、生动、直观,常与文字教育配合使用,以增强理解和记忆。

4. 电化教育 电化教育包括广播、录音、视频材料、电影等。通过视听刺激进行信息和知识传递,从而为教育对象提供更加生动有趣、丰富多彩的教育内容。

5. 网络教育 网络教育是通过文字、声音、图像,或将三者结合来进行,具有视听并用和互动交流的优势,是以上各种教育方法的全面整合和全新延伸。

课堂互动

小组内交流:在你生活中接受过什么内容和形式的健康教育?跟大家说一说你印象最深的那一个主题。

(六)社区健康教育程序

1. 社区健康教育评估

1)评估学习者 对学习者的评估主要包括基本情况、学习准备、学习能力、学习态度等。

(1)基本情况:性别、年龄、文化程度、经济状况、健康状况等。

(2)准备评估:重点评估学习意愿和接受教育能力。学习意愿是指学习者接受健康教育的思想准备;接受教育能力是指学习者的教育背景、经历、生活经验等。

(3)能力评估:学习者的以往学习经历、反应速度、记忆力、学习特点和方式等,可以通过观察、测量、考核等方式确定。

(4)态度评估:主要指学习愿望和学习动机的评估。如果学习者没有学习的愿望和动机,则健康教育的所有工作都不会收到好的效果。

2)评估教育者 社区健康教育是社区护理实践的重要组成部分和社区护士的责任,但是,并不是所有的护士都具备了提供健康教育的条件和能力,如果教育者不具备相应的能力和素质,则无法完成任务。对教育者的评估主要包括知识技能、教学能力、协调能力、沟通能力、教学态度等。

3)评估学习环境 学习环境包括物理环境、人际环境和社会环境,具体指社区健康教育的场所、教育者与学习者之间的关系、健康教育资源和对健康教育有促进作用的社会支持系统等。

知识链接

健康教育工作制度

1. 建立社区健康教育网络,定期召开例会,依据社区主要健康问题,制订年度健康教育工作计划。

2. 根据中心的计划,大力推行社区健康促进工作,开展多种形式的社区健康教育。

3. 针对不同人群开展控烟、限酒、合理膳食、健身等干预活动。

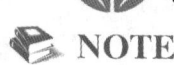

4. 对社区的患者按不同病种或不同人群,发放健康教育处方,使居民健康知识知晓率和健康行为形成率达到健康教育目标考核要求。

5. 在中心相关科室的业务指导下,开展整体人群精神卫生健康和残疾预防宣传教育。

6. 开展心理咨询服务,可设立健康咨询台和咨询服务热线。

7. 利用公司礼堂和居委会,每月一次,针对不同人群进行健康教育知识讲座。

8. 健康知识宣传栏或板报每月更换内容。

9. 免费为辖区内居民建立健康档案,对慢性病患者进行分类管理。

10. 认真填写并妥善保管各种有关健康教育及管理的资料。

2. 社区健康教育诊断 社区健康教育诊断即是确定健康问题。社区健康教育者或社区护士可使用护理程序的工作过程和方法,根据已收集的资料,进行认真分析,从而确定教育对象的现存或潜在的健康问题及相关因素。社区健康教育诊断时可以分六步进行:

(1) 列出教育对象现存或潜在的健康问题。

(2) 选出可通过健康教育解决或改善的健康问题。

(3) 分析健康问题对教育对象健康所构成的威胁程度。

(4) 分析开展健康教育所具备的能力及资源。

(5) 找出与健康问题相关的行为、环境因素和促进行为改变的相关因素。

(6) 确定健康教育的首要问题。

3. 社区健康教育计划 在制订社区健康教育计划时,一定要以教育对象为中心。计划的内容应包括以下几点:

(1) 确定目标:健康教育者应根据学习者的学习意愿、学习能力、学习条件、专业需要等制订出一系列具体目标。

(2) 确定内容:教学内容以学习目标为基础,根据学习者的年龄、文化背景、学习能力和教学条件、教学时间等确定教学内容。

(3) 确定方法:健康教育的方法多种多样,在实际应用中各有利弊。例如,群体教育有组织性,一般适用于大、小团体,但其教育对象比较被动,反馈也相对受限;个别教育比较有针对性,也容易接受反馈,但只适用于小规模的健康教育。教育者可依据目的、内容、对象等情况加以选择适当的教育形式。

4. 社区健康教育实施 实施健康教育计划,社区护士要根据学员的不同特点和他们的不同需要及时调整教育计划,减少干扰因素,以达到最佳的效果。具体应注意以下几个方面:

(1) 做好选择:开展社区健康教育之前,应注意选择适当的时间、内容、形式进行教学,根据教育对象的具体情况安排活动时间和课程长短,选择与教育对象需求相符的教学内容,教学形式根据教育对象的学习能力进行选择,保证教学内容易于理解和接受。

(2) 做好协调：认真做好协调与监督是保证社区健康教育效果的重要手段，因为实施一项健康教育计划往往需要多部门、多学科、多层次的人员参加，为了保证健康教育计划的顺利实施，对人员安排、工作进度、经费使用等要做好协调与监督。

(3) 鼓励参与：鼓励教育对象积极参与教学活动是社区护士应注意的问题之一。健康教育的目的是减少或消除教育对象的不良行为与生活方式，所以教育对象的积极参与是保证社区健康教育质量的关键因素，可采取口头表扬、物质奖励、赠送小纪念品等方式调动和鼓励教育对象的积极性，以提高教育活动效果。

5. 社区健康教育评价 社区健康教育评价的方法和手段有多种，可根据具体情况选择，使用较多的是过程评价和效果评价。

1) 过程评价 过程评价是计划实施过程中监测和评估各项工作的进展，旨在了解并保证计划的各项活动能按计划的程序发展，及时发现问题，进而改善项目及其管理。

(1) 过程评价的内容：对执行者的评价、对组织的评价、对政策和环境的评价等。

(2) 过程评价的指标：活动的执行率、活动的覆盖率、活动的有效指数、目标人群满意度、活动经费使用率等。

2) 效果评价 效果评价可分为近期、中期和远期效果评价。

(1) 近期效果评价：近期效果评价的目的是确定计划实施后的直接影响。评价重点在于相关知识、态度、信念的变化，以及政策、法规制定情况。

(2) 中期效果评价：中期效果评价重点包括相关行为改变、环境改变情况等。如目标人群吸烟率下降多少、工作场所无烟环境创建情况等。

(3) 远期效果评价：远期效果评价是评价计划实施后对最终目的或结果的作用。如相关疾病发病率或死亡率的变化，健康状况改变带来的劳动生产率提高、生活质量提高、医疗费用降低等。

课堂互动

以小组为单位，以"走出家门，参加运动"为主题，制订一个社区退休人员健康教育计划。要求计划具体、可行。

三、认识社区健康促进

(一) 社区健康促进概念

1986年11月世界卫生组织在渥太华第一届国际健康促进大会通过的《渥太华宣言》中指出："健康促进是促使人们提高、维护、改善他们自身健康的过程，是协调人类与他们环境之间的战略，规定个人与社会对健康各自所负的责任。"这一概念表达了健康促进的目的和哲理，也强调了范围和方法。

社区健康促进是指通过健康教育和环境支持改变个体和群体行为、生活方式与社会影响，降低本地区发病率和死亡率，为提高社区居民生活质量和文明素质而

难点：社区健康促进的理念和策略？

进行的活动。社区健康促进的构成要素包括健康教育以及一切能够促使行为、环境有益于健康改变的政策、组织、经济等支持系统。

当前,我国社区健康促进活动以引导群众逐步形成合理膳食、适量运动、控制烟酒、心理平衡的健康生活方式为主导,如开展全民健身运动、食品安全与健康饮食、控烟限酒等健康促进活动,提高全民健康素质。

社区健康促进已成为新时期卫生体制改革的重点之一,并作为干预社区群众的健康相关行为和生活方式,改善社区生态环境的主要手段,在社区卫生工作中发挥着越来越重要的作用。

（二）社区健康促进任务

《渥太华宪章》提出了健康促进的5大任务,也称5项行动领域,它们是健康促进的核心。

1. 制定促进健康的公共政策 WHO明确指出:"健康问题已超出了单一的保健范畴,必须提到各个部门、各级政府领导的议事日程上,要他们了解其决策对健康产生的后果负有责任。"健康促进明确要求非卫生部门建立和实行健康促进政策,其目的就是要使人们更容易做出有利于健康的抉择。

2. 创造支持性环境 健康促进必须创设一种安全的、满意的和愉快的工作和生活环境,能有助于健康而不是损害健康。同时,系统评估环境对健康的影响,倡导社会多部门和社会群体提出有针对性的策略,保证自然环境和社会环境的健康发展,为健康行为提供支持性环境。

3. 强化社区行动 健康促进工作通过具体有效的社区行动,发现社区现存的和潜在的健康问题,明确社区的健康目标并确定优先项目,进而做出决策,发动社区力量,挖掘社区资源,有效提升社区群众参与卫生保健计划制订和实施的积极性和责任感。

4. 发展个人技能 健康促进通过提供信息、健康教育和提高社区居民生活技能以支持个人的发展,目的是使个体有效维护自身的健康和他们的生存环境,预防疾病和增进健康。个人技能是多方面的,包括基本健康知识、疾病预防、自我保健技能、自我健康维护、家庭健康管理能力、保护环境与节约资源的意识、维护公众健康与安全的意识和能力等。

5. 调整卫生服务方向 卫生部门的作用不仅仅是提供临床与治疗服务,而且必须坚持健康促进的方向。需要个人、社区组织、卫生服务机构、卫生专业人员和政府一起工作,改进服务的内容和质量,建立一个有助于健康的卫生保健体系,以提高人们的健康水平。

（三）社区健康促进策略

1. 倡导 倡导是一种有组织的个体及社会的联合行动。目的是倡导有利于健康的社会、经济、文化和环境条件。倡导包括倡导政策支持;倡导卫生及相关部门提供全方位的支持,最大限度满足群众对健康的愿望和需求;倡导社会对各项健康举措的认同,激发社会对健康的关注以及群众的参与意识。

2. 赋权 健康是基本人权,赋权的目的在于实施健康方面的平等,缩小目前存在资源分配和健康状况的差异。帮助群众具备正确的观念、科学的知识、可行的技能,激发其健康潜能,使群众获得控制影响自身健康的决策和行动的能力,把健康权牢牢地掌握在群众自己手里,为实现卫生服务、合理分配资源奠定基础。

3. 协调 健康促进需要协调政府、非政府组织、社区卫生机构、社会经济部门、社区家庭和个人等各利益相关者之间的关系,促成强大的联盟和社会支持体系,共同努力实现健康目标。

知识链接

学校健康促进

各类学校开设健康教育课,开展多种形式的健康教育活动,加强健康行为养成教育,重点做好心理健康、控制吸烟、环境保护、远离毒品、预防艾滋病与意外伤害等健康教育工作。至2010年,中、小学健康知识知晓率,城市、农村分别达到90%、80%;中、小学健康行为形成率,城市、农村分别达到70%、60%。

小　结

通过完成本任务学习,你应该提升的素质主要是热爱社区护理工作,树立社区卫生服务的大预防观念;应具备的是收集社区健康状况资料进行评估的能力,制订健康教育计划的能力,具体实施健康教育的能力和开展健康促进的能力;应掌握的知识包括社区不同健康教育对象的特点及其健康教育的内容和方法,重点是健康教育的程序。

能力检测

一、名词解释

1. 社区健康普查　2. 社区健康教育　3. 社区健康促进

二、简答题

1. 开展健康普查的意义是什么?
2. 健康教育的方法有哪些?
3. 简述健康促进的任务。

三、选择题(5个备选答案中可能有1个或1个以上正确答案)

1. 健康教育方法中,解决学习对象个性化问题的最好方法是(　　)。

A. 交谈　　B. 健康咨询　C. 小组讨论　D. 同伴教育　E. 电化教育

2. 健康教育与健康促进的目的在于(　　)。

A. 增加卫生保健知识　　　　　　　B. 建立正确的健康观念
C. 形成有益于健康的行为　　　　　D. 提供物质环境支持
E. 加强卫生机构服务

3. 下列不属于健康促进内容的是(　　)。
A. 制定健康的公共政策　　　　　　B. 创造支持性环境
C. 发展个人技能　　　　　　　　　D. 增加医药费用的投资
E. 强化社区行动

4. 从健康教育的角度分析,对人群健康影响起主要作用的是(　　)。
A. 生物遗传因素　　　　　　　　　B. 环境和生活方式
C. 卫生服务因素　　　　　　　　　D. 环境和遗传因素
E. 以上都不是

5. 社区护士在健康教育活动中应担当的角色有(　　)。
A. 沟通者　　B. 协调者　　C. 组织者　　D. 领导者　　E. 提供者

四、实践与操作

选择并深入一个合适社区进行见习,制订社区健康教育计划。

1. 见习目的　通过实习熟悉社区健康教育程序;掌握制订社区健康教育计划的方法和内容。

2. 见习内容
(1) 进入社区,选择社区健康教育对象。
(2) 选择合适的评估方法,评估教育对象的一般情况、心理、生理、生活方式等。
(3) 确定教育对象对健康教育需求的优先顺序。
(4) 确定健康教育对象的学习方式。

3. 制订健康教育计划
(1) 设定社区健康教育的主题及目标。
(2) 选择社区健康教育的方法。

4. 社区健康教育效果评价
(1) 选择合适的评价方法。
(2) 选择合适的评价指标。

五、案例与讨论

开学初,某社区护士在为社区内二年级两个班的 100 名学生进行体检时,发现又有 18 名孩子戴上眼镜,加上原有 15 名学生在上学期开学时戴上眼镜,共计 33 人戴上眼镜。于是该社区护士对学生家长进行问卷调查,调查中,发现假期中有 85% 的孩子在家中每天看电视持续的时间在 4 h 以上,家长与儿童对眼睛保护的相关知识均不够了解。

此资料中应进行健康教育的对象是谁?应该如何进行?

(赵　俊)

项目二 初步掌握社区护理基本技术和方法

任务六　能进行社区流行病学调查

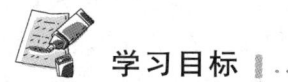学习目标

> 1. 素质目标：培养护生对社区流行病学调查重要性的认识和正确的工作态度。
> 2. 能力目标：具备配合开展各项流行病学调查工作的能力。
> 3. 知识目标：了解流行病学的定义及在社区护理中的应用，熟悉流行病学调查程序及各项指标的意义。

社区护理工作中，需要了解社区人群的健康和疾病状况及其变化规律，发现影响人群健康和疾病的原因，正确评价社区护理措施的效果。要实现这些目的，就必须应用流行病学方法，开展社区人群的健康状况调查和分析研究，评价社区护理的干预效果。

一、认识流行病学

重点：社区流行病学的定义、意义、方法和程序。

（一）流行病学定义

流行病学是预防医学的重要组成部分。我国学者认为："流行病学是研究疾病和健康状态在人群中的分布及其影响因素，以及制订预防、控制和消灭疾病及促进健康的策略与措施，并评价其效果的一门应用学科。"

该定义的基本内涵有四点：①研究对象是人群；②研究内容包括疾病和健康状态；③重点是研究疾病和健康状态的分布及其影响因素；④目的是为控制和消灭疾病及促进健康提供科学的决策依据。

（二）流行病学研究内容

1. 描述疾病与健康状态的分布　疾病或健康状态分布是指疾病在不同时间、不同地区及不同特征人群中的动态变化和出现的频率，如某病的发病率、患病率或死亡率、某些健康指标的平均值等。由于疾病（或健康状态）分布存在数量差异，并非千篇一律，应该把在不同时间、不同地区、不同特征人群的分布用数量正确表示出来。

2. 探讨病因与影响流行的因素　有许多种疾病的病因至今尚不完全明了，如恶性肿瘤、原发性高血压、克山病、大骨节病等，需要通过流行病学的相关方法进行研究。如流行病学通过建立、检验和验证病因假设，探讨导致发病的因素以及预防疾病的方法；有些疾病虽然病因已知，可以根据其分布特点来探讨影响流行的因素，从而提出有效的控制措施。

3. 研究疾病的自然史 疾病在人群中自然发生、发展的规律称为疾病自然史。不同疾病自然史的长短及临床症状轻重变动较大,许多种疾病的轻型患者很少到医院就诊,在医院内工作的医师经常见到的是症状比较重的患者,常把这些当做疾病的"典型"。应用流行病学方法可见到各种类型的病例,从而可以了解个体和群体疾病的过程和结局,即该病的自然史。例如由于广泛应用疫苗及球蛋白,现在不少麻疹患者症状很轻,缺少 Koplik 斑及"典型"皮疹。在病程早期如能了解其与麻疹病例的接触史及周围儿童正在患麻疹的事实,则不易误诊或漏诊。

4. 制订预防策略并评价控制措施的效果 应用流行病学方法可以了解疾病的病因、分布、流行规律、影响因素,以便采取有效措施预防和减少疾病的发生,控制疾病的流行或蔓延。动态比较疾病控制措施实施前后统计指标的变化,评价控制措施的效果。

(三)流行病学调查在社区护理中的应用

1. 对社区人群健康做出诊断 通过发病率、患病率、死亡率水平衡量社区疾病分布的状况,对社区人群健康做出诊断,发现影响居民健康的主要问题,有助于明确相应的护理工作重点,并确定需优先护理问题的顺序。

2. 筛查高危人群 社区护士应用不同疾病在不同人群中具有分布差异的流行病学特点,在居民健康普查过程中筛选罹患某些疾病的高危人群,发现其潜在的健康问题,以实现对疾病的早发现、早诊断、早治疗。

3. 评价护理干预措施和卫生服务效果 由于健康受致病因素、人、环境等多重因素的影响,而这些因素都是不断变化的,因此,在评价护理干预或卫生服务效果时,要运用流行病学知识,考虑到这些因素的影响,从而做出准确分析。

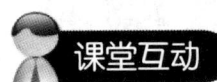

小组内交流:流行病学调查是研究流行病的方法学,那么,社区人群中哪些病属于流行病呢?

知识链接

伦敦霍乱暴发流行的典型案例

1854 年秋天,伦敦霍乱暴发流行。伦敦的医生约翰·斯诺对流行区域的病例进行了一次统计描述,他采用了标点地图的方法,把伦敦所有霍乱病例的居住点标到伦敦地图上。从标点的地图上,约翰·斯诺发现在伦敦宽街这个地方,患者的发生数特别多,而离宽街越远,患者的发生数越少。基于这种现象,他进行了一次实地考察,结果发现宽街地区居民共用位于宽街的一口井,而且这次发病的人绝大多数都是使用这口井的人,经过进一步的调查研究,他初步认为:霍乱在伦敦宽街暴发流行的罪魁祸首就是这口井。于是他向政府请示封闭这口井,经过一段时间的封闭期

（霍乱的潜伏期），整个伦敦的患病人数大幅度减少。这就是流行病学史上最典型的一个通过流行病学研究控制疾病暴发的实例。

二、社区护理常用的流行病学研究方法

社区护理常用的流行病学研究方法有三大类：描述性研究、分析性研究、实验性研究。前两者属于观察法，后者属于实验法。

（一）描述性研究

描述性研究是流行病学研究的第一步。主要利用已有的资料或通过调查得到的资料，描述健康或疾病状况在不同时间、不同地区、不同人群中的分布特征，从而提出有关疾病的病因假设，描述性研究是社区护理评估、护理诊断的常用方法。主要包括现况调查、筛检和生态学研究。

1. 现况调查 现况调查是按照事先设计的要求，在某一人群中应用普查或抽样调查的方法，收集特定时间内疾病的描述性资料，以描述疾病的分布及观察某些因素与疾病之间的关联。因为资料分析使用的指标主要是患病率，也称患病率调查。调查研究方法常采用普查和抽样调查。

（1）普查：在一定时间内，根据调查目的对一定范围人群中每一成员进行的全面调查和检查。要求时间尽量短，即使大规模调查，时间也不宜超过2个月。

普查的优点：能发现普查人群中的全部病例，及时治疗；能全面描述普查地区人群某病的分布特点；通过普查可以进行卫生知识宣传。普查的局限性：普查对象多，容易出现漏查；工作量大，质量不易控制；不适用于患病率低、诊断技术复杂的疾病。

（2）抽样调查：从全体研究对象（总体）中随机抽取一部分有代表的对象（样本）进行调查，以样本的信息推断总体特征。一般来讲，抽样要遵循"随机化"原则（具体随机抽样方法见统计学相关内容），且样本量要足够大。由于抽样调查所涉及的观察单位较少，便于执行，在实际工作中应用广泛。

抽样调查的优点：抽查所涉及范围小、经济、省时、节省人力；在严密设计和质量控制下，结果不亚于普查。抽样调查的局限性：抽查在设计、实施、资料分析环节比较复杂，存在抽样误差和偏倚；不适用于变异过大的资料和患病率过低的疾病。

2. 筛检 应用快速试验、检查或其他方法从人群中发现可能患有某种疾病的患者和可疑患者的过程。筛检试验不是诊断试验，而是一种初步检查方法，筛检阳性和可疑阳性的人都应进一步确诊检查，对确诊后的患者进行治疗。筛检的方法简单、经济、有效，易被群众接受。

筛检的目的：发现高危人群，及早消除危险因素，实现一级预防。如筛检高血压预防脑卒中；早期发现可疑患者和高危人群，做到早诊断、早治疗，加强二级预防；研究疾病的自然史或开展流行病学监测。

筛检的适用范围：所筛检的疾病或健康状况应是当地当前重大公共卫生问题；

对可疑病例能进一步确诊;对确诊病例存在有效的治疗方法。

3. 生态学研究 生态学研究指以集体为基本单位收集和分析资料,进行暴露和疾病关系的研究,多用于研究与疾病有关的病因线索,评价社区护理干预的效果,也可用于公共卫生监测。

(二) 分析性研究

描述性研究提出病因假设后,需要应用分析性研究进一步验证假设。分析性研究是探索导致疾病或健康问题在人群中分布存在差异的原因或影响因素的方法。最常用的有病例对照研究和队列研究两种。

1. 病例对照研究 病例对照研究是从研究人群中选择一定数量的某病患者作为病例组,在同一人群中选择一定数量的非某病患者作为对照组,比较两组人既往暴露因素出现的频率,以推测疾病与暴露因素之间的联系。该研究是在疾病出现之后去调查既往暴露史,在时间上是回顾性的,又称回顾性研究。

病例对照研究的特点:无干预措施;设立对照组;由"果"究"因"的研究;能够探索和检验病因假设,但不能确证因果关系。

2. 队列研究 队列研究是将研究对象按暴露因素的有无划分为暴露组和非暴露组,或按照暴露程度不同划分为若干组,通过一个阶段的追踪观察,比较各组研究对象某一疾病的累计发生率或死亡率的差别。由于观察对象是在疾病出现之前分组并随访观察一段时间后再比较结果,又称随访研究或前瞻性研究。

队列研究的特点:无干预措施;设立对照组;由"因"究"果"的研究;能验证因果关系。

(三) 实验性研究

实验性研究又称干预研究,它是将人群随机分成实验组和对照组,研究者给实验组施加某种干预措施,对照组则不施加,随访观察一定时间,比较两组人的效应差别,评价该干预措施效果的一种方法。根据研究目的和对象性质不同,实验性研究可分为临床试验、现场试验和社区试验。

1. 临床试验 临床试验又称治疗试验,是以患者为研究对象,按照随机分组原则将患病个体分为实验组和对照组,主要目的是对治疗药物或措施的效果进行检验和评价。

2. 现场试验 以社会人群为对象,一般选择未患病者为受试者,遵循随机化及盲法原则,常用于评价使用生物制品预防某疾病的效果。

3. 社区试验 社区试验是以社区人群为整体进行实验观察,选择不同社区,分别给予不同干预措施的试验,或者对增加患病率的危险因素进行干预,研究预防药物和措施的效果,评价干预措施的效果。

> **知识链接**
>
> **学校流行病的预防**
>
> 1. 保持良好习惯,注意个人卫生,每学期对学生进行1~2次个人卫

生检查。

2. 加强学生常规生活习惯和卫生习惯的教育,随时注意个人卫生。

3. 根据上级要求,每学年对学生进行一次全面的体检,掌握学生的健康状况,将检查出的一切病症及时告知学生、家长,对症下药。增强抗病能力,预防流行病的传播。

4. 组织学生吃大锅药,每学期1~2次。

5. 搞好学校环境和教室卫生,做到窗明几净,通风条件好。

6. 按区教育局、区卫生局要求,为学生做好预防接种工作。

7. 做好食品卫生安全管理工作,加强学校伙食团队的管理,提倡学生少吃零食。

8. 定期对教室、办公室、寝室、各种教辅用房进行消毒,严防细菌的传播。

9. 清除卫生死角,做好灭"四害"工作。

10. 成立专门领导机构,专人管理。

三、流行病学调查的基本步骤

流行病学调查随着调查目的和调查方法不同,其调查步骤也有所差异。流行病学调查包括拟订调查计划、编制调查表、培训调查人员、实施调查计划和总结调查工作等5个基本步骤,见图2-6-1。

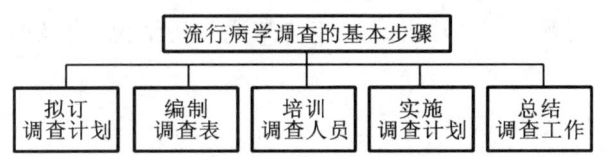

图2-6-1 流行病学调查的基本步骤

(一) 拟订调查计划

1. 明确调查目的　如发现社区的健康问题并确定解决的优先顺序、探讨健康问题的形成因素、找出问题人群以开展针对性服务等。

2. 确定调查对象　如欲了解社区中高血压的流行情况,计划采用现况调查,则适宜的调查对象是该社区人群中年龄大于调查年龄的人群。

3. 确定调查方式　主要取决于欲收集的信息内容,如利用机构日常收集的常规资料了解地区人群健康状况。采用调查表收集被调查人群资料等。

4. 确定研究方法　可以根据调查目的采用相关方法,同时确定适宜的资料统计分析方案。

5. 组织人员、经费和物资落实　这是调查实施和顺利开展的保障。

(二) 编制调查表

1. 调查表的设计　要具有专业性和科学性,设计前需参阅大量相关文献。设

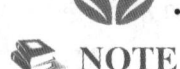

计时项目要全面,应列的项目不可遗漏,内容要准确,时间要恰当。

2. 调查表的主要内容

(1) 一般项目:如姓名、性别、文化程度、职业和住址。

(2) 专题项目:根据调查目的拟订,是调查研究的实质内容。

(3) 调查人员记录项目:如调查质量评价、签名和调查研究。

3. 调查表提问方式　设计调查表时所用的提问方式可以是封闭式和开放式。封闭式提问的调查表所获资料更宜做统计分析,开放式的调查表则较难做统计分析。

(三) 培训调查人员

调查前认真做好调查人员培训,做到统一认识、统一方法、统一标准。

1. 调查人员的要求　培训调查人员所需的专业知识、调查技巧和测量技术,使调查人员能充分了解调查目的、方法和要求。

2. 保证调查信度　进行正式调查之前应进行模拟调查演练,使调查人员真正掌握每项调查问题的记录要求,对有疑问的调查项目及时统一认识。

(四) 实施调查计划

1. 联系社区,做好配合　联系相应调查的居民区、学校或企业,得到当地居委会或单位领导支持,保证顺利开展调查。现场调查时间不宜过长,一般情况下以不超过1个月为宜。

2. 保障现场调查质量　安排现场质量监控员并明确职责,及时核实原始记录表格并整理资料,做好数据录入准备工作。

3. 及时发现问题　调查中若出现不清楚或失访情况,应及时核实清楚或酌情安排补访。

(五) 总结调查工作

总结调查工作包括整理调查资料,并做好统计分析,根据结论撰写调查报告。

> **课堂互动**
>
> 小组内交流:如果要了解你所在社区高血压病的流行状况,想一想采用哪种合适的方法开展?

难点:各项流行病学指标的意义和数据计算。

四、社区护理常用的统计学指标

社区护理的重点是人群的健康问题,在评估人群的健康状况时常常会用到各种统计学指标。因此,社区护士应熟悉常用的统计学指标的含义和用法,以指导社区护理工作。

(一) 人口学统计指标

1. 出生率　出生率(birthrate)是指某年内的活产婴儿数占年平均人口的比例。出生率是显示人口生育水平的常用指标,一般在标准化后进行比较。计算公

式为

$$出生率 = 某年出生活产婴儿人数/年平均人口数 \times K$$

2. 死亡率 死亡率(mortality rate)是指在一定的时期(一般为 1 年)内死亡人数占同期平均人口数的比例。计算公式为

$$死亡率 = 一定时期的死亡总数/同期平均人口数 \times K$$

可以按不同年龄、性别、职业、病种、地区、种族等分别计算死亡率。常用的死亡率如下。

(1) 年龄死亡率:某年某地某年龄组的死亡人数与同年龄组的平均人口数的比率,即

$$年龄死亡率 = 某年龄[组]的死亡人数/同期同年龄组的平均人口数 \times K$$

(2) 死因死亡率:某地某年因某种原因死亡人数与同期平均人口数的比率,即

$$死因死亡率 = 某年因某种原因死亡人数/同期平均人口数 \times K$$

(3) 婴儿死亡率:1 年内不满 1 周岁的婴儿死亡人数与当年活产婴儿总数的比率,即

$$婴儿死亡率 = 不满 1 周岁的婴儿死亡人数/同年活产婴儿总数 \times K$$

(4) 新生儿死亡率:某年 28 天内婴儿死亡人数与同年活产婴儿总数的比率,即

$$新生儿死亡率 = 某年 28 天内婴儿死亡人数/同年活产婴儿总数 \times K$$

(5) 围产期死亡率:某年怀孕 28 周或以上的胎儿死亡人数和存活 7 天以内的新生儿死亡人数之和同年怀孕 28 周或以上的胎儿死亡人数与活产数之和的比率,即

$$围产期死亡率 = \frac{某年围生期胎儿死亡人数}{同年怀孕 28 周或以上胎儿死亡人数 + 活产数} \times K$$

3. 病死率 病死率(case fatality rate)表示一定时期内患某病的人群因该病而死亡的频率,常用百分数表示。计算公式为

$$病死率 = 某时期内因某病死亡人数/同期患某病的患者数 \times K$$

4. 人口自然增长率 每年平均每千人中自然增加的人数。计算公式为

$$人口自然增长率 = 出生率 - 死亡率$$

5. 结婚率 结婚率是指某年结婚人数与同期平均人口数的比率。计算公式为

$$结婚率 = 某年结婚人数/同期平均人口数 \times K$$

6. 离婚率 某年离婚人数与同期平均人口数的比率。计算公式为

$$离婚率 = 某年离婚人数/同期平均人口数 \times K$$

(二) 疾病统计指标

疾病统计指标主要用于对疾病与健康状况的测量,包括发病指标和反映疾病危害程度的指标。

1. 发病率 发病率(incidence rate)表示一定时间(一般为 1 年)内人群中发生某病新病例的频率。发病率是描述疾病分布、探讨发病因素和评价预防效果的重

要指标，K 常用 10 万分率表示。计算公式为

某病发病率＝某时期内某人群中某病新发病例数/同期暴露人口数×K

2. 患病率 患病率（prevalence rate）也称现患率，表示某特定时间某人群中存在某病病例的频率（包括新、老病例，但不包括死亡和痊愈者）。计算公式为

期间患病率＝某特定时间某人群中的新旧病例数/同期平均人口数×K

时点患病率＝某一时间点新旧病例数/该时间点人口数×K

3. 罹患率 罹患率（attack rate）表示较短时间内某人群中发生某病新病例的频率，常用百分率表示。罹患率多用于较小范围的人群在较短时间内患病频率的测量，观察的时间可以是日、周、月或某一流行期，计算公式为

罹患率＝观察期内的新发病例数/同期暴露人口数×K

4. 感染率 感染率（infection rate）是指在某个时间内能检查的整个人群样本中，某病现有感染者人数所占的比例，常用来说明人群感染的强度，常用百分率表示。感染率用于传染病与寄生虫病的统计。计算公式为

感染率＝受检阳性人数/受检总人数×K

想一想，某病死亡率和病死率有什么区别？发病率和患病率有什么区别？

（三）反映疾病防治效果的指标

在社区工作中，常用疾病统计指标反映疾病的防治效果，一般近期效果可用治愈率、有效率、存活率、保护率、效果指数评价。

1. 治愈率 治愈率（cure rate）是指治愈人数占总治疗人数的百分比。计算公式为

治愈率＝治愈人数/总治疗人数×K

2. 有效率 有效率（efficiency rate）是指治愈和好转人数之和（治疗有效人数）占总治疗人数的比例。计算公式为

有效率＝治愈有效人数/总治疗人数×K

3. 存活率 存活率（survival rate）是指经过若干年的观察，某病患者中存活人数所占的比例，常用百分率表示。计算公式为

存活率＝随访 N 年存活的人数/随访满 N 年的人数×K

计算存活率时应注意，明确疾病的起止时间，一般以确诊日期、手术日期或住院日期为起算时间。随访时间可为 1 年、3 年、5 年、10 年等，对生存时间较短的也可以用月或日为单位。

4. 保护率 保护率（protection rate）是预防措施对试验组人群的保护程度。计算公式为

$$保护率 = \frac{对照组发病（或死亡）率 - 试验组发病（或死亡）率}{对照组发病（或死亡）率} \times K$$

5. 效果指数 效果指标（index of effectiveness）指对照组发病（或死亡）率与

试验组发病(或死亡)率之比,反映了预防措施的效果。效果指数越大,说明预防措施越得力。计算公式为

效果指数=对照组发病(或死亡)率/试验组发病(或死亡)率×K

小 结

通过完成本任务学习,你应该提升的素质主要是重视和了解流行病学调查在社区护理工作中的重要性;应初步具备在社区开展流行病学调查的能力;应掌握的知识有流行病学各种调查方法及其特点,常用的统计学指标的应用。重点是会正确选用调查方法开展工作。

能力检测

一、名词解释
1. 流行病学 2. 疾病分布 3. 发病率 4. 患病率

二、简答题
1. 试述流行病学在社区护理中的应用。
2. 流行病学的研究方法分哪几类?

三、选择题(5个备选答案中可能有1个或1个以上正确答案)
1. 表示一定时间(一般为1年)内人群中发生某病新病例的频率是(   )。
   A. 发病率   B. 罹患率   C. 死亡率   D. 感染率   E. 患病率
2. 流行病学的研究对象是(   )。
   A. 疾病   B. 患者   C. 人群   D. 健康人   E. 亚健康人
3. 下列不能反映疾病防治效果的是(   )。
   A. 治愈率   B. 罹患率   C. 保护率   D. 存活率   E. 有效率
4. 现况调查中错误的说法是(   )。
   A. 包括普查或抽查   B. 属于描述性研究   C. 是发病率调查
   D. 施加干预措施   E. 可寻找病因及线索

四、实践与操作
在社区见习的过程中,积极参与相关的调查与研究,掌握相关调查方法。

五、案例与讨论
2012年某社区共有40万人,其中男性22万人,女性18万人,新出生的婴儿500人,疾病普查发现该社区高血压病患者有10万人,冠心病患者8万人(其中2012年新增500人),糖尿病患者5万人,2012年社区死亡人数5000人。
请问:根据以上内容,可以计算哪些统计学指标?如何计算?

(赵 俊)

项目三 能够对社区特殊群体健康进行管理和护理

全民健康水平是衡量一个国家卫生保障制度是否完善的重要指标,是现代化社会文明程度的具体体现,而重点人群的整体健康水平又是国家专业机构和管理机构重点监控的项目和指标。社区护理的一项特殊而重要的工作即是做好社区特殊群体的健康管理和护理。

本项目主要是通过对社区特殊群体健康水平的管理和护理,培养学生从更深的层面上认识生命和健康的意义,能应用所学的知识对女性群体、儿童群体、老年群体、残疾群体做出相应的健康指导,提升社区特殊群体的整体健康水平。

任务一 具备女性健康管理和保健指导能力

 学习目标

1. **素质目标**:培养和提升护生热爱女性健康管理和保健指导工作的素质和热情。
2. **能力目标**:具有对青春期、生育期、产褥期、更年期各期妇女的常见健康问题及保健护理的指导能力。
3. **知识目标**:掌握社区女性不同生理阶段的健康管理与护理。

重点:女性各个时期保健护理的内容、程序、方法及实施。

难点:社区女性健康管理与指导的理念和策略。

中国妇女人口占总人口的一半,做好社区妇女的健康管理与护理工作,保护妇女身心健康,直接关系到子孙后代的健康和民族素质的提高。女性一生要经历性发育、结婚、妊娠、生育、绝经等特殊生理过程。社区护士要根据妇女生理特点运用现代医学和护理学知识及科学技术为妇女进行健康管理和护理工作。

一、女性青春期的健康管理与护理

从第二性征出现到生殖功能基本发育成熟,身高停止生长的时期称为青春期。女孩自11~12岁开始到17~18岁,男孩自13~14岁开始到18~20岁为青春期。

(一)青春期特点

1. 一般特点 青春期是从儿童到成人的过渡时期,是儿童生长发育的最后阶段,是一生中决定体格、体质、心理、智力发育和发展的关键时期。此期儿童的生长发育再次加速,体重、身长增长显著。在性激素作用下,生殖系统发育趋于成熟,第二性征逐渐明显,男性肩宽、肌肉发达、声音变粗、长出胡须;女性骨盆变宽、脂肪丰满、乳房发育;到青春末期,女孩出现月经来潮,男孩有遗精现象。该期以成熟的认知能力、自我认同感的建立为显著特征。

2. 女性青春期特点 女性此期最突出的特点是身体及生殖器官发育很快,第二性征形成,月经来潮。由于青春期生理变化很大,因此思想情绪也常不稳定,容易出现各种身心健康问题。

(二)健康管理与指导措施

1. 饮食指导 青春期是生长发育的第二个高峰期,体格生长迅速。脑力劳动和体力运动消耗大,必须增加热能、蛋白质、维生素及矿物质等营养素的摄入。

2. 日常指导 保持生活规律,注意劳逸结合,保证充足睡眠,养成早睡早起的睡眠习惯;加强体育锻炼,增强体质;不吸烟、不酗酒、远离毒品、防止药物依赖;端正学习态度,掌握正确的学习方法,注意用脑卫生。

3. 生殖护理 指导少女做好初潮准备,认识月经是女性的一种正常生理现象,防止来潮时的惊慌失措与恐惧。在经期保持生活规律、精神愉快、不吃刺激性食物、避免受凉、剧烈运动及重体力劳动,注意会阴部卫生,避免盆浴和游泳。

4. 心理保健护理

(1) 性心理:青春期是性生理发育迅猛、性意识觉醒的时期。部分青春期个体对正常的性生理、性心理出现困惑、矛盾,甚至自责、焦虑、恐惧;也有的放纵自己,出现过早性行为、少女怀孕、性疾病传播等,影响身心健康。因此,社区护士应指导青少年正确认识自身的性生理、心理发展,坦然面对由此产生的性冲动、性幻想,学会控制自己,不过分沉溺其中。引导其与异性正常交往,不早恋,不过早发生性行为,并自觉抵制黄色书刊、录像等的不良影响。

(2) 社会交往:受独立意识影响,青少年的人际交往更多转向社会,喜欢与同龄伙伴交往。家长若对子女过分溺爱或严格,会导致其与父母关系紧张,有时甚至走上犯罪道路。社区护士应指导青少年发展积极的人际交往能力,学会处理在家庭、学校遇到的挫折或危机,形成健康的心理、健全的人格、乐观的情绪及较强的环境适应能力,防止行为偏离。

5. 预防疾病和意外 青春期应重点防治结核病、风湿病、沙眼、近视、龋齿、肥胖、神经性厌食、月经不调和脊柱侧弯等,可通过定期检查、早发现、早治疗。意外创伤和事故是青少年,尤其是男性青少年常见的问题,应加强安全教育。

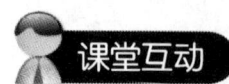

说说悄悄话:还记得自己月经初潮时的心态及所采取的应对方式吗?如果现在请你去给当时学校的学弟、学妹们讲讲初潮时的注意事项,你准备讲些什么?怎么讲?

二、女性围婚期健康管理与护理

女性从婚前择偶、确定婚姻对象到婚后怀孕前夕的阶段称为围婚期。此期的健康管理是围绕结婚前后为保障婚配双方及其下一代健康所开展的一系列工作,其重点是指导优生优育、促进母婴健康和提高人口质量。

(一)配偶选择

婚姻不仅是两性的结合,而且会孕育出新的生命。下一代的素质会受到夫妻双方很多因素的影响,如遗传因素、健康状况等。优生始于择偶,择偶不仅要有感情基础,还要有科学的态度,要考虑遗传因素、健康因素及其他因素的影响。

1. 近亲不通婚 《中华人民共和国婚姻法》第七条规定,直系血亲或三代以内的旁系血亲之间不能通婚。因其具有共同的遗传基因,故会影响下一代的优生。

2. 健康状况好 夫妻双方的健康是优生的根本条件,青年男女在交朋友时就应首先相互了解并介绍健康状况。如患遗传性精神病者不宜结婚和生育,患急性肝炎、肾炎、性病、活动性肺结核病、心脏病等在治愈前不应结婚,双方家族或近亲中有严重的遗传病或遗传致病基因者也不宜结婚和生育。

3. 年龄均适宜 《中华人民共和国婚姻法》第六条规定,结婚年龄,男不得早于22周岁,女不得早于20周岁。这是男、女结婚年龄的起点,是划分合法婚姻和违法婚姻的界限。从健康和社会责任角度讲,20岁前因为身心发育尚不完善,不能完全理解家庭的概念和责任,不宜结婚。否则有可能造成婚姻和家庭的不稳定。

(二)婚前准备

1. 婚前检查 婚前检查的目的是通过一些全身和专项检查,以确定有无影响结婚和生育的疾病。通过检查,由婚检者向当事人提出医学建议,如是否可以结婚、是否可以生育、婚前应注意的问题、性生活等有关知识,防止遗传性疾病在后代中延续,提高人口素质。婚前检查的内容包括:严重遗传性疾病,《中华人民共和国传染病法》中规定的传染病,有关的精神疾病,影响生育的心、肝、肺、肾等重要器官疾病及生殖系统发育障碍或畸形等。社区护士应认真填写婚前检查记录,并妥善保管,所有婚前检查资料应严格保密。

2. 新婚性教育 社区护士可根据婚者一般情况,如学历、专业知识水平等,有针对性地介绍生殖系统解剖及性生理知识,指导其性生理卫生,做好婚前指导,如怎样防病、如何达到性和谐、纵欲的危害及新婚避孕的方法等知识。

3. 适宜生育年龄 女性生殖器官一般在 20 岁以后才发育成熟，骨骼的发育成熟要到 23 岁左右。女性适宜的生育年龄一般以 21～29 岁为佳，男性生育年龄以 23～30 岁为佳。研究表明，青年夫妇结婚后 2～3 年生育，有利于控制人口增长，有利于夫妇健康、学习和工作，在经济和精力上不至于过分紧张，对个人和家庭在婚后也有个缓冲时间。

4. 适宜的受孕时机

（1）身体及经济状况：选择在夫妇双方工作和学习都不紧张的时期，在生理、心理方面处于最佳状态及家庭有了一定积蓄后再安排受孕。

（2）避免有害物质：要注意受孕前工作或生活环境，是否接触过放射线、化学药品等对胎儿有害的物质，需与有害物质隔离一段时间再受孕。如服用避孕药者，应先停服药物，改用工具避孕半年后再行受孕为宜。

（3）季节的选择：春天较适宜，此时期春暖花开，气候宜人，男女双方精神饱满，精、卵细胞发育较好，而且有多种新鲜蔬菜水果可供孕妇选择，为胎儿的发育提供有利条件。一般不选择冬末春初，此期是风疹、流感、腮腺炎等多种病毒性疾病的好发季节，孕妇一旦感染后很容易造成胎儿畸形。

5. 受孕前避孕指导 避孕是指用科学的方法使妇女暂时不受孕。如采用药物避孕者在受孕前一段时期需改为工具避孕；口服避孕药时间较长者，应停药改用工具避孕 6 个月以后再受孕。

三、妊娠期健康管理与护理

妊娠期妇女健康管理的重点是加强母婴监护，预防和减少孕产期并发症，确保孕妇和胎儿在妊娠期间的安全和健康。其主要措施如下：

（一）产前检查

建立孕妇保健手册，定时进行产前检查。产前检查的频率根据孕龄的大小而决定，初查在妇女怀孕第 12 周前开始；复查在妇女怀孕第 12 周后每 4 周 1 次，28 周后每 2 周一次，36 周后每 1 周一次。

（二）孕期护理

1. 营养指导 原则是营养全面、合理调配。孕早期尤其要注意优质蛋白的补充，同时也要补充富含矿物质、维生素的饮食；不饮酒、不喝茶及含碳酸、咖啡因类的饮料；对食欲不振的孕妇，可选用清淡、易消化的饮食，少量多餐；孕中期注意预防贫血，多补充含铁多的食物，如黑木耳、动物血制品及动物肝脏；对孕晚期体重增长过多的孕妇，应注意控制饮食的量。

2. 卫生保健指导 应勤洗澡，以淋浴为好，禁止盆浴，以避免上行感染；勤更衣，衣服宜宽松、柔软、舒适、方便、透气性好，不穿紧身衣、不束胸；腰带不宜过紧，不穿高跟鞋。

3. 劳动与休息　健康的孕妇可从事一般的日常工作、家务劳动、散步等活动，但应避免强体力劳动或接触有害工种；保证充足睡眠，睡眠宜采取左侧卧位。

4. 乳房护理　从妊娠20周开始，即应进行乳房护理，为哺乳做准备；可每日用中性肥皂擦洗乳头，以增加乳头皮肤厚度和耐磨力；乳头凹陷者可用手指将乳头拉出，并轻轻地按摩乳头。

5. 避免不良刺激　应避免刺激因素影响胎儿发育，如不能主动或被动吸烟，不能饮酒；避免接触铅、汞、放射线等有害物质。

6. 性生活指导　妊娠12周内及28周后应尽量避免性生活。

7. 胎儿情况的自我监护　指导孕妇及家属自己数胎动、听胎心音。

（1）胎动监护的方法：自妊娠30周开始，每日数胎动3次（早、中、晚各1次），每次1h并记录，将每日3次总和乘4，即12h的胎动次数，如在30次以上，反映胎儿情况良好，如不足30次或继续减少，多有胎儿宫内缺氧。如果胎动次数异常或消失，或感觉胎动过于剧烈，应及时到医院就诊。

（2）听胎心音的方法：每日定时听胎心音并记录，正常胎心率为120～160次/分，过快或过慢均属异常，应及时到医院就诊。

（三）孕期常见健康问题及护理

1. 恶心、呕吐　在妊娠早期，由于绒毛膜促性腺激素的作用，约有一半的妇女会出现不同程度的恶心、呕吐及食欲不振等早孕反应，一般于妊娠12周左右消失。可给予清淡、富含营养、少油食品。

2. 消化不良及便秘　饮食宜少量多餐，多吃富含维生素和纤维素的蔬菜和水果，少吃高脂肪食物及甜食，多饮水，养成定时排便的习惯。

3. 下肢水肿及静脉曲张　见于妊娠末期，此期孕妇不宜长久站立或久坐，应注意休息，休息时可抬高下肢，严重者应卧床休息，宜取侧卧位。

4. 腰背痛　孕妇常感腰背痛，其原因是妊娠期间关节韧带松弛，子宫增大，腰椎向前突使背伸肌处于持续紧张状态。疼痛轻微者应注意休息，穿软底、轻便的平跟鞋；严重者应卧床休息，可局部热敷或轻轻按摩疼痛部位，适当增加钙摄入量，并在医生指导下服用止痛药。

5. 小腿痉挛　常在妊娠后期发生小腿腓肠肌痉挛，以夜间发作多见。痉挛发作时，应慢慢伸直痉挛的下肢，并保持足背屈，轻轻按摩腓肠肌或热敷腓肠肌。日常饮食中注意补钙。

6. 产前教育　产前教育的对象是孕妇和其丈夫。把教育对象集中在一起，通过讲课、座谈和看录像、幻灯片、图片及科普小品等方式，讲解有关妊娠、胎儿发育、分娩、产后的有关知识及注意事项。

7. 观察高危孕产妇　孕期检查注意观察高危孕产妇。见表3-1-1、表3-1-2。

表 3-1-1 高危孕产妇评分标准

	异常情况	评分		异常情况	评分
一般情况	年龄＜18岁或≥35岁	10	本次妊娠异常情况	骶耻外径＜18 cm	10
	身高≤1.45 m	10		坐骨结节间径≤8 cm	10
	体重＜40 kg或＞80 kg	5		畸形骨盆	15
	胸廓脊柱畸形	15		臀位、横位（30周后）	15
异常产史	自然流产≥2次	5		先兆早产＜34周	15
	人工流产≥2次	5		先兆早产34～36周	10
	早产史≥2次	5		盆腔肿瘤	10
	早期新生儿死亡史1次	5		羊水过多或过少	10
	死胎、死产史≥2次	10		妊娠期高血压、轻度子痫前期	5
	先天异常儿史1次	5		重度子痫前期	15
	先天异常儿史≥2次	10		子痫	20
	难产史	10		妊娠晚期阴道流血	10
	巨大儿分娩史	5		胎心持续≥160次/分	10
	产后出血史	10		胎心≤120次/分，且＞100次/分	10
严重内科合并症	贫血 血红蛋白＜100 g/L	5		胎心≤100次/分	15
	贫血 血红蛋白＜60 g/L	10		胎动＜20次/12 h	10
	活动性肺结核病	15		胎动＜10次/12 h	15
	心脏病 心功能Ⅰ～Ⅱ级	15		多胎	10
	心脏病 心功能Ⅲ～Ⅳ级	20		胎膜早破	10
	糖尿病	15		估计巨大儿或胎儿生长发育受限	10
	乙肝病毒携带者	10		妊娠41～41周	5
	活动性病毒性肝炎	15		妊娠≥42周	10
	肺心病	15		母儿ABO血型不合	10
	甲状腺功能亢进或低下	15		母儿RH血型不合	20
	高血压	15	致畸因素	孕妇及一级亲属有遗传病史	5
	慢性肾炎	15		妊娠早期接触可疑致畸药物	5
妊娠合并性病	淋病	10		妊娠早期接触物理化学因素及病毒感染等	5
	梅毒	10	社会因素	家庭贫困	5
	艾滋病	10		孕妇或丈夫为文盲或半文盲	5
	尖锐湿疣	10		丈夫长期不在家	5
	沙眼衣原体感染	10		由居住地到卫生院需要1 h以上	5

注：同时占上表两项以上者其分数累加。

分级：轻度为5分；中度为10～15分；重度为不少于20分。

表 3-1-2 高危孕妇管理表

检查日期	孕周	高危因素	评分	处理措施	检查单位	检查者

四、产褥期健康管理与护理

产后妇女一般在医院 1~7 天后即可回家休养。产妇要恢复至孕前状态约需 6 周时间。产褥期是产妇身体各器官恢复的时期，但此期产妇还要抚育婴儿，加之产后角色的改变，其心理压力较大，故产后妇女的健康管理与护理十分重要。社区护士主要通过家庭访视对产后妇女提供良好的保健和护理。

（一）产后访视时间

产后访视至少 3 次，如有异常，可酌情增加访视次数，给予及时指导。第 1 次访视在产妇出院后 3 天内；第 2 次在产后第 14 天；第 3 次在产后第 28 天。产后 42 天应去医院做产后健康检查。

（二）访视的内容

1. 产褥期检查

（1）子宫收缩情况：产褥期第一天子宫底平脐，以后每天下降 1~2 cm，产后 10~14 天降入骨盆，耻骨联合上方扪不到子宫底，无压痛。

（2）恶露：产后随子宫蜕膜的脱落，含有血液及坏死组织的血性液体经阴道排出，称为恶露。血性恶露持续 3~7 天；浆液性恶露持续 7~14 天；白色恶露持续 14~21 天。产后 3 周左右干净，血性恶露持续 2 周以上，说明子宫复旧不良。如恶露有臭味且持续时间长说明可能有产褥感染。

（3）腹部、会阴伤口愈合情况：检查伤口有无渗血、血肿及感染情况，如有异常须到医院就诊。

（4）观察产后生命体征的变化：体温在产后 24 h 内稍有升高，一般不超过 38 ℃；产后 3~4 天因乳房肿胀，有时可达 39 ℃，持续数小时，最多不超过 12 h；如产后体温持续升高，须查明原因，与产褥感染相鉴别。产妇脉搏较慢但规律。呼吸深慢，一般为 14~16 次/分，应注意心肺的听诊，如有异常应及时报告。初次与第二次访视中均应测血压，发现产后血压升高应给予处理。

（5）产后排尿功能的检查：剖宫产、滞产、产钳助产的产妇要特别注意排尿功能是否通畅，预防尿路感染，指导产妇多饮水。

（6）乳房检查：检查乳头是否皲裂，乳腺管是否通畅，乳房有无红肿、硬结及乳汁的分泌量。

2. 产后保健及护理

（1）环境与休息：产妇应在安静、舒适、冷暖适宜、空气清新的环境中休息；产后 24 h 内须卧床休息；产后 2 天可在室内走动并可按时做健身操，活动量由小到大,由弱到强;1周后可开始做健身保健操,促进腹壁及盆底肌肉张力的恢复,恢复正常排尿、排便功能,预防静脉栓塞的发生。

(2) 合理饮食:饮食应易于消化、营养丰富、多汤汁,这样可促进乳汁分泌。

(3) 注意个人卫生:每日用温热水漱口、刷牙、沐浴,勤换衣被,保持外阴的清洁,应每日冲洗外阴,用消毒会阴垫,保持会阴部清洁,预防感染。

(4) 健康指导:宣传母乳喂养的好处,介绍母乳喂养知识并指导乳房护理及母乳喂养方法;开始哺乳前,用乳头刺激婴儿面颊部,当婴儿张大口时将乳头送进婴儿口中,这样婴儿可大口地吸进乳汁,促进乳汁分泌;要注意吸吮的含接及喂养姿势是否正确,一般哺乳姿势应是母亲和婴儿体位舒适,母亲的身体与婴儿相贴近,母亲的脸应与婴儿的脸相对,看着婴儿吃奶,防止婴儿鼻部受压;喂奶的次数可不固定,应按需哺乳,多少不限,夜间坚持喂奶;对乳房有凹陷、损伤、肿胀、硬块等情况,应及时进行哺乳指导,一旦发生乳腺炎应及时去医院就诊。

(5) 计划生育指导:产褥期不宜性生活,哺乳期虽无月经,但仍要坚持避孕,避孕工具以避孕套为好。

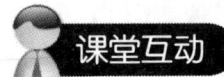

案例讨论:

张女士,29岁,4天前在市医院妇产科顺利产下一男婴,出生时母婴均平安,昨天下午出院回家。社区护士已与家属取得联系,定于今天上午进行家庭访视。

思考题:

1. 应对张女士进行几次家庭访视,分别在什么时间?
2. 该男孩属于儿童年龄分期的哪一期?对其的日常护理需要注意些什么?
3. 家庭访视的内容有哪些?

五、女性围绝经期健康管理与护理

围绝经期是指妇女从接近绝经时出现的与绝经有关的内分泌、生物学和临床特征起至绝经后1年内的时期。围绝经期年龄一般在45~55岁,平均持续4年,包括绝经前期、绝经期和绝经后期。由于在围绝经期内性激素的减少可引发一系列躯体和精神、心理症状,故围绝经期保健的主要目的是提高围绝经期妇女的自我保健意识和生活质量。

(一) 围绝经期妇女的生理特点

1. 生殖器官的改变 随着年龄的增长,卵泡及子宫逐渐萎缩,阴毛稀疏、阴阜及大小阴唇呈萎缩状,阴道干燥,盆底松弛。

2. 内分泌的改变 主要是雌激素水平下降。原因:一是因卵巢功能减退致内分泌改变,二是因机体自然老化所引起。前者作用更大。

3. 骨质疏松 绝经后的妇女由于雌激素水平下降,导致骨质吸收速度快于骨质生成,促使骨质丢失变为疏松,骨小梁减少,引起骨骼压缩使体积变小,严重者可导致骨折。

4. 绝经 一般年龄超过45岁,月经停止一年以上称为绝经。绝大多数为自然绝经。

(二)围绝经期妇女的心理特点

主要包括能力与精力减退,注意力不集中,易激动,情绪波动大,紧张、焦虑、自我封闭、固执、内心有挫折感、自责等。同时还伴有失眠、头痛、头晕、乏力等躯体不适。这些症状是多变的,没有特异性,有波动,不持续存在。

(三)围绝经期妇女的健康管理与护理

1. 健康教育 社区护士应有针对性地进行保健指导,使其了解围绝经期是一个正常的生理阶段,可经神经内分泌的自我调节达到新的平衡,症状就会消失,解除其不必要的顾虑。此期的社区保健指导内容包括:指导妇女合理安排生活,加强营养,适度运动,并保持心情愉悦;保持外阴清洁,防止感染;向其家属介绍围绝经期妇女内分泌改变所引起的不适,谅解患者出现的急躁、发怒、焦虑、忧郁等消极情绪;提供心理支持,协助其度过困难时期。

2. 指导正确用药 围绝经期使用雌激素替代疗法可减轻围绝经期症状,预防骨质疏松症。社区护士应向患者介绍用药的目的、剂量、方法及可能出现的副作用,并督促长期使用者定期接受随访,以便随访时接受指导,调节用药至最佳剂量,防止不良反应。

3. 饮食指导 因易患骨质疏松,所以应多食用含钙丰富的食物,多到户外活动,多晒太阳,注意补充足够蛋白质,以减慢骨钙的丢失。

4. 妇科普查 此期是妇科肿瘤的好发年龄,每1~2年定期进行1次妇科常见疾病和肿瘤的筛查,重点筛查内容包括乳腺癌及宫颈癌、血脂、血糖、胸部透视检查等。

> **知识链接**
>
> #### WHO关于母乳喂养的10个事实
>
> 母乳喂养是确保儿童健康和生存的最有效措施之一。最佳母乳喂养加上补充喂养有助于预防营养不良的发生,并且可挽救约100万名儿童的生命。在全球范围内,6个月以内婴儿的纯母乳喂养率低于40%。对母亲及其家庭提供足够的母乳喂养支持可挽救许多幼小的生命。WHO认为,母乳是婴幼儿最好的营养来源,并积极促进母乳喂养。该事实档案探讨了母乳喂养的许多益处,以及采取哪些强有力的措施,可在全球范围内帮助母亲提高母乳喂养率。
>
> 事实1:世界卫生组织建议。世界卫生组织强烈建议,在婴儿出生后6个月内给予纯母乳喂养。6个月至2岁或更长时间内,在继续母乳喂养的同时,要补充其他食物。此外注意:在婴儿出生的头一个小时里就开始母乳喂养;"根据需要"进行母乳喂养,也就是不管白天或是晚上,婴儿

一旦有需要就要进行喂养；不使用瓶子或安慰奶嘴。

事实2：给婴儿健康带来的益处。母乳是新生儿及婴儿最理想的食物。母乳可提供婴儿健康发育所需的所有营养。母乳是安全的，并含有可帮助婴幼儿抵抗常见病的抗体——如腹泻病和肺炎这两大导致全球婴儿死亡的疾病。母乳可以直接获得，经济上可承受，有助于确保婴儿获得充足的营养。

事实3：给母亲带来的益处。母乳喂养对母亲也有益处。当完全做到这一点时，可与自然（尽管不是绝对安全的）避孕措施（生产后的头6个月内具有98%的保护作用）相关联。它可在随后的生命阶段降低患乳腺癌和卵巢癌的风险，并有助于妇女更快恢复到孕前体重，降低肥胖发生率。

事实4：给儿童带来的长期益处。除了以上提及的直接益处外，母乳喂养有益于儿童的终身健康。在婴幼儿时期获得母乳喂养的成人往往血压及胆固醇水平较低，超重、肥胖及2型糖尿病发生率较低。有证据显示，获得母乳喂养的人群其智力测试的成绩会更好。

事实5：为什么不用婴儿配方奶粉？婴儿配方奶粉不含母乳中存在的抗体。如果婴儿配方奶粉的制备不当，就会因使用了不安全的水和未经消毒的设备或者由于配方奶粉可能存在的细菌而具有一定危险。为延长配方奶粉使用时间而过度稀释，可导致营养不良。此外，经常性母乳喂养可保持母乳的持续时间。但使用配方奶粉而又缺乏供应时，要返回到母乳喂养方式则可能不太可行，因为母乳产出量减少了。

事实6：艾滋病病毒与母乳喂养。受到艾滋病病毒感染的母亲可在孕期、生产时以及通过母乳喂养使婴儿获得感染。对母亲或者对受到艾滋病病毒暴露的婴儿实施抗逆转录病毒药物干预，可降低通过母乳喂养传播艾滋病病毒的风险。母乳喂养和抗逆转录病毒药物干预加在一起，可在保持婴儿不被感染艾滋病病毒的同时，大大提高其生存机会。世界卫生组织建议，当受到艾滋病病毒感染的母亲进行母乳喂养时，应当接受抗逆转录病毒药物治疗，并且遵循世界卫生组织在母乳喂养和补充喂养方面的指导意见。

事实7：母乳代用品管制。1981年，一项管制母乳代用品市场的国际守则被采用。该守则要求：所有配方奶粉的标签和信息都要标明母乳喂养的好处以及使用代用品的健康风险；不得促销母乳代用品；不给孕妇、母亲及其家庭提供免费的代用品的样品；不向卫生工作者或卫生机构分发免费或补贴性代用品。

事实8：必须对母亲提供支持。母乳喂养需要学习，许多妇女在喂养之初遇到很多困难。乳头疼痛，担心母乳不足以维持婴儿的需要等。这都是很常见的。支持母乳喂养的卫生机构，可由经过培训的母乳喂养咨询员向初为人母的产妇提供咨询，来提高母乳喂养率。为了向母亲及新生儿提供支持并改进关怀程度，在世界卫生组织和联合国儿童基金会联合行动支持下,目前在152个国家建立了超过两万所"爱婴"机构。

事实9:工作和母乳喂养。由于没有进行母乳喂养、挤奶和存放母乳的充分时间或地点,许多母亲在回到工作岗位后就完全或者部分放弃了母乳喂养。母亲们需要在工作地点或者近处有一个安全、清洁并且私密的地方继续进行母乳喂养。能够带来帮助的就是在工作上创造有利条件,比如带薪产假、兼职工作、就地育婴堂,用以进行挤奶和存放母乳的设施。

事实10:逐步添加新食品。为满足6个月婴儿日益增长的需求,在对他们继续母乳喂养时应添加辅食。对婴儿的辅食可专门准备,也可从家庭饮食中调制。世界卫生组织提示:在开始添加辅食时,不应停止母乳喂养;应使用汤匙或杯子而不是瓶子来给婴儿喂辅食;辅食应该是清洁、安全并可从当地获得的;幼儿学会吃固体食物需要有足够的时间。

小　结

通过完成本学习任务,你应该提升的素质主要是热爱女性健康管理和保健指导工作;应具备对青春期、生育期、产褥期、更年期各期妇女的常见健康问题及保健护理的指导能力;应掌握的知识有女性各生理阶段的健康管理与护理。重点是女性各期的健康管理与护理。

能力检测

一、名词解释

1. 青春期　2. 围绝经期

二、选择题(5个备选答案中可能有1个或1个以上正确答案)

1. 孕妇出口横径正常值为(　　)。

　A. 6.5～7.5 cm　　　　　B. 7.5～8.5 cm　　　　　C. 8.5～9.5 cm

　D. 9.5～10.5 cm　　　　E. 10.5～11.5 cm

2. 正常胎动为每小时(　　)

　A. 1～2次　B. 2～3次　C. 3～5次　D. 5～6次　E. 6～8次

3. 适于放置宫内节育器的妇女是(　　)。

　A. 年龄32岁,育有一女,月经不规律,经血多

　B. 年龄40岁,无子女,要求放置宫内节育器

　C. 滴虫性阴道炎

　D. 宫颈重度糜烂

　E. 卵巢肿瘤

4. 对于接受宫内节育器放置术的妇女,社区护士应告知(　　)。

　A. 术后休息3日,之后可恢复重体力劳动

B. 术后 1 周内禁房事及盆浴

C. 若出现阴道流血,一般可自行缓解

D. 术后一般不需接受随访

E. 术后 3 个月内的经期注意有无节育器脱出

5. 适合于采用药物避孕的妇女是(　　)。
   A. 月经不规律　　　　B. 处于哺乳期　　　　C. 接受胰岛素治疗
   D. 患慢性肾病　　　　E. 患心血管疾病

6. 关于短效口服避孕药的用法,下列叙述正确的是(　　)。
   A. 月经来潮的第 1 日开始服用,每晚 1 片,连服 22 日
   B. 若漏服,应在 24 h 内补服 1 片
   C. 一般在停药后当日发生撤退性出血
   D. 若停药 7 日尚无来潮,应于次日晚开始下一周期服药
   E. 连续闭经 3 个月以上,应停药检查原因

7. 关于女性绝育术的手术时间,正确的是(　　)。
   A. 月经来潮前 12 天　　B. 月经干净后 12 天　　C. 正常分娩后 3 天
   D. 人工流产术后　　　　E. 剖宫产术后

8. 关于妊娠期间性生活的指导,下列叙述错误的是(　　)。
   A. 有早产史的孕妇应禁止性生活
   B. 孕期要酌情减少性生活的次数
   C. 孕期性生活要注意性器官的清洁和避免粗暴的性行为
   D. 在临产前的 6~8 周要尽量避免性生活
   E. 在孕期应禁止性生活

9. 孕妇所检测胎动次数属于应及时到医院就诊的情况为 12 h 胎动次数(　　)。
   A. 36 次　　B. 32 次　　C. 28 次　　D. 24 次　　E. 16 次

10. 属于先兆临产的症状是(　　)。
    A. 见红　　B. 规律宫缩　　C. 腹部疼痛　　D. 胎头下降　　E. 宫颈口扩张

11. 当孕妇发生破水时,下列措施中不正确的是(　　)。
    A. 听胎心　　　　　　　　　　　　B. 记录破水时间
    C. 嘱孕妇保持蹲踞姿势　　　　　　D. 保持外阴清洁
    E. 及时将孕妇送往医院

12. 产妇在产后 1 日属于正常范畴的生命体征是(　　)。
    A. 体温 37.5 ℃,脉搏 68 次/分,呼吸 16 次/分,血压 140/90 mmHg
    B. 体温 37.8 ℃,脉搏 68 次/分,呼吸 16 次/分,血压 130/85 mmHg
    C. 体温 38.0 ℃,脉搏 70 次/分,呼吸 18 次/分,血压 130/85 mmHg
    D. 体温 38.1 ℃,脉搏 72 次/分,呼吸 18 次/分,血压 130/85 mmHg
    E. 体温 38.2 ℃,脉搏 68 次/分,呼吸 20 次/分,血压 140/90 mmHg

13. 若产妇产后会阴部伤口感染或愈合不佳,给予高锰酸钾坐浴的时间是(　　)。

A. 产后12天起 B. 产后34天起 C. 产后56天起
D. 产后7～10天起 E. 产后11～12天起

14. 关于产妇乳房的清洁,下列叙述错误的是(　　)。

   A. 用温水毛巾清洁乳头和乳晕
   B. 乳房要经常擦洗,保持清洁、干燥
   C. 不能用酒精擦洗乳头和乳晕
   D. 乳头处若有痂垢,先用油脂浸软后再用温水洗净
   E. 乳头处若有痂垢,可用肥皂擦洗乳头

15. 关于母乳的优点,下列叙述错误的是(　　)。

   A. 母乳中的脂肪含量高于牛乳
   B. 母乳中的乙型乳糖含量高于牛乳
   C. 母乳中富含乳白蛋白、乳铁蛋白和氨基酸
   D. 母乳中含大量免疫活性细胞和多种免疫球蛋白
   E. 母乳中所含蛋白质、脂肪、乳糖、无机盐、维生素和液体等主要成分的比例最佳

16. 下列症状不属于围绝经期症状的是(　　)。

   A. 月经紊乱 B. 性欲减退 C. 腹部包块 D. 面部潮红 E. 头昏耳鸣

17. 有关老年人的营养需求,描述错误的是(　　)。

   A. 应避免摄入过多热能
   B. 应摄入足够的优质蛋白质
   C. 应多摄入砂糖、红糖等
   D. 脂肪摄入占总热量的20%～30%
   E. 应多摄入含不饱和脂肪酸较多的植物油

18. 关于老年人的平衡膳食,描述错误的是(　　)。

   A. 高维生素 B. 低盐、低脂 C. 保证优质蛋白
   D. 增加热量摄入 E. 适量补充钙、铁

19. 关于老年人的饮食原则,描述错误的是(　　)。

   A. 宜少量多餐 B. 晚餐不宜过饱 C. 食物温度宜高
   D. 易消化、吸收的食物 E. 可在两餐之间加些点心

20. 药物避孕的常见不良反应有(　　)。

   A. 下腹痛 B. 类早孕反应 C. 突破性出血
   D. 色素沉着 E. 感染

21. 对于接受人工流产术的妇女,正确的护理措施是(　　)。

   A. 保持外阴清洁
   B. 术后1个月内禁止性生活
   C. 休息2周,避免重体力劳动
   D. 术后阴道流血量多者应随时联系医生
   E. 术后3个月后复查

22. 正常老人记忆力变化的特点是(　　)。
　A. 随年龄增长而下降　　　　　　B. 衰退程度有个体差异
　C. 善于运用记忆策略　　　　　　D. 记忆广度和回忆减退
　E. 给予提示仍很难回忆起
23. 对丧偶老人进行健康指导时,正确的是(　　)。
　A. 寻求新的生活方式　　　　　　B. 建立新的依恋关系
　C. 领悟"人死不能复生"的道理　　D. 多想配偶的缺点,以寻求平衡
　E. 多接触配偶的遗物,以求得抚慰

三、案例与讨论

社区居民李某,女,35 岁,初产妇,孕 39^{+5} 周在社区医院内行会阴左侧切开顺产了一名男婴,男婴体重 3200 g,住院 4 天监测,母婴均无异常后回家修养,归家后产妇会阴部伤口疼痛,且初为人母缺乏经验,对如何护理婴儿及自身产后问题感到束手无策,因此心情烦闷,食欲不佳。

李某现阶段的健康问题有哪些?

(朱雷营)

任务二　具备儿童健康管理和保健指导能力

学习目标

1. 素质目标:培养和提升护生热爱儿童健康管理和保健指导工作的素质和热情。
2. 能力目标:具有指导机构开展儿童保健、处理儿童意外损伤、指导学校进行学生健康服务和管理的能力。
3. 知识目标:学会小儿常见病的防治,基本掌握各年龄阶段儿童的保健指导内容和方法。

儿童保健是以正常儿童群体为主要对象,研究儿童各年龄阶段的生长发育规律及影响因素,小儿常见病的防治及护理能力,正确应对和处理儿童意外损伤,指导托幼机构开展儿童保健,指导学校进行学生健康服务和管理,并根据儿童生长发育特点实施以促进健康、预防疾病、防治结合为主的干预措施,达到保护和促进儿童身心健康,提高儿童生命质量的一种基本卫生服务。

一、系统健康检查、计划免疫项目及程序

社区儿童健康管理的实质是实施儿童保健。WHO 指出,儿童保健的目的是

重点:儿童各个时期保健护理的内容、程序、方法及实施。

难点:儿童健康检查的频度、常见预防接种反应及各阶段健康指导方法。

保障每位儿童在健康的环境中成长,有爱及安全感,能得到足够的营养,接受适当的健康管理和健全的生活方式指导,并能得到合理有效的医疗保健护理。

（一）儿童系统健康检查

社区护士应对社区内所有新出生的儿童建档注册,并用儿童生长发育监测图,有计划、定期、连续地评估儿童生长发育的情况和健康状况,通过评判儿童生长发育的情况和健康状况,及早发现健康问题并采取相应的干预措施,以促进和保护儿童健康成长,防止疾病的发生。

1. 健康检查的频度 0～7岁儿童的健康检查应按照"421体检"项目频度完成,即1岁以内的婴儿分别在3个月、6个月、9个月和12个月时各做一次体格检查(每年4次);1～3岁每半年做一次检查(每年2次);3～7岁每年做一次检查(每年1次)。

2. 健康检查的内容

（1）询问个人史及既往史:①生长发育史:包括动作和语言发育。动作发育评估何时抬头、翻身、独坐、爬行、站立、行走、上台阶、跑跳;语言发育评估何时会笑、认人、认物、讲话、有无运动感觉障碍等。②喂养史:包括喂养方式,奶量是否充足,喂养习惯,辅食添加的时间、种类和数量,是否给予鱼肝油或维生素D、钙粉等。③预防接种史:预防接种的种类和次数。④疾病情况:是否患病,患病的时间、类型、康复情况等。

（2）体格发育测量及评价:测量指标包括身高、体重、头围、囟门宽、胸围、坐高、中上臂围、皮下脂肪厚度等,根据评价标准评价小儿的生长发育情况。每次检测最好固定时间、测量用具和方法。体格检查的同时评估婴儿是否有夜惊、多汗、烦躁、枕秃。

（3）全身各系统检查:①头部:检查是否有颅骨软化、前囟增宽;眼睛有无斜视和沙眼;耳的听力情况;鼻有无异常;口腔黏膜有无异常,出牙的时间、颗数和龋齿情况。②胸部:检查有无鸡胸、漏斗胸、肋骨串珠、肋外翻等;听心率、心脏杂音及呼吸音。③腹部:检查肝、脾大小,腹部膨隆及包块。④外生殖器:有无畸形,男婴有无包茎、隐睾、鞘膜积液、疝气;女婴外阴有无异常及分泌物。⑤脊柱和四肢:检查脊柱有无畸形,有无O、X形腿,有无先天性髋关节脱位。

（4）智力筛查:每年一次,常用丹佛智力发育筛查法。

（5）实验室检查:一般于出生后6个月、12个月检测血红蛋白,1岁以后每年检查一次,及早发现并纠正儿童贫血。根据儿童具体情况选择性地做血钙、血磷和碱性磷酸酶等检查。

知识链接

智力测验筛查法

按通用的智力测验方法检查时,往往需要较长的时间,有时需1～2h以上,不利于一般儿科医生或小儿保健普查时应用,所以采用一些简易的筛查方法。测试的内容大多是从各种经典的智力测验方法中选出。测验仅需较短的时间,可以初步筛查出可疑病例。筛查结果只能作为需不需要进一步检查的依据,不能据此而做出诊断。目前国内常用的筛查方法如下。

丹佛智力发育筛查法(Denver developmental screening test, DDST):适用于初生至6岁小儿,方法操作简便,花费时间少,工具简单,信度和效度均较好。此法已被世界各地广泛采用。我国于20世纪80年代初开始应用此法。上海、北京等地根据我国社会、经济、语言、文化、教育方法和地理环境的特点,将DDST进行了标准化处理,并绘制了小儿智力发育筛查量表(DDST-R)。

绘人测验:根据画出的人形进行评分,判断智力发育水平,适用于5~12岁儿童智力筛查。年龄较小的孩子有得分偏高而年龄较大的孩子有得分偏低的趋势。该测验与其他智力量表测验所得的IQ有明显的相关性。

(二) 计划免疫项目及程序

预防接种是把预防某种传染病所用的生物制品通过注射或口服的方法,接种到人体,刺激人体产生对抗相应的细菌或病毒的特异性免疫力,从而达到预防该种传染病的目的。预防接种是预防、控制传染病的主要措施之一。

1. 计划免疫

(1) 计划免疫概念:计划免疫是根据小儿的免疫特点和传染病发生的情况制订的免疫程序。通过有计划地使用生物制品进行预防接种,以提高人群的免疫水平,达到控制传染病的目的。其获得的方式有主动免疫和被动免疫两种。计划免疫是预防传染病的一种重要和有效的手段。

(2) 儿童计划免疫程序:我国目前计划免疫的对象主要是7岁以下的儿童。免疫程序是根据儿童年龄和各种传染病的流行规律制订的。免疫程序规定了所需接种疫苗的种类、接种的对象、接种的年龄、疫苗接种的先后顺序和全程接种的次数及接种的间隔时间等,只有严格按照免疫程序进行预防接种,才能使儿童达到和维持较高的免疫水平,有效地预防、控制相应传染病的发病。

我国原卫生部制订的现阶段儿童基础免疫为"五苗防七病",婴幼儿必须在18个月完成基础免疫。具体程序见表3-2-1。除此以外,各地可根据当地传染病流行情况进行计划外预防接种,如流行性乙型脑炎、甲型肝炎、流行性腮腺炎、流行性感冒疫苗等。

表3-2-1 我国卫生部规定的儿童计划免疫程序

年、月龄	乙肝疫苗	卡介苗	脊髓灰质炎疫苗	百白破三联疫苗	麻疹疫苗
出生时	√	√			

续表

年、月龄	乙肝疫苗	卡介苗	脊髓灰质炎疫苗	百白破三联疫苗	麻疹疫苗
1月龄	√				
2月龄			√		
3月龄			√	√	
4月龄			√	√	
5月龄				√	
6月龄	√				
8月龄					√
1.5～2岁				√	
4岁			√		
6～7岁	√			√	√
接种方法	肌内注射	皮内注射	口服	肌内或皮下注射	皮下注射
每次剂量	5 μg	0.1 mL	1粒	0.5 mL	0.5 mL

2. 预防接种的实施

(1) 建立预防接种卡：社区护士应为所管辖地段的儿童建立预防接种卡，详细记录各种疫苗或菌苗的接种日期、次数、初种或复种，防止漏种或重复接种。卡片1式2份，1份由社区卫生服务中心保存，1份由儿童家长保存。

(2) 积极开展预防接种宣传：根据儿童计划免疫程序确定接种对象，并通过口头、电话、广播，及发布和发送通知单等方式，让家长了解接种疫苗的种类、接种时间、地点及注意事项，按时携带接种证和儿童一起到指定地点进行接种，保证每个儿童都能得到及时、正确的预防接种。

(3) 接种前准备：接种治疗室应宽敞、明亮、整洁。室内温度应保证儿童不易受凉。接种者应掌握疫苗的特点、接种的注意事项、接种反应的处理。对家长说明接种中及之后可能出现的反应及处理措施。认真询问病史，注意接种的时间、间隔及次数，及时发现禁忌证。准备接种所需疫苗（或菌苗）、口服或注射所需用品、急救药品等。

(4) 接种时工作：①实施接种者应衣帽整洁，洗手、戴口罩；②认真核对接种卡、接种对象、接种疫苗（或菌苗）、询问儿童健康状况，并根据情况向其本人或监护人提出医学建议；③做好解释工作，取得合作。严格按接种操作程序实施疫苗接种并注意接种后的反应。

(5) 接种后工作：在接种卡上登记接种疫苗的名称及日期。向家长交代接种后的注意事项，预约下一次接种时间及疫苗种类等。

3. 预防接种的注意事项

(1) 接种后观察小儿15～30 min，无异常反应后方可离开。

(2) 开启的疫苗应尽快使用,因其在室温下放置 2 h 左右会失去活性。对已启封但未用完的疫苗应焚烧处理。未打开的疫苗应始终置于冰箱冷藏保存,并在有效期内使用。

(3) 接种活疫苗、菌苗时不能用碘酊消毒。

4. 预防接种的禁忌证　发热、急性传染性疾病活动期可缓种,待症状消失或完全康复后接种。湿疹、化脓性皮肤病、结核菌素试验阳性、中耳炎及水痘、心脏病、肾炎患者不接种卡介苗。患有血液病、自身免疫性疾病、急慢性严重心、肝、肾及脑部疾病的小儿,不可进行任何生物制品的预防接种。

5. 预防接种的反应及处理

1) 一般反应　预防接种使用的活疫苗对人体是一种轻度感染,而灭活疫苗对人体是一种异物刺激,因此,接种后会有不同程度的局部或全身反应。

(1) 局部反应:发生于接种后数小时至 24 h,接种的局部出现红、肿、热、痛,有时还伴有局部淋巴结肿大或淋巴管炎。红晕直径≤2.5 cm 为弱反应;2.5～5 cm 为中反应;≥5 cm 为强反应。这些症状一般持续 2～3 天。

(2) 全身反应:一般于接种后 24 h 内出现不同程度的体温升高,多为中、低度发热,持续 12 天。体温在 37.5 ℃ 左右为弱反应;37.5～38.5 ℃ 为中等反应;≥38.6 ℃ 为强反应。若是活疫苗需经过一定潜伏期(5～7 天)才有体温升高,有时伴有头晕、恶心、呕吐、腹泻、全身不适等反应。多数儿童的局部和(或)全身反应是轻微的,无需特殊处理,注意适当休息、多饮水即可。重度反应可对症处理。如局部红肿继续扩大,高热持续不退,应到医院诊治。

2) 异常反应

(1) 过敏性休克:个别儿童在接种疫苗后几秒钟、几分钟,甚至 12 h 内,发生过敏性休克。表现为烦躁不安、面色苍白、口周青紫、四肢湿冷、呼吸困难、脉细速、血压下降、惊厥、大小便失禁,甚至出现昏迷等。应立即使患儿去枕平卧、给予保暖、吸氧,并立即皮下或静脉注射 1∶1000 肾上腺素 0.5～1.0 mL,以及其他抗过敏性休克的抢救措施。

(2) 晕针:儿童由于空腹、疲劳、紧张或恐惧等原因,在接种时或接种后几分钟内,出现头晕、心慌、面色苍白、全身冷汗、四肢冰凉、心跳加快等症状。应立即使患儿平卧,头稍低,保持安静,饮少量热开水或糖水,一般可恢复正常。

(3) 过敏性皮疹:以荨麻疹最为常见,一般于接种后几小时至几天内出现,经服用抗组胺药物后即可痊愈。

(4) 全身感染:有严重原发性免疫缺陷或继发性免疫功能遭受破坏者,接种活菌(疫)苗后可扩散为全身感染。

小组内交流:在为儿童进行疫苗接种过程中,可能发生的异常情况有哪些?一旦发生如何处理?

二、各年龄阶段儿童特点与护理

(一)胎儿期特点与护理

从受精卵形成到胎儿出生称为胎儿期,约40周。

1. 特点 临床上把胎儿在子宫内的发育过程分为3个时期:①胚胎期:自受精卵形成至未满13周。②胎儿中期:自满13周至未满28周。③胎儿晚期:自满28周至胎儿娩出。胎儿的生长发育极易受母体及环境因素的影响,严重者可导致发育畸形、流产、死胎等。

2. 护理措施 胎儿期护理是通过对孕妇的保健,达到保证胎儿宫内健康发育生长,直至安全娩出。胎儿期护理的重点在于预防。

(1) 加强孕妇营养:胎儿生长发育所需的营养物质完全依赖孕妇供给。孕妇长期营养缺乏,会影响胎儿的生长发育并易导致营养不良。孕妇后期更应加强营养供应,保证胎儿生长发育及分娩后授乳营养的储备。

(2) 预防先天畸形:指导孕妇避免放射线照射;避免接触铅、汞、苯等化学物质,防止中毒;预防孕期感染,特别是妊娠早期;禁酒、烟。

(3) 预防遗传性疾病:应避免近亲结婚,有遗传性疾病家族史者怀孕后可通过遗传咨询,预测风险率和产前诊断,以决定胎儿是否保留。

(4) 预防早产:必须重视定期产前检查,发现危险因素应加强监护,积极处理。

(二)新生儿期特点与护理

从胎儿娩出后脐带结扎到出生后满28天称为新生儿期。

1. 特点 此期小儿脱离母体开始独立生存,由于内外环境发生巨大变化及机体各系统生理调节能力低下、适应性差,易发生窒息、感染等疾病,死亡率较高。胎龄满28周至出生后7天,称为围生期(又称围产期)。

2. 护理措施

1) 按期进行家庭访视 社区护士应根据孕妇保健卡掌握社区内新生儿的情况,并对新生儿进行登记注册,实施家庭访视。顺产新生儿应在产后3天、7天、14天和28天进行访视;剖宫产新生儿应在产后7天、14天和28天进行访视。

2) 按要求完成家庭访视内容

(1) 评估新生儿健康、喂养和患病等情况。

(2) 指导并进行健康检查:进行全面的健康检查,并指导父母按时携新生儿进行预防接种、定期检查和接受生长发育监测。

(3) 指导合理喂养:婴儿出生后可按需喂养,鼓励和支持母乳喂养,应指导母亲哺乳的方法和技巧。如确为无母乳或母乳不足者,则指导采取科学的人工喂养方法。

(4) 指导父母做好新生儿脐带、皮肤、保暖等护理:①新生儿脐带未脱落前要注意保持清洁干燥。②用柔软、浅色、吸水性强的棉布制作衣服、被褥和尿布,避免使用合成制品或羊毛织物,以防过敏;衣服式样应简单宽松,易于穿脱,不妨碍肢体活动。③尿布以白色为宜,便于观察大小便的颜色,且应勤换勤洗,保持臀部皮肤清洁干燥,以防臀部皮疹发生。④新生儿室内温度应控制在22~24 ℃,相对湿度为55%~65%。⑤居室应阳光充足,保持良好通风。

(5) 指导预防新生儿常见病和意外:①新生儿多见脐部感染。脐带一般在出生后5~8天自然脱落。脐带脱落前如果不注意保持脐部的清洁和干燥,脐部周围皮肤红肿、有脓性分泌物,则提示脐部感染,应及时就诊。②窒息是新生儿最常见的意外伤害,与溢乳、呕吐物吸入和包裹过紧、过厚、过严等有关。如果发现新生儿发生意外窒息,应迅速去除引起窒息的原因,保持呼吸道通畅,若婴儿心跳、呼吸停止,立即做心肺复苏,同时送往医院抢救。

知识链接

如何为人工喂养的宝宝挑选奶瓶

对于人工喂养的宝宝,奶瓶是不可或缺的辅助工具,同时奶瓶的科学选择非常关键。

奶瓶:有塑料奶瓶和玻璃奶瓶两种,可根据需要选择。现在一般用塑料奶瓶的居多,塑料奶瓶轻便、耐高温、不易碎、清洗容易。特别是有些品牌的奶瓶,是根据宝宝生理特点进行设计的,瓶体形状便于宝宝抓握,可训练宝宝自理。人工喂养宝宝的奶瓶至少应该准备2套,以免来不及清洗、消毒。其中大、小奶瓶各准备若干,用于不同的需要。

奶嘴:奶嘴的选择也有两种,一种是传统的圆形奶嘴,还有一种是仿生化扁奶嘴。原来的奶嘴往往需要自己回家后扎孔,孔的大小不容易扎得合适,孔过大,出奶过猛过快会呛着宝宝,过小的话又会使宝宝吸吮费力。橡皮奶头孔的大小以奶瓶倒置时液体呈滴状连续滴出为宜:1~3个月每秒流出2~3滴乳汁(2滴之间有空隙);4~6个月乳液连续滴出;6个月以上乳液成线状流出。每次喂养完毕,及时清洗奶瓶和奶嘴,并煮沸5~10 min进行消毒。现在这个问题基本上可以避免了,市场上出售的奶嘴大多已开好了十字孔,这种开孔方法比较科学,出奶量可以根据宝宝的吸吮力度而变化。但这种奶嘴较容易被宝宝咬瘪,应注意及时更换。

奶瓶刷:对于新生儿使用的奶瓶刷的选择,一般情况下在购买奶瓶的时候会附送一套,也包括一个大奶瓶刷和一个小奶嘴刷,每次刷洗完奶瓶后应挂起晾干,消毒奶瓶时也应一起消毒。但这有可能加快刷子老化。

奶锅:可用不锈钢锅或小铝锅,最好选用带一个长柄,并且锅边有个小豁嘴的奶锅,便于往奶瓶里倒奶。这个锅应该设为宝宝煮奶专用,每次用完及时刷洗干净。

(三) 婴儿期特点与护理

自出生到满1周岁之前称为婴儿期,又称为乳儿期。

1. 特点 此期是出生后生长发育的第一个高峰期。机体对热量、营养素、蛋白质的需求量相对较高,由于消化吸收功能不健全,容易出现消化功能紊乱及营养不良。同时,婴儿体内来自母体的抗体逐渐减少,自身免疫功能不完善,易患感染性疾病。

2. 护理措施

(1) 合理喂养:正常小儿需要在基础代谢、食物特殊动力作用、活动、生长、排泄5个方面获得能量的供给,特别是要满足生长发育的需要。护理:①4个月以内的婴儿提倡纯母乳喂养,4个月以上的婴儿要讲解辅食添加的原则,如每次添加一种,由少到多、由稀到稠、由细到粗、由一种到多种、由流食到半流食再到软食。见表3-2-2。②应根据具体情况指导断奶,采用渐进的方式断奶,以春、秋季较为适宜。③自添加辅食起,应训练用勺进食;7~8个月后学习用杯喝奶和水,以促进咀嚼、吞咽及口腔协调动作的发育;9~10个月的婴儿开始有主动进食的要求,可训练其自己抓取食物的能力。④尽早让婴儿学习自己用勺进食,促进眼、手协调动作的发展,并有益于手部肌肉发育。

表 3-2-2 添加辅食的顺序

月龄	食物状态	添加辅食	供给营养素
4~6	泥状食物	米汤、米糊、粥、蛋黄、豆腐、动物血、菜泥、水果泥	补充能量、蛋白质、铁、维生素、纤维素、矿物质
7~9	沫状食物	粥、饼干、烂面、蛋、肉末、肝泥、鱼	补充能量、蛋白质、铁、锌、维生素
10~12	烂碎食物	稠粥、软饭、面条、馒头、豆制品、碎肉、油	补充能量、蛋白质、维生素、矿物质、纤维素

(2) 日常护理:包括皮肤清洁、衣着、睡眠及口腔保健指导,具体如下。①每天早、晚应给婴儿行皮肤清洁,如洗脸、洗脚和臀部。②婴儿衣着应简单、宽松、保暖、少接缝,以避免摩擦皮肤和便于穿脱及四肢活动。衣服上不宜用纽扣,可用带子代替,以免婴儿误食或误吸,造成意外伤害。③居室光线应柔和,睡前避免过度兴奋。充足的睡眠是保证婴幼儿健康的先决条件之一。④4~10个月乳牙开始萌出,婴儿会有一些不舒服的表现,如吸吮手指、咬东西,严重的会表现出烦躁不安、无法入睡和拒食等。⑤指导家长用软布帮助婴儿清洁齿龈和萌出的乳牙,并给较大婴儿一些较硬的饼干、烤面包片等食物咀嚼,使其感到舒适。

(3) 体格锻炼:指导父母多带婴儿进行户外活动,呼吸新鲜空气和晒太阳。有条件时可进行空气、日光、水"三浴"锻炼,以增强体质,提高对外界环境的适应能力和抗病能力。

(4) 早期教育:婴儿期早期教育以大小便训练和视、听能力训练为主,同时注意动作的发展及与语言的培养等。

(5) 预防意外事故:此期常见的意外事故有异物吸入、窒息、中毒、跌伤、触电、溺水和烫伤等。应向家长特别强调意外的预防。

(6) 预防疾病:预防小儿常见病和多发病的发生,如小儿感冒、小儿肺炎、腹泻、佝偻病、营养不良和营养性缺铁性贫血等。

(四) 幼儿期特点与护理

自1周岁以后到满3周岁前称为幼儿期,又称为学步期。

1. 特点 此期小儿的生长发育速度较前减慢,但智能发育较前突出,语言、动作和社会适应性发展迅速。此期,小儿好奇心增强,自主活动范围日益扩大,对自身危险的识别能力不足,自身防护能力较弱,加之各种不良因素的影响,易导致疾病的发生和性格行为的偏离,此期应加强防护,防止意外事件的发生。

2. 护理措施

(1) 合理安排膳食:幼儿期正处于断奶之后、生长发育仍较快的时期,应注意供给足够的能量和蛋白质,保证各种营养素充足且均衡。幼儿在乳牙未出齐时,咀嚼和胃肠消化能力较弱,食物制作要细、烂、软,且经常变换口味,鼓励幼儿自己进食以增进食欲。蛋白质每天40 g,其中,优质蛋白质占总蛋白质的1/3～1/2。

(2) 培养良好的生活习惯:①进食习惯:培养独立的进餐能力,不吃零食、不挑食、不偏食,保持愉快、宽松的就餐环境,专心进餐。②排便习惯:1岁以后尽量不用尿布,不尿床,逐步养成独立、定时排便的习惯。③睡眠习惯:幼儿的睡眠时间随年龄的增长而减少。一般每晚可睡10～12 h,白天小睡12次。培养正确的睡眠姿势,按时入睡,独立睡眠。

(3) 日常习惯:学会饭前、便后、外出回家后洗手,逐步学会穿衣、脱衣和收拾玩具等。3岁后,幼儿应能在父母的指导下自己刷牙,早晚各一次,并做到饭后漱口。定期进行口腔检查。

(4) 早期教育:应促进语言和行为的发展,幼儿期是语言形成的关键时期,应经常与他交谈,鼓励其多说话,锻炼幼儿丰富的语言表达能力。在玩耍中鼓励幼儿主动与他人接触,并表达友好的情感,培养良好的情绪和行为。

(5) 预防疾病:定期进行预防接种和生长发育监测及健康检查。

(6) 预防意外伤害:幼儿神经、心理发育迅速,行走和语言能力增强,自主性和独立性不断发展,但对危险事物的识别能力差,容易发生意外伤害。指导家长防止意外发生,如异物吸入、烫伤、跌伤、中毒、电击伤等。

(五) 学龄前期特点与护理

自3周岁后到6～7岁入小学前为学龄前期。

1. 特点 学龄前期的小儿体格发育稳步增长,中枢神经系统发育日趋完善,智能发育更加迅速,自我观念开始形成。由于求知欲、好奇心、模仿性强及活动范围扩大,易出现多种健康问题和意外伤害。此期是性格形成的关键时期,应培养儿童良好的道德品质和生活能力,同时注意早期教育,为入学做好准备。

2. 护理措施

(1) 合理营养:学龄前期儿童的膳食结构接近成人,随着年龄增长,体表面积逐渐减少,产能的营养素降低,需提供优质蛋白质和必需氨基酸,保证身体正常发

育。食物的种类、制作力求多样化,做到粗细、荤素、干稀搭配,保证热量和蛋白质的摄入。

(2)日常保健:重点是培养儿童的自理能力和养成良好的生活习惯。加强口腔保健指导,学龄前儿童应纠正不良习惯,如吸吮手指、咬唇或物,预防错颌畸形。养成每天早晚刷牙的好习惯,有条件者每餐后刷牙,每次 2~3 min,预防龋齿。

(3)学前教育:在游戏中学习遵守规则,学习与人交往,与人相处。培养儿童关心集体、遵守纪律、团结协作、热爱劳动等好品质。在日常生活中锻炼他们的毅力和独立生活的能力,培养自尊、自强、自信的品格。

(4)预防疾病和意外:每年健康检查和体格检查 1~2 次,筛查与矫正近视、弱视、龋齿、缺铁性贫血、寄生虫病等常见病,继续监测生长发育,预防接种可在此期进行加强。对学龄前儿童开展安全教育,采取相应的安全措施,以预防外伤、溺水、中毒、交通事故等意外发生。

(六)学龄期特点与护理

自入小学前(6~7岁)到青春期开始之前称为学龄期。

1. 特点　此期儿童体格生长发育相对缓慢,智能发育更加趋于成熟,除生殖系统外,各系统器官的发育接近成人水平。此期孩子求知欲强,综合、理解、分析能力逐步增强,认知和心理发展非常迅速,同伴、学校和社会环境对其影响较大,是接受系统科学文化教育的重要时期。但要注意安排有规律的生活习惯,保证充分的营养和休息。

2. 护理措施

(1)平衡膳食:膳食要求营养充分而均衡,食物种类要多样,搭配要合理,以满足儿童体格生长、心理和智力发展和体力活动等需求。要重视早餐和课间加餐,同时,要特别重视补充强化铁食品,以降低贫血发病率。

(2)加强体育锻炼:根据不同年龄特点进行体操、跑步、跳跃活动,侧重于反应、灵活、柔韧性的培养,提高学生的健康水平及学习能力。

(3)预防疾病:保证充分的睡眠和休息,定期进行健康检查,继续按时进行预防接种,宣传传染病的知识,预防传染病,并对传染病做到早发现、早报告、早隔离、早治疗。此期学校和家庭还应注意培养儿童良好的习惯及正确的坐、立、行走等姿势。

(4)防止意外事故:学龄期常发生的意外伤害包括中毒、溺水、交通事故,以及在活动时发生擦伤、挫伤、割伤、扭伤或骨折等。对儿童进行法制和安全教育,学习交通规则和意外事故的防范知识,减少伤残的发生。

小组内分工合作进行交流:每位组员负责总结、提炼一个阶段的儿童健康护理要点,并进行简要概述,其他组员进行补充。

三、基本具备小儿常见病的防治及护理能力

社区儿童常见疾病又称为小儿"四病",即营养性缺铁性贫血、维生素 D 缺乏性佝偻病、小儿腹泻和小儿肺炎,是儿童时期的常见病、多发病,也是社区儿童疾病的预防保健重点。

(一) 营养性缺铁性贫血

营养性缺铁性贫血是由于体内的铁不能满足小儿生理需要,使血红蛋白合成减少而引起的。营养性缺铁性贫血多发生在 6 个月至 3 岁的婴幼儿,对小儿的生长发育,抗病能力以及学习行为等均有一定影响。

1. 护理评估

1) 病因与危险因素

(1) 体内铁储备不足:孕母患严重缺铁性贫血,致使患儿先天贫血;或患儿是早产、双胎体内储血相对不足,均易发生缺铁性贫血。

(2) 铁的摄入量不足:喂养不当,没有及时添加含铁较多的辅食,患儿有挑食、偏食的不良习惯等均易致贫血。

(3) 铁吸收减少或消耗过多:慢性腹泻,胃肠道畸形,肠道寄生虫病,牛奶过敏等均可使铁的吸收减少,排出量增加而发生贫血。

(4) 铁需要量增加:6 个月至 3 岁的婴幼儿生长发育迅速,需铁量高,是贫血的高发年龄;生长发育迅速的早产儿,双胎,低出生体重儿因体重增长较快,需铁量增加;青春期的青少年生长发育迅速加快,女童月经来潮,如不及时补充铁,也很易发生贫血。

2) 身体状况　贫血的症状和体征与贫血的程度和病情发展速度有关。轻度贫血的症状和体征不明显,出现明显症状和体征时,多已属中重度贫血。贫血在社区多见于 6 个月至 2 岁的小儿,起病缓慢,轻者有疲乏无力、食欲减退等,较重者有烦躁不安、精神萎靡、呕吐、腹泻,年长儿有注意力不集中、记忆力减退、活动减少、异食癖等。

3) 护理体检　面色苍白,口唇黏膜、睑结膜、甲床及手掌苍白,毛发干燥,严重时可出现心率加快,心脏扩大,有收缩期杂音等。

4) 实验室检查　血红蛋白含量低于 110 g/mL(新生儿除外)。

2. 可能的护理诊断

1) 营养失调:低于机体需要量　与铁摄入不足,食欲差,呕吐,腹泻有关。

2) 活动无耐力　与贫血,组织器官供氧不足有关。

3) 有感染的危险　与免疫力低下有关。

3. 护理目标　患儿家长能掌握缺铁性贫血的家庭护理知识,患儿贫血状况有所改善或消失,皮肤黏膜变红润,逐渐恢复正常饮食。

4. 预防与护理措施

(1) 指导喂养　孕母及乳母应注意合理营养,以满足婴儿生长需要。提倡母乳喂养,4~6 个月以后婴儿及时添加含铁丰富的辅食,纠正不良饮食习惯,促进铁吸收。

(2) 增强体质,预防感染 贫血患儿免疫功能低下,需按时接受免疫接种,适当增加户外活动以增强体质;避免与感染患者接触以防传染;遵医嘱服药。

5. 护理评价 检查患儿身体状况是否达到护理目标,若未达到护理目标应寻找原因,修改预防与护理措施。

(二)维生素 D 缺乏性佝偻病

维生素 D 缺乏性佝偻病是体内缺乏维生素 D 使钙磷代谢失常,引起骨骼改变为特征的一种慢性营养性疾病。

1. 护理评估

1)病因与危险因素

(1)维生素 D 摄入不足:该病最主要的原因。维生素 D 的来源有两个途径。一是内源性,由日光中波长 296~310 μm 的紫外线,照射皮肤基底层内储存的 7-脱氢胆固醇,使之转化为胆骨化醇,为人类维生素 D 的主要来源。另一途径为外源性,即从摄入的食物中获得维生素 D,如肝类含 15~50 IU/kg,牛奶含 3~40 IU/L,蛋黄含 25 IU/个。但这些食物中维生素 D 含量很少。麦角固醇经紫外线照射后可形成维生素 D_2(骨化醇)后才可被人体吸收。维生素 D_2 与维生素 D_3 皆可人工合成,且对人的作用相同。

(2)紫外线照射不足:也是引起维生素 D 缺乏性佝偻病很重要的病因。尤其是在北方,只要经常接受紫外线照射,维生素 D 就能内源性生成而不会缺乏。婴幼儿缺乏户外活动也是该病发病较高的重要原因之一。

2)预防与护理措施

(1)加强宣传:包括宣传孕期、围生期、乳儿期的合理预防佝偻病的知识,具体落实在妇幼保健管理系统工作中。

(2)合理喂养:在怀孕期间即应开始注意补充维生素 D;同时应加强小儿合理管理和喂养,母乳喂养至 8 个月,按时加辅食。

(3)做好"三浴":加强小儿户外活动,每天不少于 1 h;集体生活的小儿加强三浴(空气浴、日光浴、水浴)锻炼。

(4)早期发现:做到以预防为主,早期发现和治疗婴幼儿常见病。

(三)小儿腹泻

小儿腹泻也称为腹泻病,是由多种病原体、多因素引起的以大便次数增多和大便性状改变为特点的消化道综合征,严重者可引起水、电解质紊乱和酸碱平衡失调,甚至可引起死亡。小儿腹泻发病率高,6 个月至 2 岁的婴幼儿好发,其中 1 岁以内约占半数。

1. 护理评估

1)病因与危险因素 ①感染:引起肠道内感染的病原体有病毒、细菌、真菌等;呼吸道和皮肤感染及急性传染病等肠道外感染,常伴有腹泻。②其他:如喂养不当或辅食添加不当,气候突然变化,过冷或高热等均可引起腹泻。

2) 预防与护理措施

(1) 做好预防：①按照正确的方法逐步添加辅食；②鼓励母乳喂养，尤以出生后 4~6 个月和第一个夏季；③注意饮食卫生和水源、餐具的清洁，并做到饭前便后要洗手；④食欲不振或在发热初期，减少奶和其他食物入量，改为口服补液盐配成的饮料；⑤夏季避免断奶，避免过食或食用富含脂肪的食物，同时少穿衣服、注意居室通风；⑥及时治疗营养不良佝偻病或肠道外感染；⑦防止感染性腹泻的病菌传染。

(2) 生活护理：严格执行医院消毒隔离措施，做好床边隔离，护理患儿前后认真洗手，防止交叉感染。

(3) 饮食护理：①腹泻患儿多有消化功能紊乱，因此要强调合理饮食。除严重呕吐的患儿暂时禁食 4~6 h 外，均应继续进食，但不禁水，待好转后继续喂食，由少到多，由稀到稠；②母乳喂养儿可继续母乳喂养，但要缩短每次哺乳时间，并在喂奶前先喂适量的温开水，暂停辅食；③人工喂养儿可继续喂等量的米汤或稀释的牛奶或其他代乳品，逐渐过渡到正常饮食；④病毒性肠炎多有双糖酶的缺乏，暂停乳类喂养，改为豆制品或发酵奶，以减轻腹泻、缩短病程；⑤较大儿童可给予半流质、易消化的饮食；⑥对少数严重病例口服营养物质不能耐受者，应加强支持疗法，必要时给予肠外营养。

(4) 降低体温：体温过高者采取头枕冰袋等物理降温措施，嘱患儿多饮水。做好口腔护理和皮肤护理，必要时遵医嘱应用退热药物。

(5) 加强臀部护理：由于患儿腹泻频繁，大便刺激肛周及臀部皮肤，易造成皮肤损伤，做好臀部护理尤为重要。措施：①每次便后用温水清洗臀部并吸干，尿布应选用浅色、柔软、吸水性好的棉质尿布；勤换尿布，污染尿布用中性皂液清洗、日光暴晒后再使用；保持臀部及会阴部皮肤干燥、清洁，禁用不透气的塑料布或橡皮布，防止尿布皮炎的发生。②对于已经发生臀红者，局部皮肤发红处涂以 3%~5% 鞣酸软膏或 40% 氧化锌软膏并按摩片刻；皮肤溃疡局部尽可能暴露于空气中，也可使用红外线灯照射（照射时要专人看护，避免烫伤），每次 15~20 min，以促进愈合。③避免使用含酒精的纸巾擦拭，以防刺激破损处皮肤。

(6) 补充液体，维持水、电解质及酸碱平衡：脱水是急性腹泻死亡的主要原因，合理的液体疗法是降低病死率的关键。轻、中度脱水且无周围循环衰竭者，口服补液盐纠正脱水；中、重度脱水伴有周围循环衰竭者应静脉补液，重度酸中毒或经补液后仍有酸中毒症状者，补充碱性溶液（碳酸氢钠溶液）。纠正低钾血症、低钙血症和低镁血症。

(7) 心理护理：向家长及患儿解释治疗、护理过程，介绍液体疗法的重要性和注意事项等；为患儿提供安静的休息环境，鼓励家长陪护；尽可能触摸、拥抱患儿，与患儿多交谈，促进建立信任关系，以减少分离性焦虑；鼓励患儿将生气、害怕和疼痛表达出来，以减轻心理压力。

(8) 健康教育：指导家长防止感染传播的措施，如护理患儿前后要认真洗手，防止交叉感染。

(四) 小儿肺炎

小儿肺炎是小儿最常见的一种呼吸道疾病,四季均易发生,3 岁以内的婴幼儿在冬、春季节患肺炎较多。如治疗不彻底,易反复发作并引起多种重症并发症,进而影响孩子发育。表现为发热、咳嗽、气促、呼吸困难和肺部细湿啰音,也有不发热而咳喘重者。小儿肺炎有典型症状,也有不典型的,新生儿肺炎尤其不典型。由细菌和病毒引起的肺炎最为多见。

1. 护理评估

1) 病因与危险因素

(1) 吸入性肺炎:产前的胎儿生活在布满羊水的子宫里,如有缺氧(如脐带绕颈、胎心改变、胎动异常),就会发生呼吸运动而吸入羊水,引起吸入性肺炎;如发生羊水早破、产程延长,或在分娩过程中吸入被细菌污染的羊水或产道分泌物,易引起细菌性肺炎;如发生羊水被胎粪污染,一旦吸入肺内,则会引起胎粪吸入性肺炎。

(2) 感染性肺炎:如孩子接触的人中有带菌者,孩子很容易受到传染从而引起肺炎;新生儿因败血症或脐炎、肠炎,通过血液循环感染肺炎,这种感染可以由细菌引起。

2) 预防与护理措施

(1) 空气新鲜:要保持室内空气新鲜、安静,让孩子休息好。

(2) 饮食及排痰:在饮食上要吃易消化、高热量和富有维生素的食物,以软的食物最好,有利于消化道的吸收。

(3) 加强锻炼:注意适当增加衣服,预防上呼吸道感染,注意加强锻炼,可根据年龄选择适当的锻炼方法。户外活动时,注意适当增加衣服。感冒流行时,不要带孩子到公共场所。家里有人患感冒时,不要与孩子接触。

(4) 增强小儿的抗病能力:坚持锻炼身体,增强抗病能力,同时注意气候的变化,随时给小儿增减衣服,防止伤风感冒。合理喂养,防止营养不良。

四、能够正确应对和处理儿童意外损伤

(一) 烫烧伤

家庭常见轻度烫烧伤,又称一度烫烧伤,仅伤及表皮,皮肤表现发红或轻微肿胀,不起水疱,疼痛明显;若皮肤起水疱、渗出、潮湿,则说明已伤及真皮层,为二度烫烧伤,疼痛剧烈。

1. 护理原则 消除致伤原因,减轻疼痛,预防感染,促进伤口愈合。

2. 物品准备 冷水、生理盐水、无菌敷料、胶布等。

3. 操作方法 ①伤后应立即用冷水冲洗或将受伤部位浸入冷水中,以减轻疼痛;②一度烫烧伤不必进行特殊处理,二度烫烧伤的水疱不必刺破,涂以烫伤药,用敷料包扎以保护伤口避免感染;③若水疱已破,伤口较小,可将伤口用生理盐水清洁后,涂以烫伤药,再用无菌敷料包扎以保护伤口,预防感染。

4. 注意事项 若无适当物品处理伤口,也不要涂抹其他油剂或不清洁的物

品,尽量保持伤口清洁,防止脏物或尘埃感染伤口。如伤口较大或发现伤口感染应立即就医。

5. 预防 不要让儿童走进或靠近火源;就餐时热菜、汤及开水的摆放应远离儿童,以避免烫伤;注意防火、普及安全用电知识。

(二) 鼻出血

1. 护理原则 尽快止血,稳定情绪。

2. 物品准备 无菌小敷料或大棉球、凡士林或薄荷油膏、小冰块及布袋。

3. 操作方法 ①患儿应取坐位、头微低,安慰患儿使其保持安定、镇静;②捏住鼻子10 min,直到不出血为止;如上述方法仍不能止血,可用无菌小敷料或棉签填塞鼻孔,以压迫止血;③上述方法使用时可同时用布袋装小冰块放在鼻上及额部,以加速止血。

4. 注意事项 如上述方法均不能止血,应立即就医。

5. 预防 儿童养成不挖鼻孔的习惯;平时易鼻出血者,可每天涂1~2次凡士林或薄荷膏到鼻孔内,以湿润鼻黏膜;注意多吃富含维生素C的食物,可预防或减少鼻出血。

(三) 其他意外伤害的预防

1. 锐利或颗粒物品 具体包括针、刀、剪子、螺丝刀等锐利物品的刺伤,或吞食异物,或将异物放到鼻内,甚至将异物吸入气管等意外。预防方法:①家中锐利物品应妥善安放,使用后应及时整理放回原处;②对于1岁左右的幼儿,不要给其豆类等颗粒状物品玩耍,避免幼儿将其放入口中或塞入鼻内;③对于制作食物用的面粉类,应置于儿童不易接触之处,防止儿童将其打翻或扣在头上,以致面粉吸入气管;④塑料袋的使用在社区的每个家庭都非常广泛,因此对其保管就显得十分重要,因塑料袋一旦被儿童当做玩具,将其套在头上时,容易造成意外,对于使用过的塑料袋要及时丢弃或置于安全处。

2. 电源管理 现在每个家庭电器的使用相当普及,电器连接的插头、插座等带电物品,其安置、摆放可构成对儿童的危害,也是家庭中应注意的问题。为预防意外的发生,家庭对带电物品的摆放应考虑到儿童的安全,儿童手指细小,能伸到插座内,因此,插座要放在儿童触摸不到的地方,如房间内有固定插座位置又较低,可用家具遮挡或其他保护的方法,避免意外的发生。

五、如何指导托幼机构开展儿童保健

托幼所是儿童集体生活的场所,也是为儿童提供适合年龄的卫生保健和环境的场所。社区护士应进行以下工作。

1. 协助制定制度 社区护士应协助制定托幼机构卫生保健制度并监督其执行,如儿童生活制度、营养管理制度、体格锻炼制度、健康检查制度、卫生消毒制度、传染病隔离制度、预防疾病制度、安全制度、卫生保健登记统计制度和家长联系制度等,培训指导幼儿机构的儿童保健工作,促进儿童的健康管理。

2. 协助完成儿童健康检查

（1）入园儿童体检：①要求准备入园的儿童必须经指定医疗机构,按照统一要求进行全面体格检查,并统一填写"儿童健康检查表";②入园前体检内容包括身高、体重、五官及全身各器官的体格检查、胸透,3岁以下儿童要进行佝偻病检查;③入园应询问并记录儿童既往史、传染病史、过敏史、家族病史及生活习惯等情况;④若孩子患传染性疾病或近期与传染病患者有接触史应暂缓入园。

（2）离园再入园检查：在园儿童,凡离园3个月以上,要求再入园者须重新体检,体检内容同上。对有传染病接触史的离园儿童要进行检疫。

（3）转园儿童体检：如果是在园健康儿童不需要重新体检,只要持"儿童转园健康证明"就可直接转园。

在体检过程中发现体弱儿童,即患有反复呼吸道、消化道感染,贫血,佝偻病,营养不良,先天畸形,慢性病等疾病的儿童时应专案管理,定期测量儿童的体重和进行体格检查,发现异常,及时纠正,同时做好体弱儿童的生活护理,指导他们进行力所能及的户外活动和体格锻炼。

3. 儿童膳食管理 指导幼儿机构加强儿童的膳食管理,做到:儿童饮食应有专人负责,接受社区卫生人员的监督;依据儿童年龄和生长发育的需求制订食谱,定期更换;计算儿童进食量及各种营养素的摄入量,发现问题及时纠正;职工膳食应与儿童膳食严格分开。

4. 做好幼儿机构教师及其家长的健康教育 定期向幼儿机构职工以及幼儿家长宣传预防常见病、多发病的知识,强调体格锻炼,提高儿童的抗病能力;加强托幼机构环境卫生及个人卫生,做好消毒隔离,各种流行病发生季节,避免让儿童到人多的地方,以免感染。教会儿童及托幼机构教职员工预防意外伤害的知识,儿童游戏和生活设施需经常检修。

六、如何指导学校进行学生健康服务和管理

学校是儿童及青少年聚集的场所,在学校生活中他们的身心得以发展,知识、态度、价值观、人生观、习惯和行为模式得以逐渐形成。学校卫生护理是社区护理的领域,是学校卫生保健工作的重要环节。加强学校卫生工作,帮助学生形成正确的健康观,使其明白采取健康的生活方式和养成良好的卫生习惯将有利于提高他们现在及未来的健康水平和生活质量,对实现人人健康的目标具有战略性意义。

1. 现状 我国学校卫生始于1926年,但直到新中国成立后学校卫生才得到了重视和发展。近年来我国学校卫生事业蓬勃发展,学校卫生管理得到加强,制度建设日益完善,各项工作取得明显成效,逐步走上健康、规范的轨道。学校卫生工作基础建设逐步加强,在法规建设,卫生标准的制定,常见病的防治,学校卫生监督、监测等方面取得了巨大成就,学生健康素质不断提高。目前,我国学校卫生保健仍面临一些问题,如学生视力不良比例居高不下、肥胖和超重比例上升、学校卫生安全存在隐患、学校卫生事业整体薄弱等。

2. 组织管理形式 学校卫生受当地教育行政部门主管。当地教育行政部门

负责学校卫生开支的预算,服务质量的管理,学校卫生技术人员的考核与培训。学校应根据规模、人员设置、学校卫生工作者的编制,按600:1的比例配备专业技术人员。学校还可设立卫生管理机构来管理学校卫生,由当地的卫生机构指导和监督。

3. 任务和工作内容 学校卫生保健的工作任务是监测学生健康状况,对学生进行健康教育,培养学生良好的卫生习惯,改善学校卫生环境和教学卫生条件,加强对传染病、学生常见病的预防和治疗。根据学校卫生相关文献和条例,学校卫生保健工作内容概括为健康教育、健康服务等多个方面。

1) 健康教育 学校卫生工作的基础,包括普及个人卫生、饮食卫生。普及青春期卫生、心理卫生等保健知识,提高学生的自我保健意识,建立良好的行为习惯和生活方式。

2) 健康服务

(1) 健康检查:通过定期检查、筛查、调查等方式,检测并了解学生的健康状况和生长发育期水平。建立学生健康档案,每年做一次健康检查,检查项目包括身高、体重、视力、听力、耳鼻喉检查,口腔检查,心脏和呼吸系统等检查。

(2) 计划免疫:学校要加强与卫生防疫部门的配合,提供计划免疫,同时提供针对近视眼、龋齿、贫血、营养不良、肥胖、脊柱弯曲异常、肠道寄生虫等健康问题的处理以及缺陷儿童的个别护理等卫生服务。

(3) 开展咨询:健康是一个多维度的动态观念,包含身体、心理、社会、情绪及精神等多方面的因素。针对当前学生中普遍存在的心理问题,创造条件在学校开设学生心理咨询室,提供心理卫生的咨询和指导,帮助学生处理人际关系问题、情绪问题、情感问题,及时发现学生中存在的各种身心健康问题,改善他们的心理健康状况,促进人格成熟。在开设心理咨询服务时,应特别注意指导与咨询相结合的原则。

4. 健康环境 学校是学生学习和生活的重要场所。安全、安静、清洁、优美的环境对学生的身心健康十分重要。学校环境包括物理环境、社会心理环境和文化环境。

(1) 物理环境:主要指学校的位置和教室、实验室、运动场(馆)、宿舍、食堂、洗手间和浴室等设施要符合国家标准。努力改善教室的采光、照明、通风条件,按照国家标准配备适合学生身材的课桌椅;针对传染病流行的季节特点,做好校园环境卫生工作。

(2) 社会心理环境:一些影响学习心理和情感发展的社会因素,如学生负担过重、片面追求升学率等。学校应结合学生特点尽可能地创造条件,让学生参加各种学习、文娱、体育、科技、旅游、参观访问等活动,丰富学生的精神生活,开阔视野,增长知识,振奋精神。指导他们通过语言、思想、情感和行为,形成良好的人际关系。

(3) 文化环境:主要指学校的整体文化氛围,包括价值观、信仰、道德观、语言、制度等。它能使学生"润物无声",自然地受到熏陶、暗示和感染,对塑造学生美的心灵、陶冶高尚情操具有重要作用。学校文化环境的建设,最需要的是充分尊重每个人的存在价值,通过个体或群体活动创造和谐、发展、友爱、平等、民主的人际环境。

5. 护理人员的角色和作用

（1）健康教育的组织者与实施着：在学校健康教育中，护士参与学校健康教育需求的评估、教育计划的制订、教育内容的选择、教育者的培训、教育的实施和教育效果的评价。他们既是学校教育的组织者又是实施者。

（2）学生健康的检测者：社区护士应配合学校的医务人员掌握学生的健康指标，定期对学生进行体格检查和健康检查，检测学生的健康情况并建立健康档案。早期发现学生现存的或潜在的健康问题并做出及时、有效的处理。

（3）护理的提供者：对一些患有急、慢性病的学生，应提供特殊的照顾，使他们在医院之外也能得到连续、有效的护理。护士应对他们的生理、心理、社会、环境、功能、支持系统等方面做出全面的评估，找出护理问题，制订和实施护理措施并对护理效果做出跟踪评价。

（4）心理咨询者：护士应掌握一定的心理知识和心理咨询技巧，及时发现学生的心理问题，解除学生的心理危机。

（5）学校卫生的监督者：护士参与学校的卫生监督，促使学校环境设施及各项活动符合卫生标准，以确保学生的健康。同时，护士还可呼吁有关部门建立健全的学校卫生法规，用法律的武器维护学生的健康。

（6）协调者：学校卫生不是依赖某个部门或某一行业就能够做好的，需要全社会的参与和通力合作共同努力。护士应促使学校与家庭、社区、新闻媒体等团体机构建立良好的关系，协调学校的整体计划，使他们能共同、有效地为学校卫生服务。

（7）指导者：护士应以自己独特的专业知识和工作经验，指导学校卫生工作，包括学生营养和体育卫生等内容。

课堂互动

在小组内交流一下：根据你自己的感受和经验，你认为学生最希望得到来自家长或学校的哪些关怀或引导？

通过完成本任务学习，你应该提升的素质主要是培养护生热爱社区儿童健康管理和保健；应具备的能力是各年龄阶段护理儿童的方法，小儿常见病的防治，处理儿童意外损伤；应掌握的知识有各年龄阶段儿童的保健指导内容。重点是各年龄阶段儿童的保健指导内容和方法。

能力检测

一、名词解释

1．婴儿期 2．幼儿期 3．学龄前期 4．学龄期

二、简答题

1. 简述婴儿期发育的特点。
2. 简述幼儿期发育的特点。

三、选择题(5个备选答案中可能有1个或1个以上正确答案)

1. 出生体重为 3.5 kg 的小儿,依据公式估算在 4 个月时体重应当接近( )。
   A. 4 kg   B. 5 kg   C. 6 kg   D. 7 kg   E. 8 kg

2. 出生体重为 3.5 kg 的小儿,依据公式估算在 10 个月时体重应当为( )。
   A. 4.5 kg   B. 5.5 kg   C. 6.5 kg   D. 7.5 kg   E. 8.5 kg

3. 依据公式估算,10 岁小儿体重应当为( )。
   A. 22 kg   B. 24 kg   C. 26 kg   D. 28 kg   E. 30 kg

4. 小儿 1 周岁时身长为( )。
   A. 50 cm   B. 65 cm   C. 75 cm   D. 85 cm   E. 100 cm

5. 小儿身长在 2 岁以后平均每年增长( )。
   A. 10.5 cm   B. 17.5 cm   C. 15.5 cm   D. 13 cm   E. 10 cm

6. 依据公式推算,4 岁小儿的身高为( )。
   A. 108 cm   B. 110 cm   C. 112 cm   D. 114 cm   E. 116 cm

7. 小儿身长上部量等于下部量是在( )。
   A. 2 岁   B. 6 岁   C. 10 岁   D. 12 岁   E. 18 岁

8. 小儿出生时平均头围是( )。
   A. 34 cm   B. 44 cm   C. 46 cm
   D. 48 cm   E. 50 cm

9. 6 岁小儿使用上臂围评价为营养状态中等,其上臂围可能为( )。
   A. 8 cm   B. 10 cm   C. 13 cm
   D. 15 cm   E. 17 cm

10. 后囟闭合时间最迟为出生后( )。
    A. 2~2.5 岁   B. 1~1.5 岁   C. 1~2 个月
    D. 3~4 个月   E. 6~8 周

11. 小儿第一颗恒牙萌出的时间是( )。
    A. 6 岁   B. 7 岁   C. 8 岁   D. 9 岁   E. 10 岁

12. 小儿体重达到平均出生体重 4 倍的时间是在( )。
    A. 5 岁   B. 4 岁   C. 3 岁   D. 2 岁   E. 1 岁

13. 评价小儿脑部发育较有价值的测量头围的时期是( )。
    A. 6 岁以内   B. 5 岁以内   C. 4 岁以内
    D. 3 岁以内   E. 2 岁以内

14. 小儿上臂围 1 岁增加( )。
    A. 1~2 cm   B. 2~3 cm   C. 3~4 cm
    D. 4~5 cm   E. 5~6 cm

15. 颅骨缝闭合的时间为出生后（　　）。
    A. 1～2个月　　　　　B. 3～4个月　　　　　C. 5～6个月
    D. 7～8个月　　　　　E. 9～10个月
16. 小儿前囟饱满多提示（　　）。
    A. 佝偻病　　　　　　B. 小头畸形　　　　　C. 极度消瘦
    D. 严重脱水　　　　　E. 颅内压增高
17. 幼儿期能够达到的发育水平是（　　）。
    A. 前囟闭合　　　　　　　　　　B. 乳牙出齐
    C. 学会控制大小便　　　　　　　D. 第二性征开始发育
    E. 饮食由乳汁逐渐过渡到普通饮食
18. 测量儿童体重时，下列描述正确的是（　　）。
    A. 在晨起空腹时测量　　　　　　B. 测量前排空膀胱
    C. 测量前脱去裤、鞋、袜　　　　D. 于进食后1 h测量
    E. 学龄儿童准确读数至10 g
19. 为3岁以上小儿测量立位身高时，正确的方法是（　　）。
    A. 用软尺测自耻骨联合上缘至足底的垂直距离
    B. 两足后跟、臀部及两肩三点都接触立柱
    C. 身高计主板呈水平位时读立柱上的数字
    D. 小儿脱鞋、帽，直立，两眼平视前方
    E. 精确读数到1 cm

四、案例与讨论

患儿，男，10个月，平时营养正常，人工喂养。3天来腹泻，大便15～20次/天，蛋花汤样大便，伴低热，偶有呕吐。查体：体温38 ℃，体重8 kg，呼吸48次/分，脉搏120次/分，精神萎靡，口干，眼窝及前囟凹陷，皮肤弹性差，四肢凉，血清钠132 mmol/L。入院后给予补液、抗炎、纠正酸碱平衡失调等处理后病情好转，面色红润，呼吸36次/分、脉搏120次/分，尿量增加。入院第4天患儿哭闹，烦躁不安，测体温36.7 ℃，值班护士查体时发现患儿大腿内侧及臀部皮肤出现皮疹，并伴有皮肤溃破。给予臀部护理3天后患儿皮疹消退，溃破愈合。

以上患儿你应该如何进行护理？

讨论要点：很清楚，患儿为腹泻患者，大便次数增多刺激臀部皮肤，易出现皮疹。

护理方向：每次便后用温水清洗臀部并吸干，尿布应选用浅色、柔软、吸水性好的棉质尿布，勤换尿布。皮肤溃疡局部尽可能暴露于空气中，也可使用红外线灯照射。

（朱雷营）

项目三 能够对社区特殊群体健康进行管理和护理

任务三 具备社区老年人健康评估与管理能力

 学习目标

1. 素质目标：培养和提升护生热爱老年人健康管理和保健指导工作的素质和热情。
2. 能力目标：具备老年人常见健康问题评估及保健护理指导的能力。
3. 知识目标：掌握社区老年人群体的健康评估、管理与护理相关知识。

随着社会科学技术的进步，医疗保健事业的发展，人民生活水平的提高及保健意识的增强，社会保障体系的不断完善，世界人口寿命不断增长，人口老龄化已成为社会发展的必然趋势。老龄化社会对卫生保健的需求急剧增加，给社会带来巨大的经济负担和压力。因此，开展社区老年健康管理与护理，做好老年保健工作，为老年人提供满意和适宜的医疗保健服务，既有利于老年人健康长寿和延长生活自理的年限，提高老年人的生活质量，又可促进社会的稳定与发展。

重点：老年人健康评估、管理与护理的内容、程序、方法及实施。

难点：社区老年人健康管理与指导的理念和策略。

一、关注老年人

（一）老年人年龄划分

从医学角度讲，"老年期"是人类生命过程中细胞、组织与器官不断趋于衰老，生理功能日渐衰退的一个阶段。现代医学对老年人的定义并没有统一标准。一般来讲，发达国家以 65 岁以上为划分老年人标准，而发展中国家多以 60 岁以上为划分老年人的标准。

大多数欧美国家规定 65~74 岁为青年老年人，75~89 岁为正式老年人，90~120 岁为高龄老年人。我国目前划分老年期的标准是 60~89 岁为老年期，90 岁以上为长寿期。

世界卫生组织（WHO）提出老年人的划分新标准为 44 岁及以下人群为青年人，45~59 岁为中年人，60~74 岁为年轻老年人，不小于 75 岁为老年人，90 岁或 90 以上为长寿老年人，这一标准已逐步被各界认可。

（二）老龄化社会

1. 人口老龄化 人口老龄化是指总人口中因年轻人口数量减少、年长人口数量增加而导致的老年人口比例相应增长的动态。即两个含义：一是指老年人口相对增多，在总人口中所占比例不断上升的过程；二是指社会人口结构呈现老年状态，进入老龄化社会。

2. 老龄化社会 国际上通常的看法是当一个国家或地区 60 岁以上老年人口

占人口总数的 10%,或 65 岁以上老年人口占人口总数的 7%,即意味着这个国家或地区处于老龄化社会。

第六次全国人口普查数据显示,我国 60 岁及以上人口占 13.26%,65 岁及以上人口占 8.87%。说明随着我国经济社会快速发展,人民生活水平和医疗卫生保健事业的巨大改善,生育率持续保持较低水平,老龄化进程逐步加快。

二、老年人的生理变化特点

（一）总体变化

1. 外形改变 老年人的须发变白、脱落稀疏;皮肤变薄,皮下脂肪减少;全身皮肤松弛,结缔组织弹性降低以致皮肤出现弹性降低,皱纹增多,出现老年斑,牙龈萎缩,牙齿脱落,骨质疏松,脊柱弯曲等。

2. 水分减少 正常成年人体内总水分占体重的 70% 左右,随着年龄的增长而逐渐减少,60 岁以上的老年人可降至 42%～51%。

3. 脂肪组织增加 老年人因活动量减少,因而消耗也减少,如进食热量超过消耗热量时,多余的热量就会转变为脂肪储存在体内。胆固醇是代谢的产物之一,因而在脂肪增加的同时,血液中胆固醇也会相应的增加。

4. 细胞数量减少 随着人体的老化,组织、器官中的细胞数量会相应的减少;椎间盘发生萎缩性变化,椎骨扁平,身高下降及体重改变。

5. 功能下降 人体在成熟期以后,一般是随年龄增长而器官的生理功能下降。如视力、听力下降,嗅觉减退,肺活量、胃酸分泌量、心脏排血量下降等。

6. 调控能力降低 老年人的动作和学习速度减慢,关节活动不灵,动作和步履迟缓;操作能力和反应速度降低,免疫功能衰退,定位能力下降等。

（二）具体变化

1. 神经系统 脑细胞内的代谢产物——褐色素的累积,影响大脑的正常功能。表现为记忆力下降,注意力不集中,特别是近事不易记住,动作的协调性变差,睡眠时间减少。同时,自主神经系统常常由于功能障碍而引起心率、心律的改变,以致出现体位性低血压。

2. 呼吸系统 表现为肺活量下降,动脉血管中含氧量降低,出现气急、缺氧等现象。

3. 消化系统 因牙齿脱落,咀嚼困难,味觉迟钝;胃酸减少,肠胃蠕动减弱,导致排便反射迟钝,易发生便秘。由于肝脏和胰脏萎缩,因此其功能也下降了,伴之而来的是低蛋白血症,糖尿病的发生率也就提高了。

4. 心血管系统 随着心肌老化,出现收缩力下降,心脏搏出的血量减少,内脏血氧供应量也受到限制,供给心肌营养的冠状动脉发生硬化,出现供血不足,从而易引起心绞痛发作和心律失常。随着年龄增长,血管出现硬化,导致血压升高。而脑、肾血管的硬化又可能引起脑血管的破裂和肾功能不全。

5. 内分泌系统 男性表现:由于睾丸功能减退,出现性功能下降;前列腺增生,影响排尿功能。女性表现:卵巢萎缩,月经停闭;自主神经功能失调,出现"更年期综合征"。同时,不论男女,由于内分泌功能失调,会出现骨骼的变化,出现胶质和钙盐的减少,引起骨质疏松,因而容易骨折。

6. 泌尿系统　老年期肾小球数量随年龄增长而减少,40～60岁约减少50%,肾小管发生形态改变多早于肾小球,40岁以后肾血流量每年约减少1%,40～60岁尿浓缩、稀释功能缓慢降低,65岁以后急剧降低,约为年轻人的80%。老年人尿浓缩、稀释功能降低,易导致水分、电解质排泄较多,饮水不足易发生脱水和酸中毒。由于肾脏储备力很大,代偿功能强,尽管肾单位数量已大大减少,残留肾单位发生代偿性肥大。一般情况下,老年人肾功能仍然能维持正常或接近正常,然而发生肾动脉硬化(高血压病、动脉粥样硬化等)致肾血流量减少,则可加速肾功能减退。膀胱随年龄增长而缩小,容量减少,肌肉萎缩而纤维组织增生,膀胱排空能力减退,加之老年人膀胱括约肌萎缩致控制排尿困难,易出现尿频甚至尿失禁。另外,男性65岁以上老人多有不同程度前列腺增生,易发生尿潴留,以上情况均易导致尿路感染性疾病的发生。

7. 免疫能力降低,防卫功能减弱　胸腺是人体免疫的重要器官之一。胸腺的萎缩最早发生,在人体成熟期就明显退化,可导致老年期免疫功能更加低下,容易发生自身免疫性疾病,如风湿性关节炎,且一旦致病或受伤,恢复能力较差,需要很长时间才能愈合等。

三、老年人的心理变化特点

人到老年,由于年龄的增长,生理的变化加上周围社会环境的变化,常出现一些特有的心理变化。具体表现如下。

(一)认知特点

由于环境变化和衰老所致的生理变化,老年人心理也相应发生一系列变化,主要表现在记忆、智力、思维和人格四个方面。

1. 记忆　记忆是一种重要的心理活动过程。记忆过程可分为四个阶段,即识记阶段、保持阶段、回忆阶段和再认阶段;在心理学上,又将识记阶段称为初级记忆,将保持阶段、回忆阶段和再认阶段称为次级记忆。随年龄的增长,老年人的初级记忆基本上没有变化,或变化很少;而次级记忆发生较大的变化。

老年人记忆的特点是记忆力随年龄的增长而减退。一般来说,老年人远期记忆的保持相对比近期记忆的保持好;再认能力比回忆能力强;理解能力变化不大,但死记硬背能力减退,所以逻辑记忆比机械记忆好。

2. 智力　智力是一种综合能力,可分为液态智力和晶态智力两种。液态智力是指获得新观念、洞察复杂关系的能力,如知觉整合能力、近期记忆力、思维敏捷度及反应力和反应速度等。晶态智力是指通过学习和掌握社会文化经验而获得的智力,如词汇、理解力和常识等。液态智力主要与神经系统的生理结构和功能有关,所以一般随年龄的增长而明显减退;而晶态智力主要与后天的知识、文化、经验的积累有关,所以并不一定随年龄的增长而明显减退,甚至还有可能提高,直至70～

80岁,才缓慢减退。

3. 思维 思维是人脑对客观现实概括的、间接的反应,语言是思维的主要工具。主要包括概括、类比、推理和问题解决四个方面的能力。伴随感知和记忆能力的衰退,老年人在概括、逻辑推理和问题解决方面的能力会下降,特别是思维的敏捷度、流畅性、灵活性、独特性及创新性较其在青年时期减退。

4. 人格 人格以人的性格为核心,受先天素质、教育、家庭及社会环境的影响,逐步形成气质、能力、兴趣、爱好、习惯及性格等心理特征的总和。老年人的人格一般不随年龄的增长而变化,但伴随生理功能和环境的变化、社会和家庭角色的改变,老年人按照其不同的人格模式分别会采用整合良好型、防御型、被动依赖型、整合不良型四种适应方式。

（二）情绪特点

1. 情绪不稳定 老年人离开了原来所从事的社会工作岗位以后,行动空间缩小,在一定的时间内会有一种空虚感。这时,老年人大多数时间待在家里,处于闲居、半闲居状态,看不到或者看不清自身的社会价值。一遇到不如意的事或挫折,便会联想起过去的经历,用风华正茂的年轻时代的自己与现在的自己对比,觉得自己"人老珠黄不值钱",不被人所重视,甚至怀疑被人看不起,因而情绪起伏不定,容易生气或抑郁、沉闷。同时,许多老年人对自己的健康状况异常敏感,情绪也随着健康状况时好时坏。患了疾病常常怀疑自己得了"不治之症",整天忧心忡忡。

情绪与健康长寿的关系十分密切,越来越多的证据证明,悲伤、发怒、颓丧、紧张和过分激动等,都会导致机体各种生理功能障碍等从而影响健康。老年人由于脑神经细胞老化及各种器官储备功能减退,一旦受到心理和精神上的创伤,很容易造成机体内环境失调,使疾病突然暴发或原来的轻度疾病迅速恶化。

2. 看问题僵化 老年人有很丰富的社会经验,世界观和人生观已经定型,他们对待社会现象有一套自己的观点,处理人际关系有自己一定的态度,不会轻易受他人的影响而改变。这固然有它的可取之处,如老成持重、不易上当受骗、不人云亦云等。但社会总是在向前发展的,不同时代都有不同的特点和要求,如果人们不能自觉做出必要的调整,使其与之相适应,则与时代就会出现明显的差距。

当代年轻人与老年人由于成长的时代不同,成长中所经历的社会环境不同,所受的教育不同,生活中所关注的问题也不同,因而对许多问题看法往往很不一致。在某些问题上可能会互不理解,从而出现所谓的"代沟",这不利于社会生活和家庭生活的融洽、和谐。老年人应当看到在自己这个年龄段上容易出现的固执和保守的弱点,使自己的思想认识跟上形式的发展。

3. 沉湎于回忆 老年人大多有恋旧情结,这种心理现象医学上称为回归心理。这主要是由于进入老年期以后,老年人机体功能衰退,近期记忆力大为减弱,而大脑储存的"往事"却留下深刻的痕迹,体现为远期记忆力较强,在适宜的情况下,也就是说在高兴或烦恼时,一触即发,追忆起往事来,或沉思默想,或滔滔不绝。

童年时期愉快的事,青少年时期惊险的经历等,都是老年人最乐于追忆的往事。每当想起这些,他们往往不厌其烦地诉说,而且容光焕发,似乎变得年轻了。

他们还喜欢寻访少年时期的朋友、同学和老师,希望有机会重游孩提时代的旧居、故地。

过去坎坷的遭遇和艰难的境况,也会让老年人耿耿于怀、不能忘却。他们在人生道路上跋涉了几十年,在社会生活和人际交往中,往往都有一些难以忘怀的遭遇。这些往事很容易涌上他们的心头。有的老年人痛定思痛,沉湎于悲哀中;有的老年人则渴望向别人诉说,以发泄自己的积郁,并希望取得别人的同情和理解。

4. 生活热情低 生活热情减弱与衰老有关。老年人由于大脑的血流量及摄氧量减少,神经细胞衰老,神经纤维再生能力减弱,因此神经功能衰退,导致性格改变。老年人接受新鲜事物和适应新环境的能力降低,感情变得平淡起来,不轻易激动,对外界事物也就难引起强烈的兴趣。此外,老年人由于生活经验丰富,一般比青少年见多识广,因此,能激发起强烈情感的事情相对少了。

老年人生活热情减弱不仅表现在对外界事物上,还表现在对待自身的生活上,如有的老年人不修边幅,缺乏对新生活的美的追求;有的老年人对在公共场所健身感到不好意思,甚至伸伸胳膊、踢踢腿都觉得有伤大雅,这同社会心理影响和传统习惯束缚有关。

(三)社交特点

1. 社会疏远感 我国现行人事制度规定,除对极少数人(包括某些高级干部、专家、学者等)因工作特殊需要适当延长离、退休时间外,凡是达到离、退休年龄的,均需办理离、退休手续。这些处于老年初期或即将进入老年期的人,突然离开了自己多年来所从事的工作岗位,不免有一种惆怅感。由于社会对他们的依赖性显著降低,其社会交往也大为减少,于是在思想上出现了社会疏远感。随着年龄的继续增加,社会疏远感会更加强烈,有的老年人因此深居简出,强迫自己的性格朝内向型转化,主动疏远社会,这对老年人的健康是极其有害的。

2. 障碍感 老年人的生理功能衰老中,突出的是大脑的衰老和感觉器官的衰老,导致老年人记忆力、视力及听力的衰老,反应迟钝。大脑的衰老和感觉器官的衰老,给老年人的社会活动和社会交往带来了很多不便,如记忆力差,导致要办的事情遗忘,以致丧失机会;听力不济,导致将他人说话的含义领会错了,或答非所问,引起误会和冲突等。这些情况的出现,往往使老年人心情不畅,甚至痛苦不堪。同时,老年人还患有各种慢性病,这更增加了障碍感,影响老年人的整体健康水平。

3. 孤独感 离、退休老年人,由于脱离了原来的工作岗位,社会需要感降低,加之老年人有喜静不喜动的特点,以及生理功能出现障碍,因此,他们自动减少了同社会的接触。大多数老年人的子女均已成年,有的已成家立业;有的在别处工作,不常相聚;有的即使居住在一起,也因子女忙于自己的工作,以及由于志趣差异,老年人和子女活动圈的不同,平时彼此间接触得不多;更由于自然死亡,某些老年人失去配偶,形单影孤。这些使老年人的孤独感明显增强。

4. 接近死亡感 死亡是自然界生命发展不可抗拒的结果,人类也不例外。但人类对待死亡,却往往怀有一种恐惧心理。进入老年期以后,由于健康状态不佳,易产生一种接近死亡感;特别是在听到同自己年龄相仿的亲友去世的消息时,往往会联想到自身,悲哀之情油然而生。有的老年人患病或身体不适时,更是会疑心患了什么绝症,胡思乱想,焦虑不安,对身心健康造成损害。

（四）患病特点

1. 疾病特点

（1）临床症状及体征不典型:由于感受性下降,对疾病的反应一般不敏感,往往不易及时发现,延误治疗。

（2）病程长、恢复慢:患病后一般比成年人的病程长、病情重,且恢复慢、容易出现并发症。

（3）多种疾病共存:由于全身各系统生理功能不同程度的衰退,容易同时患多种疾病。

（4）病情变化快:病情发展迅速或变化突然,容易出现意识障碍,甚至猝死,需及时发现和处理。

（5）易发生:由于平衡代偿和耐受性降低,在患病过程中容易出现水、电解质紊乱。

（6）并发症多,病死率高:常见的并发症有水、电解质紊乱和酸碱平衡失调,各种感染,血栓形成和栓塞,心理障碍等。

2. 患病后心理特点

（1）孤独心理:大多数老年人患病后希望有人陪伴,感到温暖。当无人时,就会感到心情郁闷,情绪处于低潮,甚至多愁善感、独自流泪。

（2）恐惧心理:许多老年人患病后常担心患了重病,以后不能治愈。看到自己出现的细微变化,都会浮想联翩,经常处于紧张状态,甚至吃不下饭睡不着觉。

（3）否认心理:当诊断明确以后,老年人不承认自己有病,认为诊断有误或不相信医护人员,不配合治疗和护理。

（4）自尊心理:有些老年人患病后经常失魂落魄,有失落感和没落感。老年人不愿意听别人说他们老,喜欢别人羡慕、迁就他们,希望儿孙们对他们百依百顺,有的老年人对儿女看不惯就发脾气耍威风,以此来显示在社会及家庭中的地位。对医护人员的语言、态度很在意,喜欢挑剔,甚至耍态度。

课堂互动

怀着感恩的心,用模仿的方法,说一说你的父母或你身边的老年人的生理、心理或患病后的变化和特点都有哪些。面对逐步年老的父母或社会,我们应该或能够做些什么?

知识链接

老年人的心理活动类型

1. 愉快积极型:性格开朗、心情愉快、热爱生活。

2. 直接兴趣型：理智地顺应退休后的"角色"变化，对生活知足常乐。
3. 关心健康型：特别关注自己的健康，唯恐年老体弱，多灾多病。
4. 解脱型：性格内向，退休后将活动、社交降到最低，往往有抑郁心理。
5. 追求支持型：依赖性强，需要他人在生活、情感上支持。
6. 坚持工作型：事必躬亲，用忙忙碌碌的行为和更加努力的工作来证明自己还是有能力的。
7. 冷淡型：他们认为生活苦闷，而自己对现状又无能为力。
8. 自责型：将自己一生中未能达到的目标归罪于自己的无能。
9. 愤怒型：多疑，把自己看作环境的牺牲者。

四、社区老年人健康评估和健康管理

（一）一般健康评估

1. 病史 目前有无不适的表现、这些不适发生的频率、强度及相关因素，患有哪些急慢性疾病、患病年限及起病时间、疾病严重程度、治疗情况、对日常生活活动能力和对社会的影响；既往史，手术、外伤史，食物、药物、花粉等过敏史。

2. 生活形态和环境评估 生活形态评估，包括饮食、睡眠、运动、排泄、生活习惯等；过去参与日常生活活动和社会活动的能力如何；有无不利于健康的嗜好，如吸烟、酗酒等；生活是否规律。环境评估，包括物理环境和社会环境，如住房条件，居住地区环境，经济状况如何，配偶、子女及其他亲戚健康状况，与配偶、子女、孙子女的关系如何等。

3. 体格检查 体格检查（查体）时应注意：保暖，防止受凉；尽量让老年人选择舒适的体位，防止受伤，避免让老年人过度疲劳。评估内容包括体温、脉搏、血压、呼吸；意识状态，营养状态，体位、步态与动作的协调性；皮肤黏膜的色泽、温度、水肿、弹性、出血、皮疹和受损情况；全身浅表淋巴结有无肿大；视力、听力、感知觉、口腔黏膜、牙齿，颈部活动度，甲状腺和颈静脉状况；乳房有无肿物；呼吸音、心音、心律、杂音、腹部外形、压痛等；四肢肌肉、骨骼有无挛缩变形、活动受限；采集专科检查如盆腔、直肠和前列腺检查等结果。

4. 自理功能状态的评估 自理功能状态是否完好在很大程度上影响着老年人生存质量的高低，由于机体衰老和各种慢性疾病的影响，老年人常会丧失某些功能，进而影响其心理健康和社会适应能力。自理功能状态的评估包括以下几个方面。

（1）基本的日常生活活动（ADL）：包括一般日常生活中所必须完成的活动，如吃饭、穿衣、如厕、修饰、上下床活动等，丧失这一层次的功能即失去生活自理的能力。

（2）工具性日常生活活动（IADL）：反映老年人社会适应的能力，包括购物、处理金钱、打电话、做饭、做家务、旅游等内容,失去此层次的功能,则不能进行正常的社会活动。

(3) 高级日常生活活动(AADL):包括一些与生存质量相关的活动,如娱乐、职业工作、社会活动等,而不包括满足个体保持独立生活的活动。高级日常生活活动能力的缺失一般比基本的日常生活活动和工具使用的日常生活活动能力的缺失出现得早,一旦出现,就预示着更严重的功能下降。

5. 心理健康评估

(1) 抑郁:个体失去某种其重视或追求的东西时产生的情绪状态,其显著特征是情绪低落,甚至出现失眠、悲哀、行动受限、自责、性欲减退等表现。

(2) 焦虑:个体感受到威胁时的一种紧张的、不愉快的情绪状态,表现为紧张、不安、急躁、失眠等,但无法说出具体、明确的焦虑对象。

(3) 认知功能:人们认识、理解、判断、推理事务的过程,反映了个体的思维能力,并可通过个体的行为和语言表达出来,认知功能的受损与否严重影响着老年人生存质量的高低。应该注意的是,进行认知功能评价时应考虑老年人的听力和视力情况,当听力和视力受损时会影响认知功能评定的结果。

6. 社会评估 社会评估包括以下两方面。

(1) 社会健康评估:社会健康表示个人与他人的关系如何,他人对其反应及对社会的适应程度。包括个体、家庭和社区评估,同时必须考虑老年人生活社区的文化背景。①个体评估,包括对生活现状的看法、当前角色及近期角色改变、生活方式、文化背景、居住地点和环境、经济来源与现状、精神状态、将来的目标和打算等;②家庭评估,包括家庭对老年人生活现状的认识、家庭结构、家庭的功能形态、家庭成员的角色作用;③社区评估,包括目前生活社区的特殊资源、对社区的特殊要求等。

(2) 社会功能评估:社会功能包含两个不同的概念,社会交往(访友或走亲戚等)以及社会关系对个体的支持程度。包括社会对老年人支持的效果和质量以及评价,社会支持分情感支持和物质支持,而情感支持对健康和生存质量更有贡献,护理人员应重视。

7. 角色功能评估 角色功能是指从事正常角色活动的能力,包括正式的工作、社会活动、家务劳动等,老年人由于机能的退化而使角色功能下降。对角色功能评估一般采用开放式问题,如"你在家里承担了多少家务劳动?""什么事情对你来说最重要?"在评估时要让老年人描述其对自己角色的感知和别人对他们所承担的角色的期望。

(二) 社区老年人健康管理及护理

1. 营养与饮食护理

1) 老年人的营养需求 老年人应针对其特殊需求,全面、适量、均衡地摄入营养,以延缓衰老、抵抗疾病、维护健康。

(1) 热量:老年人因体力活动减少其热量的消耗也相应减少,故每天总热量的摄入量必须适当加以控制。每天热量摄入控制在 6.728 MJ;其中 60%~70% 由膳食中的碳水化合物提供,20%～25%由膳食中的脂肪提供,10%～15%由膳食中的蛋白质提供。

(2) 蛋白质:由于体内代谢过程以分解代谢为主,且蛋白质的合成能力差,因此对蛋白质的摄入要求质优量足。老年人每天每千克体重蛋白质供给量为1.0～1.2 g,以占总热量的12%～15%为宜。过多蛋白质可加重肝、肾负担。应注重选择一部分含优质蛋白质的食品,如奶类、豆类、鱼虾类、肉类、蛋类等。

(3) 碳水化合物:人体对碳水化合物的代谢调节能力随年龄增长而下降,由于对糖类代谢能力下降,摄入过多容易导致肥胖、糖尿病、高脂血症等;但摄入过少,又会增加蛋白质的分解。建议老年人膳食中碳水化合物的供给可控制在供热比65%左右。

(4) 脂肪:由于胆汁酸减少、酯酶活性降低,对脂肪的消化能力下降,因此脂肪的摄入量不宜过高。老年人每天脂肪摄入量以50 g为宜,应减少膳食中饱和脂肪酸和胆固醇的摄入量,以富含不饱和脂肪酸的植物油为主;即减少猪油、牛油、羊油等动物性脂肪的摄入,适当摄入花生油、豆油、玉米油和菜籽油等植物脂肪。

(5) 矿物质和微量元素:在各种矿物质中,以钙和铁对老年人最为重要。老年人容易发生骨质疏松,血红蛋白合成也降低,钙和铁的补充应适当充足,我国营养学会建议老年人每天钙的供给量为800 mg。老年人应保持低盐饮食,以每天5～6 g为宜。

(6) 维生素:老年人生理功能下降,特别是抗氧化功能和免疫功能下降,故应摄入富含维生素的饮食,以增加机体抵抗力、延缓衰老。

(7) 水:由于结肠、直肠肌肉萎缩,排便功能减退,容易引起便秘,故应每天保持充足水的供给,老年人饮水应少量多次,一般每天饮水量为1000～2000 mL,以保持尿量在1500 mL;但对于患有心脏、肾脏疾病的老人,每天水分摄入量不宜过多,以免增加心脏和肾脏的负担。

2) 老年人的饮食原则及护理

(1) 科学安排饮食:应科学安排饮食的量和时间。早、中、晚三餐食量的比例最好为30%、40%、30%,每天进餐定时、定量,切勿暴饮暴食或过饥过饱。

(2) 食物种类多样:尽量食用多种食物,在选择食物时,应注意粗粮和细粮的搭配、植物性食物和动物性食物的搭配、蔬菜与水果的搭配。

(3) 营养比例适当:应营养均衡,在保证摄入足够蛋白质的基础上,限制热量的摄入,选择低脂肪、低糖、低盐、高维生素及富含钙、铁的饮食。

(4) 注意饮食卫生:保持餐具的清洁;少吃腌制、烟熏及油炸食品;不吃变质的食品;应用健康的烹饪方法制作食品。

(5) 进食宜缓、暖、软:进食速度宜慢,宜小口进食。食物的温度应适宜,不宜过冷或过热;食物以松、软为宜,有助于消化。

(6) 戒烟、限酒、少饮茶:吸烟可使血中二氧化碳浓度升高、血脂升高;过度饮酒可增加脑血栓形成的风险;饮浓茶会对胃肠道产生刺激。

2. 休息与睡眠护理

1）老年人睡眠的特点 ①睡眠时间减少：随着年龄增长，个体对睡眠的需要量逐渐减少，睡眠深度也逐渐变浅，老年人一般每天睡眠时间为6～8 h。②睡眠质量下降：容易出现失眠、入睡困难、睡后易醒等睡眠障碍症状。

2）老年人失眠的表现：①入睡困难，常延长1 h以上；②早醒，常提前1 h以上；③睡眠浅，易醒，且醒后不易再入睡；④睡眠时间常少于正常时间，而且伴有睡眠不足所致的不适感觉，如头昏、乏力、疲劳、记忆力减退等；⑤病态的假性失眠，即个体持续1周以上具有睡眠时间大大减少的主观感觉，但实际睡眠时间并未明显减少，或完全没有减少，又称为缺乏睡眠感。

3）老年人失眠的护理

（1）尽量找出失眠原因：如是否存在生理因素、心理因素、疾病因素、环境和社会因素等，以便针对病因采取措施。

（2）调整卧室环境：卧室的环境不仅会影响老年人睡眠，还会影响睡眠质量。因此，睡前应注意调整好卧室的温度、湿度，将灯光调至柔和、暗淡，尽量停止各种噪声的干扰。

（3）做好睡前准备工作：睡前应保持情绪稳定，不宜进行剧烈活动、观看紧张的电视节目、饮用兴奋性饮料等；晚餐应在睡前2 h完成，晚餐宜清淡，不宜过饱，睡前不再进食；还可以在睡前用热水泡脚，以促进睡眠。

（4）选择舒适的睡眠用品：在选择睡眠用品时，床不宜过窄、床垫不宜过硬或过软；枕头高低适度；被褥轻软、透气。

（5）合理安排日间活动：白天积极参与各种有益的社会活动、坚持适当的户外运动或体育锻炼，将有助于入睡、改善睡眠质量。

（6）采取适当的睡眠姿势：良好的睡眠姿势可改善睡眠的质量。选择睡眠姿势时，以自然、舒适、放松为原则；最佳睡眠姿势为右侧卧位，既可避免心脏受压，又有利于血液循环。

（7）合理使用镇静催眠药：当所有促进睡眠的方法均无效时，可遵医嘱服用镇静催眠药。但不宜长时间连续服用或自己随意增减药量，以防药物依赖和产生抗药性。

3. 活动与运动护理

1）活动与运动的原则

（1）选择适宜，因人而异：一般而言，运动时间以每天1～2次、每次30 min为宜，每天运动的总时间不超过2 h；运动的场地最好选择在空气新鲜、环境清静、地面平坦的地方；运动的强度应根据老年人运动后心率而定。

（2）循序渐进，持之以恒：活动或运动的强度应由小到大、逐渐增加。

（3）自我监护，确保安全：在活动过程中，一定要注意自我感觉。当出现不适感觉时，应立即停止活动；出现严重不适感觉时，应及时就医。

2）常用的健身方法

（1）散步：老年人散步时应选择在清晨、有绿色植物生长、空气新鲜、行走安全的条件和环境中进行,以每分钟80～90步,每天步行30～60 min。步行过程中,应注意使自己脉搏保持在110～120次/分为宜。散步的同时间断做几次深呼吸,有助于吐故纳新。若饭后散步,可以在漫步行走的同时,将双手放于腹部,轻轻按摩。方法是顺时针旋转按摩30次,再逆时针旋转按摩30次,反复交替进行。腹部按摩可以促进局部血液循环,促进肠蠕动,尤其适用于有慢性消化系统疾病和习惯性便秘的老年人。

(2) 跳舞:应根据自己的身体状况,选择适当节奏的舞曲。

(3) 太极拳和气功:这两项运动动作柔和、缓慢、协调、动静结合,不仅可以调节老年人的心境,还可以强身健体。

(4) 游泳:游泳的姿势不限,但速度不宜过快,时间不宜过长。一般而言,以每天1次或每周3～4次、每次游程以不超过500 m为宜。

(5) 球类运动:可根据自己的兴趣、身体状况,选择适合的球类运动,如台球、门球、乒乓球、健身球等。

4. 排泄问题与护理　老年人排泄方面常见的健康问题有便秘和尿失禁等。

1) 老年人便秘的护理　老年人的食量和体力活动明显减少,胃肠道功能减退,使食物在肠内停留时间延长,水分过度吸收而引起便秘。其护理措施如下。

(1) 养成良好的排便习惯:社区护士应指导老年人选择适合自己排便的时间,养成每天定时排便的习惯,可以减少毒素在体内停留的时间,减少大便内水分的吸收而避免便秘的发生。

(2) 合理膳食:多摄入富含纤维素的蔬菜、水果和具有润肠作用的食物;养成清晨空腹饮一杯白水或蜂蜜水的习惯;多饮水,病情允许时每天液体摄入量不少于1500 mL;适当食用油脂类的食物。

(3) 鼓励适当运动:协助老年人制订有规律的活动计划,可根据个人爱好选择运动项目,如散步、做操、打太极拳等。卧床老年人可进行床上活动。不能自主运动的应指导家人每天帮助进行被动运动。此外,还应指导老年人进行增强腹肌和盆底部肌肉的运动,以增强肠蠕动和肌张力,促进排便。

(4) 指导进行腹部按摩:排便时用手沿结肠解剖位置自右向左环形按摩,可促使降结肠的内容物向下移动,并可增加腹内压,促进排便。指端轻压肛门后端也可促进排便。

(5) 以上方法均无效时,可使用开塞露,或遵医嘱使用缓泻药物。

2) 老年人尿失禁的护理　尿失禁是老年人泌尿系统最常见的健康问题,原因复杂,可由局部因素或全身因素引起。如前列腺增生肥大、尿道括约肌无力、盆底支持组织松弛、泌尿系统炎症、神经中枢功能异常、精神因素或环境因素等。其护理措施如下。

(1) 心理支持:无论什么原因引起的尿失禁,都会给老年人造成很大的心理压力,如精神苦闷、忧郁、丧失自尊等。社区护士应充分理解、尊重老年人,给予安慰、开导和鼓励。

(2) 合理饮水:指导无液体禁忌证的老年人多饮水,每天白天摄入液体2000～

3000 mL。因多饮水可以促进排尿反射的恢复,还可预防泌尿系统的感染。但睡前限制饮水,减少夜间尿量,以免影响休息。

(3) 保持皮肤清洁、干燥:指导尿失禁老年人经常用温水清洗会阴部皮肤,勤换衣裤、床单、尿垫等。

(4) 指导老年人重建正常的排尿功能:向老年人及其家属说明重建正常排尿功能的目的,并说明训练的方法和所需的时间。①膀胱功能训练:开始阶段每隔1~2 h让老年人排尿一次,排尿时注意力要集中,即使没尿意也让其试做一下排尿动作,以培养尿意感。以后间隔时间逐渐延长,以促进排尿功能的恢复。使用便器者,用手掌自膀胱上方持续向下压迫,使尿液被动流出,注意用力要适度。②骨盆底部肌肉锻炼:指导老年人进行提肛练习,具体方法是取立、坐或卧位,试做排尿(排便)动作,先慢慢收紧盆底肌肉,再缓缓放松,每次10 s左右,连续10遍,每天进行数次,以不觉疲乏为宜。

5. 日常安全的护理

1) 预防跌倒

(1) 自身防护:指导老年人动作宜缓慢,如在变换体位时,动作不宜过快,以免发生体位性低血压;外出时避开拥挤时段,同时要严格遵守交通规则;洗浴时间不宜过长,一般不超过20 min;温度不宜过高,水温以35~40 ℃为宜,提倡坐式淋浴。

(2) 光线充足:老年人因视力障碍容易跌倒,所以,老年人居室内的走廊、卫生间、楼梯、拐角等暗处应保持一定亮度;居室内夜间也应保持一定亮度,以便于老年人起床如厕。

(3) 居室布置合理:老年人居室内地面应使用防滑材料,最好选择木质地板;门口地面最好不要有门槛;室内尽量无障碍物。

(4) 浴室设施合理:老年人浴室的地面及浴盆内应放置防滑垫;浴室及厕所内应设有扶手,沐浴时有穿脱衣服的座椅;浴室及厕所的门最好向外开,以便于发生意外时救护。

2) 预防呛噎 老年人进食时应注意力集中,尽量采取坐位或半坐卧位。进食时应细嚼慢咽,不宜过快。进流食易呛咳者,可将食物加工成糊状,吃干食发噎者,进食时准备水。

3) 预防坠床 意识障碍的老年人应加床栏;睡眠中翻身幅度较大或身材高大的老年人,应在床旁用椅子拦挡。

6. 用药护理

1) 老年人用药原则

(1) 少用药,勿滥用药:老年人应以预防为主,尽量少用药;当必须用药时,应遵医嘱对症治疗,尽量减少用药品种,且以小剂量开始服用。

(2) 注意联合用药:老年人往往同时服用多种药物,应特别注意药物的配伍禁忌。

(3) 密切关注用药反应:用药后应关注有无各种不良反应,如出现某些异常症状,应高度警惕,首先考虑是否为药物不良反应,必要时停药。

2) 常用药物的护理

（1）降压药：降压药是老年人常用药物之一。老年人在服用降压药时,应注意降压要适度,一般以收缩压下降 10～30 mmHg、舒张压下降 10～20 mmHg 为宜,防止因降压过低、过快而引起心、脑、肾的缺血；同时应监测 24 h 动态血压,以确定最佳的用药剂量和服药时间；一般而言,降压药最佳的服用时间为每天 7：00、15：00 和 19：00；睡前不宜服用降压药,以免诱发脑卒中。

（2）解热镇痛类药：由于老年人对解热镇痛类药的作用比较敏感,在服用时宜采用小剂量；同时加强监测,避免诱发消化道出血。

（3）镇静催眠药：应注意采用小剂量,且最好几种镇静催眠药交替服用；长期服用镇静催眠药的老年人不宜突然停药,以免出现失眠、兴奋、抑郁等问题。

（4）抗生素：老年人在服用抗生素时,应注意其剂量和疗程,以免引发肠道菌群失调等问题。

（5）胰岛素：老年人在服用胰岛素过程中,容易发生低血糖反应。因此,应注意监测自身血糖、尿糖的变化,及时调整胰岛素的用量,以免发生低血糖。

怀着对长辈的孝心,从现在起,用你所学的专业知识,为你的爸爸、妈妈、爷爷、奶奶、姥姥或姥爷等长辈们,设计一份健康管理档案并开始管理他们的健康。坚持一直做下去。当你到中年时再拿出来看看,相信你一定会有不同凡响的成就感。

知识链接

老年人脚肿是怎么回事？

脚肿是老年人常见的症状之一。

一、老年人脚肿的类型

1. 营养性脚肿　由于老年人进食少,且消化功能减弱引起。
2. 特发性脚肿　多见于老年女性,可能与内分泌代谢异常有关。
3. 下腔静脉性脚肿　下腔静脉回流不畅所导致,常是一只脚先肿。
4. 功能性脚肿　虽说不严重,但可持续数年,且至今原因不明。
5. 全身性疾病引发的脚肿　像患有心脏病、心功能减退以及肾脏疾病的老年人,多有脚肿的现象。

此外,钠盐摄入过多、用药不当以及因局部感染,如脚气病等引发的脚肿,在老年人中也较为常见。

二、脚肿的表现

由于原因不同,老年人脚肿的临床表现也有所不同。比如脚肿是痛风引起的,则大脚趾、脚跟及膝盖部分会突然红肿胀痛,关节发热,疼痛难忍；若是肾功能衰竭引起的,会出现眼部、脸部肿胀,在脚跟、脚背轻按一下,肿胀处即凹下,肌肉像失去弹力；若是心源性疾病引起的,那老年人还

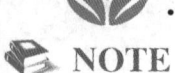

会有心慌、气喘、憋气等现象。

三、治疗和预防

1. 治疗　老年人出现脚肿,应该先去医院检查,找出脚肿的原因,从而对症下药。如果脚肿并伴有剧烈疼痛,应该去医院骨科检查;如果脸部也有肿胀,就要去肾内科检查;如果伴有心慌、气喘、憋气,该去心内科检查;若其他症状不明显,那老年人应该去医院老年科检查。

2. 预防　脚肿首先要防止相关疾病,比如不抽烟、避免大量摄入钠盐以预防冠心病等。老年人尤其要注意足部保洁、保暖,营养摄入要全面。平时避免长时间站立,适当增加局部运动,还要密切注意控制药物副作用。如服用某种药物后,脚部有肿胀现象,应立刻去医院。如果脚肿伴有剧痛,那老年人应采取一些静止性的运动,避免登山、举重等运动,以防症状加重。

小　结

通过完成本任务学习,你应该提升的素质主要是热爱老年人护理工作,忠于职守;扩大关于老年人问题的知识面;具备扎实的老年人护理知识;能全面、细致、广泛地进行老年人保健宣教。应具备的能力是综合分析老年人问题的能力;有实际操作能力;有与不同情况的老年人的沟通能力和健康管理能力。应掌握的知识有老年人的生理变化特点。重点是对不同老年人的生理、心理变化特点进行评估。

能力检测

一、填空题

1. 一般老年人心理情绪变化特点为_____,_____,_____,_____。
2. 离、退休老年人心理社交变化特点为_____,_____,_____,_____。
3. 老年人社会评估的内容有_____,_____。
4. 老年人健康评估的内容有_____,_____,_____,_____,_____,_____。

二、简答题

1. 老年人生理变化特点具体表现在哪些方面?
2. 患病后老年人心理变化特点有哪些?
3. 老年人散步时应该注意什么?

三、选择题(5个备选答案中可能有1个或1个以上正确答案)

1. 基本的日常生活活动评估内容包括(　　)。
A. 吃饭　　B. 家庭团结　C. 修饰　　D. 穿衣　　E. 如厕

2. 为老年人体格检查时应注意（　　）。
A. 保暖　　　　　　B. 合适体位　　　　　C. 避免过度劳累
D. 精神状态　　　　E. 如厕

四、实践与操作

1. 对社区70岁以上的老年人进行家庭访视，并做出健康评估报告。
2. 指导社区家属对刚离、退休的老年人进行心理辅导并帮助，制订健康生活计划。
3. 根据实训项目完成以下几项工作内容
（1）写出社区考察/见习报告。
（2）设计学案。
（3）填写合作完成项目任务书。
（4）完成项目任务完成评价书。

五、案例与讨论

王爱珍，女，76岁，高中文化，寡妇，退休职员。

现病史：感觉身体不适，医院检查发现患了大肠癌，成功实施了手术，无转移，手术恢复好，只感觉听力变差。主诉：最近数月来总是烦躁、发脾气，与别人沟通困难，看电视声音很大，邻居有意见，给以警告，她就怀疑别人对她不好，无法与人交往，无生活兴趣。

对于以上老年人你如何进行心理护理？

讨论要点：很清楚，这是因为听力功能减退而带来的老年人适应困难。由于沟通发生了问题，间接地增加其猜疑的倾向。

治疗方向：建议去医院看耳科医生，尝试使用助听器来补救问题，假如无法靠助听器改善听力，可以给予其他建议补救目前困难。比如：别人交流时靠近些；说话慢一些；讲清楚，或别人代为传话，另外，看电视可以戴耳机等。

(李艳荣)

项目四　能够胜任社区常见慢性病的管理和护理

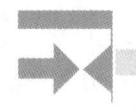

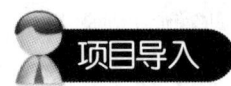

随着现代社会人口老龄化的加速，慢性病成了威胁人类健康的首要因素，其患病率和死亡率的增高使之成为世界公共卫生研究的热点问题。由于慢性病患者日益增多，大医院医疗资源的负担也相应增加，这就决定了慢性病管理的重心将向社区护理转移，建立社区慢性病管理模式将成为现今慢性病管理的重点。本项目的任务包括认识和了解什么是慢性病、慢性病的特点及危险因素、社区护士在慢性病管理中应做些什么、怎样进行社区管理和患者的居家护理。

任务一　能完成一般慢性病的社区管理和患者的居家护理

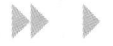 学习目标

1. 素质目标：培养和提升护生对社区慢性病患者护理的主动性、积极性。
2. 能力目标：护生能够进行社区慢性病管理并为患者提供居家护理及指导。
3. 知识目标：熟悉慢性病的概念及各种常见慢性病的特点及主要危险因素，社区慢性病的三级预防及居家护理。

重点：为慢性病患者提供居家护理及指导。
难点：社区慢性病三级预防机制。

随着现代社会人口老龄化的加速，慢性病成了威胁人类健康的首要因素，其患病率和死亡率的增高使之成为世界公共卫生研究的热点问题。2008 年中国卫生服务调查研究发现，按例数计算，我国慢性病患病率达 20.0%，约 2.6 亿人。与 2003 年国家卫生服务调查结果比较，慢性病患病率上升 5 个百分点，城市慢性病患病率为 28.3%，明显高于农村慢性病患病率 17.1%。有研究资料显示，60%～70% 的老年人有慢性病史，其中约 50% 的患者同时患有 2 种以上慢性病。老年人慢性病的发病率约为 54%。

一、什么是慢性病

（一）慢性病的概念

慢性病（简称慢病）是指一种长期存在的疾病状态，表现为逐渐的或进行性的组织器官结构病理性改变和功能异常。所包括的疾病有阿尔茨海默病（老年性痴呆）、精神分裂症、慢性支气管炎、高血压病、冠心病、慢性胃炎、糖尿病、骨质疏松症、肺癌等。慢性病已逐渐取代急性传染病，成为我国社区居民的主要健康问题。

慢性病患者的多数时间是在家庭和社区生活中度过，在社区开展慢性病患者的保健与护理，提高其自我护理能力，对控制慢性病的发病率、死亡率，改善和提高患者的生存质量具有积极的作用。

（二）慢性病的分类

根据慢性病对人体产生影响的不同，可分为致命性慢性病、可能威胁生命的慢性病及非致命性慢性病三类。

1. 致命性慢性病 ①急发性：各种恶性肿瘤的中、晚期，如急性白血病、肺癌、肝癌、胰腺癌、乳腺癌、恶性黑色素瘤等疾病。②渐进性：如肺癌转移中枢神经系统、后天免疫不全综合征、骨髓衰竭、重症肌无力等疾病。

2. 可能威胁生命的慢性病 ①急发性：如中风、心肌梗死、血友病、支气管哮喘、镰状细胞性贫血等。②渐进性：如糖尿病、肺气肿、阿尔茨海默病、慢性酒精中毒、硬皮病等疾病。

3. 非致命性慢性病 ①急发性：如痛风、偏头痛、胆结石、季节性过敏等疾病。②渐进性：如风湿病、慢性支气管炎、帕金森病、骨关节炎、青光眼等疾病。

（三）慢性病的特点及危险因素

1. 慢性病的特点

（1）隐蔽性强：慢性病的发生和发展，经过一个由量变到质变的漫长过程。在初始阶段，可能不出现任何症状，人们并不意识到它们的存在，但它们却在不知不觉中进展，直到质变阶段，病症才暴露出来。

（2）致病因素复杂：慢性病的病因既有遗传方面的危险因素又有环境方面的危险因素。诸如种族、家族史、年龄、性别、缺乏体力活动的生活方式、吸烟、酗酒等不良习惯，尤其是不合理的膳食结构，均会导致患病。与一种疾病有关的危险因素，可能对其他疾病也产生影响。比如吸烟，它既是高血压病的一个致病原因，同时也是癌症、心脏病、脑血管病等的共同危险因素。疾病的本身，如肥胖也可以是一个独立的危险因素，它对于慢性阻塞性肺疾病、心血管病、糖尿病、皮肤病、关节炎等多种疾病均有影响。

（3）可预防性：既然许多因素能影响慢性病的发生与发展，那就说明它们具备预防的可能性，因为环境因素是可以加以改变的。譬如对于有家族史或其他容易患此类疾病的人群及时采取措施，如定期体检、戒除不良习惯、改善饮食结构，选择合理的生活方式等，就可能减少或延缓慢性病的发生与发展。

(4) 病程长,并发症多:慢性病的病程长、并发症多且经济负担重,需要长期的治疗和护理。患者一旦被确诊为慢性病,则需要终身治疗。尽管目前国内外医疗技术水平相对较高,对慢性病的治疗有各种方法,但所有治疗手段只能是局限在缓解症状或控制疾病发展、相对提高患者生活质量上,如高血压病、糖尿病等,目前无法做到完全治愈。

(5) 具有不可逆转的病理变化:致残、致死率高,缺乏有效的治愈手段。慢性病始终缺乏有效的临床治疗方法,也无切实有效的预防手段。

2. 慢性病的危险因素　研究表明,影响慢性病发生、发展的危险因素有很多,主要危险因素可以分为行为因素、环境因素和不可改变因素三大类。其中年龄、性别、遗传等因素是不可改变的,而行为因素和环境因素是可以改变的。

1) 行为因素　主要是存在不良生活方式,包括不良饮食习惯、不良嗜好及不良行为习惯等。

(1) 吸烟:烟草中含有苯、焦油和多种能致癌的物质。吸烟也是慢性支气管炎、肺气肿和慢性气道阻塞的主要诱因之一。同时吸烟也会诱发心血管疾病。相关研究表明吸烟者的冠心病、高血压病、脑血管病及周围血管病的发病率明显高于不吸烟者。除此之外,烟草中的尼古丁可影响钙的吸收,烟碱抑制成骨细胞,刺激破骨细胞的活性等,使骨密度降低,引发骨质疏松。对于孕妇来说,吸烟使怀孕早期容易发生流产,在中期发生怀孕期间最危险的并发症之一——妊高征。

(2) 饮酒:酒精主要在肝内代谢,长期酗酒容易导致酒精性脂肪肝、酒精性肝炎,甚至酒精性肝硬化。同时,中、高浓度酒精对食管和胃的黏膜损害很大,易引起黏膜充血、肿胀和糜烂,导致食管炎、胃炎、溃疡病。饮酒与冠心病、原发性高血压也密切相关,中度饮酒可增加心血管意外的发生。

(3) 饮食:根据相关统计,长期高胆固醇饮食、高脂肪饮食、高盐饮食及刺激性饮食、长期食烟熏和腌制饮食,长期无规律进食、暴饮暴食等不良饮食习惯与肥胖症、糖尿病及心血管疾病、消化系统疾病等慢性疾病的罹患率成正相关,我国常见的不良烹调习惯也是危害健康的重要因素之一。

(4) 缺乏运动:在现代社会中,由于缺乏体力活动,使得体重超重和肥胖的人数增加。体重超重或肥胖易导致冠心病、高血压、2型糖尿病、胆囊疾病,还可引发各种心理问题及其他疾病。

2) 环境因素　包括自然环境、社会环境和心理环境。

(1) 自然环境:环境污染破坏了生态平衡和人们正常的生活条件,对人体健康产生直接、间接或者潜在的有害影响。尤其是汽车尾气、工业废气、废水对外部大环境的污染,以及室内装修、厨房烹调油烟对生活环境的污染,都是导致肺癌、白血病等恶性肿瘤以及慢性阻塞性肺疾病的危险因素。

(2) 社会因素:政府部门关于卫生政策、卫生资源配置、医疗系统的可利用程度,所在辖区内人口结构和流动情况,个人的受教育程度,社会经济地位等社会因素也影响着居民的健康。

(3) 心理环境:现代社会生活工作节奏加快、市场竞争激烈,人际关系复杂多变,这使得我们生活中的紧张感、刺激感增加,心理因素和情绪反应成为一个重要的致病因素。特别是愤怒、恐惧、焦虑、忧虑、悲哀、痛苦等情绪虽然是适应突发环境的一种必要反应,但强度过大或时间之久,都会使人的心理活动失去平衡,导致神经系统功能失调,对健康产生不良影响,如一位患者患有高血压病、糖尿病等慢性病,由于妻子突然过世伤心过度导致多种并发症出现,最后心力衰竭过世。

3）不可改变因素　这些因素在目前的医疗条件下是不可改变的,主要包括年龄、性别及遗传因素。例如:许多慢性病的发病率与年龄成正比,即年龄越大,患病的机会越大。

（四）社区护士在慢性病管理中应做些什么

1. 资料收集　收集资料是开展慢性病管理至关重要的第一步。社区护士应对本社区管辖范围内25岁以上的常住居民健康情况进行收集,建立电子档案。

2. 健康评估　社区护士要熟悉各种社区资源,帮助慢性病患者和家属加以充分利用。要参加计划筛检等活动以帮助社区居民早期发现疾病,早期治疗各种慢性病。对筛选出来的慢性病患者再进行全面体检,详细询问病史,了解疾病危险因素。根据个人情况,进行个体具体指导。评估工作要求如下:诊断疾病,首先确认疾病所处阶段,如高血压病患者现在是处在一期,还是二期、三期阶段。糖尿病患者分型和是否有并发症出现。

3. 治疗与康复　慢性病的护理重点是预防及减少身体残疾的发生,维持机体或器官的功能,促使患者保持正常生活及社会功能。大部分慢性病如在发病的初期能给予适当积极的治疗、护理及康复功能训练,可以预防残疾或功能障碍的发生。

4. 健康教育　社区护士要通过各种形式,向社区内的慢性病患者传递有关保健和治疗的知识和信息,帮助他们改变不良的生活方式,识别危害健康、加重病情的危险因素。如通过集中讲课、发放宣传资料以及面对面谈话等形式,普及患者对高血压病的防治知识,纠正不良生活习惯,提高患者对高血压病防治的依从性,把健康教育指导贯穿在整个管理过程中。

5. 心理护理　由于慢性病病程长,使患者产生各种心理适应不良反应,社区护理人员应该真诚地服务,对患者在疾病治疗过程中产生的心理问题及消极情绪及时给予疏导,培养患者的生活兴趣,增加患者对未来生活的信心。尽可能帮助患者与外界保持联系,引导患者采取积极的生活态度,努力适应病情带来的不适及变化。同时开展由家庭成员或病友参与的活动,调动一切积极因素,取得周围人群及社会的大力支持,改善患者不良心态,保持患者心理平衡。

6. 提供直接或间接的居家护理　在对慢性病的长期护理中,护士既要根据患者的个人能力、生活方式及所处环境制订适合患者的治疗、护理计划,辅导患者的家属为患者提供所需的护理;还要让患者参与治疗方案,并一起寻找其他非药物治疗方法,如放松技巧、音乐疗法等,帮助患者和家属掌握,以便他们能够在家中应用。

7. 参与科研　社区护士要参与护理科研,探索对慢性病患者进行社区护理的

规律,用研究结果来指导慢性病管理的护理实践。

8. 组织协调　社区护士要呼吁社会各界关注慢性病问题,争取更多的支持,帮助患者组织支持性团体或自护团体。自主性的病友团体在帮助慢性病患者适应疾病的过程中扮演重要的角色。社区护士还要与社区的其他组织、机构合作,利用社区资源,解决社区的健康问题。社区护士要根据居民的需要和实际情况,做好慢性病的三级预防工作,帮助慢性病患者在健康维持、疾病的功能康复等方面发挥作用。

想一想并罗列一下,在小组内交流:你的家人、朋友或周边的人,是否有患慢性病的? 都是什么病? 他们是否引起过注意? 你下一步能为他们做些什么?

知识链接

慢性病应早知晓

伴随着社会的发展、气候的变化、生活环境的污染及人口老龄化加剧,各种疾病也大幅度增加,成为21世纪人类健康的主要杀手。肿瘤、高血压、糖尿病等"现代文明病"每年以30%的速度迅速上升,其死亡人数占总死亡人数90%以上。

虽然慢性病的发病率高、致残率高、死亡率高,但人们对其危险因素的知晓率、治疗率和控制率却很低。以高血压为例,2009年全国2亿人,目前已近2.4亿人,2009年的调查显示我国人群高血压病的知晓率为29%,治疗率为24%,控制率仅为6%,如此推算,我国目前有1.7亿高血压病患者不知道自己患高血压病,1.8亿高血压病患者没有得到系统治疗,2.2亿高血压病患者的血压未得到有效控制。依据高血压病等慢性病的致残率、死亡率推测,目前如不积极防治高血压病等慢性病,未来几年将给社会及家庭带来灾难性后果。

二、代谢综合征的社区管理和患者的居家护理

(一)代谢综合征的概念

代谢综合征又称X综合征、胰岛素抵抗综合征,是多种代谢异常同时发生于同一个体的临床现象,是以肥胖(尤其是中心性肥胖)、糖尿病或糖耐量受损、血脂紊乱以及高血压为特点的一组临床综合征。

代谢综合征中的每一项都会增加心血管疾病的危险性,合并多种异常时发生心血管疾病的危险性更大,有学者又将其称为"死亡四重奏"。近年来,由于环境、生活方式、饮食结构的改变和老龄化进程加速,代谢综合征患病率迅速上升,1992

年国内一组代谢综合征的调查结果显示代谢综合征患病率为9%,到2002年45～75岁男性的代谢综合征患病率达到了21%。研究发现,高体重指数、高腰臀比、低劳动强度、运动少、吸烟、膳食口味咸、高糖饮食、高脂饮食、高血压家族史、糖尿病家族史等与代谢综合征发病有关,因此,代谢综合征的防治与患者的生活方式密切相关。社区卫生服务中心是最基层的医疗保健单位,通过对社区居民生活方式的正确引导和干预,对代谢综合征的预防和控制可以起到独特而积极的作用。

(二)代谢综合征的社区管理

1. 一级预防 纠正可控制的危险因素,预防疾病的发生。通过宣传代谢综合征的知识,提高居民对其危害性的认识;提倡健康的生活方式,加强自我保健,从而有效降低危险因素;定期组织体检筛查,一旦发现血糖、血脂等指标的异常,应及早实施干预;针对高危人群开展健康教育,进行生活方式干预。

2. 二级预防 确立各项指标的控制目标,制订饮食计划、运动计划、检测计划;教会患者正确监测血糖、血压等指标,如发现异常需及时就医、治疗,同时学会自我管理,提高其遵医行为及治疗依从性。

3. 三级预防 为提高患者生活质量,延缓并发症的发生、发展,应督促患者定期进行检查,按时、按量服用药物,以减少疾病的发展及并发症的发生。

(三)代谢综合征患者的居家护理

1. 饮食干预 由于代谢综合征与饮食密切相关,因此饮食干预是代谢综合征社区管理的重要环节。社区护士应当调查患者的饮食习惯,与营养专家共同分析每位患者的发病与饮食之间的关系,将结果录入电子健康档案。指导患者饮食热量的评估方法、健康食物的选择和烹饪方式,针对不同疾病,给予相应的建议,如高血脂患者需减少饱和脂肪酸的摄入,以清淡、低脂、高维生素的饮食为主。糖尿病患者因需控制血糖,常以素食为主,易造成贫血等相关疾病,应根据实际情况,建议其适当食用肉类,避免含糖量高的食品。对于特殊患者,为其制订个性化饮食方案。

2. 药物干预 药物治疗是控制病情的重要方式,主要针对其危险因素及疾病进行治疗。在生活方式改变的基础上,针对患者肥胖、高血压、高血糖、高血脂等情况,选用降压药、降糖药、降脂药,同时监测相关指标,调整药物剂量。社区护士应指导患者合理用药,协同用药。同时要向患者说明药物的作用、剂量、服用方法和不良反应的观察,指导其遵医嘱定时、定量,正确服用药物,提高其用药的依从性。

3. 运动干预 运动锻炼能增加肌肉对葡萄糖的摄取,使胰岛素受体数目相对增加或结合力上升,提高胰岛素敏感性,改善胰岛素水平,有利于血糖的控制和代谢性疾病的改善。同时,运动可以提高肌肉脂蛋白酶的活性,降低低密度脂蛋白,提高高密度脂蛋白,从而改善高脂血症,降低心血管疾病意外发生的危险性。社区护士要鼓励患者长期坚持有规律、适量的运动,对于年龄较大、体质较弱的患者,可以选择散步、慢跑、打太极拳等运动。社区护士要指导患者每次运动时间在30～60 min,每天1次或每周4～5次。运动强度可以心率来控制,运动后最宜心率

(次/分)=170-年龄。对于身体健壮者,运动后最宜心率(次/分)=180-年龄。如在运动中出现严重的胸闷、气喘、心绞痛或心率减慢、心律失常应立即停止运动,并及时就医。

4. 心理干预 由于代谢综合征病程较长、治疗缓慢,容易出现烦躁、抑郁、绝望等不良心理及消极情绪,不利于疾病的预防和治疗。社区护士要与患者多交流,耐心进行沟通,了解导致其不良心理的原因,对其心理进行评估并分析研究,制订相关干预。对患者进行相关疾病的讲解,提高其预防和控制的意识,并学会控制病情和舒缓情绪的方式。

三、高血压病的社区管理和患者的居家护理

(一)高血压病的概念

在未用抗高血压药情况下,收缩压≥140 mmHg 和或舒张压≥90 mmHg,按血压水平将高血压分为1、2、3级。收缩压≥140 mmHg 和舒张压<90 mmHg 单列为单纯性收缩期高血压。患者既往有高血压史,目前正在用抗高血压药,血压虽然低于140/90 mmHg,也应该诊断为高血压。目前我国高血压人群中存在着"三高三低"的特点,即患病率高、危害性高、病死率高,知晓率低、治疗率低和控制率低。

(二)高血压病的社区管理

1. 一级预防 主要针对健康人群,建立健康档案及管理;通过广泛宣传,提高人们对高血压病发病危险因素的认识,采取针对性的干预计划;以倡导健康生活方式为内容的健康教育及健康促进,提高人们自我保健、预防高血压病的意识和能力,如合理饮食、适当运动、戒烟戒酒等。

2. 二级预防 针对高危人群的管理,实施血脂、体重等指数的筛查,指导戒烟、减重等行为干预,组织定期血压监测,以及早发现血压异常,早期诊断、治疗;建立健康档案、定期随访、指导用药及健康教育,进行规范化治疗和管理,预防并发症。

3. 三级预防 针对高血压病患者的管理,社区护士应针对个人具体情况给予干预措施,以达到最大程度降低心血管意外发生及致死、致残的概率。包括:督促患者坚持治疗,长期、规律、遵医嘱用药,密切观察药物的疗效及不良反应;定期测量血压并记录;对患者及家属进行健康教育,提高治疗依从性。

(三)高血压病患者的居家护理

1. 血压的观察 教会患者自测血压,测血压时做到定体位、定部位、定血压计。观察预防:有的患者会出现饭后低血压、体位性低血压等,尤其发生在服降压药过程中,所以在指导患者变换体位时动作要缓慢。血压突然升高时,应全身放松,静卧休息,立即舌下含化心痛定1片或口服其他降压药,稍觉缓解后即到医院就诊。

2. 饮食干预 膳食高盐是中国人群高血压病发病的重要因素,所以高血压病

患者要限制食盐的摄入量,每天食盐的摄入量应控制在 2~5 g。对有高血压病家族史的高危人群,应及早采用少盐膳食,养成少盐、清淡饮食的习惯。

3. 生活方式指导

(1) 控制体重:流行病学研究发现,体重与血压成正相关,肥胖者高血压病的患病率是体重正常者的 2~6 倍,在超重和肥胖的患者中体重减少 5 kg,就能明显降低血压,而且有助于控制伴随的危险因素。

(2) 严格戒烟,限酒:吸 1 支烟可使收缩压升高 11~22 mmHg,每分钟心跳增加 5~20 次,长期、大量吸烟会加重高血压病病情。建议患者戒烟、戒酒。

(3) 保持良好的生活规律:保持良好的睡眠、良好的心态、稳定的情绪和豁达的胸怀是预防高血压病的必要条件。紧张、激动、过度疲劳等都会使体内的交感神经兴奋,促使儿茶酚胺分泌增加,使小动脉痉挛,从而使血管收缩,心跳加快,血压增高。

4. 药物干预 原发性高血压原则上应终身服药,不能以血压的起伏来作为是否服药的标准。此外,应观察服药后的疗效及不良反应,遵医嘱应用降压药物治疗,测量血压的变化以判断疗效,观察药物的不良反应。若出现不良反应要及时告知专业医师,及时调整用药量。

5. 运动干预 运动降压主要是通过压力感受器重新调整、血流重新分布、肾素-血管紧张素轴改变、胰岛素敏感性增加及降低交感神经活动性而实现的,从而降低心率和心排出量,使血压也随之下降。根据个人体质情况进行适合自己体质的运动,如游泳、跑步、爬山、打球、打太极拳等。

四、冠心病的社区管理和患者的居家护理

(一) 冠心病的概念

冠心病是一种临床的常见病、多发病。它是由于冠状动脉痉挛,持续性缺血引起的一系列证候,因此又称为急性冠脉综合征,包括无症状型、心绞痛型、心肌梗死型、缺血性肌痛型、猝死型等。冠心病是发达国家人群的首要死亡原因,近几年在我国呈逐渐上升趋势,且发病趋于低龄化,因此关注和提高冠心病患者的生活质量尤为重要。

冠心病是一种慢性病,患者大部分时间于院外服药治疗。患者由于缺乏冠心病相关知识及具有不良的饮食生活习惯,身心健康受到很大的威胁。社区护理具有经济、有效、方便、连续和以保健为主的特点,在冠心病社区预防和康复中的重要性日益凸显。

(二) 冠心病的社区管理

1. 一级预防 一级预防主要为面向一般健康人群的健康教育与健康促进活动,为了降低人群中冠心病的发病率和死亡率,控制或减少那些对发病率起决定性作用的危险因素,如高血压、高脂血症、糖尿病、吸烟、肥胖等,以提高自我保健意识和防护能力为目的。

2. 二级预防 主要针对高危人群和冠心病患者,提高人群中冠心病的检出

率,采取药物或非药物方法预防及治疗冠心病,减少疾病的恶化和发展,以促进患者的康复。建立社区冠心病高危人群和患者健康档案,定期随访,实施动态管理。进行健康教育,教会高危人群和患者识别冠心病发作的征兆。

3. 三级预防 抢救危重患者,预防并发症发生和患者死亡。

(三)冠心病患者的居家护理

1. 饮食干预 冠心病是由冠状动脉硬化引起的心脏病,饮食不当是引发本病的重要原因之一,因此合理的饮食是防治冠心病的重要措施。

(1)控制热量,保持理想体重:指导患者限制总热量摄入,减少脂肪和胆固醇摄入,避免食用高脂肪、高胆固醇和高热量的食物。

(2)摄入膳食,阻止胆固醇被人体吸收:减少胆固醇在人体内生成,降低血胆固醇含量。此外,膳食中的维生素C能促进胆固醇生成胆酸,从而降低血胆固醇,尼克酸能扩张末梢血管、防止血栓形成,维生素E具有抗氧化的作用,可阻止不饱和脂肪酸过氧化,保护心肌并改善心肌缺氧,防止血栓形成。

(3)限制食盐的摄入:食盐由钠离子和氯离子组成,可使血容量增加和血压升高,均可加重心脏负荷,不利于冠心病的恢复和治疗。

(4)戒烟、酒:吸烟可使动脉血管壁收缩,促进动脉硬化;大量饮酒可使心脏耗氧量增加,加重冠心病。

(5)忌饮食过饱:由于过饱时胃可直接压迫心脏加重心脏负担,所以冠心病患者平时应少食多餐。

(6)饮水要充足:冠心病患者血液黏度有所增加,每天饮水2000 mL可稀释血液,改变血液黏度,预防心肌梗死或脑卒中的发生。

2. 生活方式指导 居住环境舒适、安静,温度、湿度适宜,空气保持畅通新鲜。饮食摄入低热、低脂,多吃水果、蔬菜,定时、定量,禁忌烟、酒、咖啡等。鼓励参加多种活动,保持情绪稳定,避免紧张,指导患者放松疗法。提高患者的自我防护意识,增强抵抗疾病的信心;患者及其家属应接受必要的心肺复苏技能指导。此外,患者由于长期卧床,进食少,消化功能减退,易引起便秘,用力排便时可加重心脏负担诱发心绞痛或心肌梗死,因此必须引起高度重视,积极防治便秘。应对患者进行心理护理和排便指导,创造适宜的排便环境,促使其养成定时排便的良好习惯,增加粗纤维膳食,适当增加饮水量;以上措施仍不能解除便秘时,可适当使用缓泻剂,如番泻叶等,指导患者睡前服用清晨排便,也可帮助患者使用开塞露法或肥皂法等,刺激肠蠕动帮助排便。

3. 药物干预 药物治疗是治疗本病的重要手段,要保证药物的疗效,防治药物的副作用。首先向患者详细说明病情,讲解用药的必要性、有效性和安全性。指导患者在用药过程中学会自我监测,遵医嘱定期检查血压、心电图、血脂、血糖等,为及时调整方案提供依据。提高患者用药的依从性,按医嘱定时服药,切勿自行停药。了解使用硝酸甘油的注意事项,外出时随身携带硝酸甘油,并随身携带救急卡。注意药物有效期,定期整理药物,存放于暗色小瓶内,避光干燥保存,首次剂量不能加倍、口腔内保留一定唾液,期间不能饮酒。

4. 运动干预　适当的锻炼对于冠心病患者的恢复是有利的,可增强心肌收缩力,促进侧支循环,增强体力,降低胆固醇,还可增加生活乐趣。应根据患者的病情制订运动方案,包括对运动的种类、持续时间、频率、运动强度和注意事项加以指导;应根据患者的体质、病情选择以不感过度疲劳的运动为宜,如太极拳、保健操、散步、慢跑等,时间不宜超过 50 min,运动强度以每分钟心率不超过 130 次为宜,频率以每周 3～5 次为宜,若运动中出现心慌、胸闷或头晕时,应立即中止运动;运动前要先热身,如举臂、伸腿等,运动后不应立即停止,更不应马上上床休息,而应进行放松活动;不宜在寒冷的环境中锻炼,因将头部及胸部暴露在寒冷的空气中,会反射性引起冠状动脉收缩,引起心绞痛;避免在大量进餐、喝浓茶或咖啡后 2 h 内锻炼,也不能在运动后 1 h 内进餐或浓饮;急性发作期应严格卧床休息,一切日常活动由护理人员帮助进行,注意保持环境安静、舒适、整洁,室温合适,减少探视,防止不良刺激。

5. 心肌梗死的家庭急救方法　若身边无救助者,应立即拨打 120 急救电话,并停止一切活动,就地休息。家属要保持镇定,让患者卧床休息,尽量减少不必要的体位变动。避免一切干扰,保持安静。转运时,嘱咐患者千万不可主动用力。同时让患者含服硝酸甘油和消心痛,若症状仍不缓解可再次含服,若连续含服 30 min 疼痛仍未缓解,应考虑发生心肌梗死。一旦怀疑有心肌梗死,应首先稳定患者情绪,有条件的及时吸氧,测心率、血压,待病情稍稳定后再转医院治疗,转运患者时嘱患者不可用力,尽量避免多搬动。有的患者心绞痛、心肌梗死症状不典型,可出现反复性牙痛、上腹部疼痛以及原因不明的不适,切不可忽视,应及时到医院就诊,做心电图相关检查,以免延误病情。

五、糖尿病的社区管理和患者的居家护理

(一) 糖尿病的概念

糖尿病是由遗传因素、免疫功能紊乱、微生物感染及其毒素、自由基毒素、精神因素等各种致病因子作用于机体导致胰岛功能减退、胰岛素抵抗等而引发的糖、蛋白质、脂肪、水和电解质等一系列代谢紊乱综合征,临床上以高血糖为主要特点,典型病例可出现多尿、多饮、多食、消瘦等表现,即"三多一少"症状。糖尿病(血糖)一旦控制不好会引发并发症,导致肾、眼、足等部位的衰竭病变,并且造成致残、致死,成为严重危害人类健康的终身性疾病。

全球目前至少有 1.77 亿糖尿病患者,根据 WHO 的预测,2030 年这个数字会增加一倍,而我国 2000—2030 年糖尿病患者人数将居全球第 2 位(仅次于印度),在 2030 年将达到 4230 万。今后 30 年之内,患者总数将剧增,慢性并发症将构成对人民的生活质量及生命的严重威胁,对我国糖尿病防治工作及社会经济形成巨大的压力。国内外研究成果显示,依托社区开展糖尿病等慢性非传染性疾病的防治工作,是预防和控制慢性病的最有效选择。

(二) 糖尿病的社区管理

1. 一级预防　一级预防措施的对象是一般人群,目的是控制各种危险因素,

降低糖尿病的发病率,又称为初级预防。措施包括健康教育,提高全社会对糖尿病危害的认识,教育对象不仅是糖尿病患者和家属,还着眼于以预防为目的的公共教育,使整个社会提高对糖尿病危害的认识以改变不良的生活方式。预防和控制肥胖,尤其是高血压肥胖者,应加强体育锻炼和体力活动,提倡膳食平衡,戒烟、酒。

2. 二级预防 针对高危人群,通过定期筛查尽量做到糖尿病的早发现、早诊断和早治疗,预防延缓糖尿病及其并发症的发生和进展。二级预防强调糖尿病高危人群的监测和定期筛查,以尽早发现,尽早诊断,尽早给予治疗。主要措施是在高危人群中筛查糖尿病和糖耐量减低者。糖尿病的筛检不仅要查出隐性糖尿病患者、未引起注意的显性糖尿病患者,而且要查出IGT(糖耐量减低)者。IGT是正常和糖尿病之间的过渡状态,其转归具有双向性,既可转为糖尿病,又可转为正常。因此,在此阶段采取措施具有重要的公共卫生学意义和临床意义。

3. 三级预防 三级预防是针对患者的预防措施,强调糖尿病的规范治疗和疾病管理。通过对糖尿病患者进行规范的治疗和管理,预防并发症的发生。

(三)糖尿病患者的居家护理

1. 饮食干预 合理安排饮食是控制糖尿病的一个主要方面。饮食的控制不是要放弃所喜爱的食物,而是制订一个合理的膳食计划。合理控制饮食有利于血糖水平的控制,控制饮食中糖、脂肪的摄入是治疗糖尿病的关键。饮食干预的原则:控制每天膳食总热量,建立合理、科学的饮食结构,将体重控制在理想范围,改善血糖、血脂,保持体力。要求定时、定量进餐,食物要多样化,清淡少盐,每天应吃以下四大类食品:谷薯类、菜果类、肉蛋奶豆类、油脂类。食品要以粗粮为主,细粮搭配,不挑食,不偏食,必要时可少量多餐,病情有变化时要及时改变膳食量等。保持七分饱。多饮水,每天6~8杯水,注意饮食卫生。注重烹调方法,应以煮、蒸、灼、焖为主,忌油炸。在血糖控制较理想的稳定期间,可进食含糖指数低、水分多的水果,如橙子、草莓、柚子、樱桃等,每次应少于200 g,可以在2次正餐之间适当食用。

2. 药物干预 ①磺脲类药物应从小剂量开始,尤其在老年患者中,应同时密切监测血糖。磺脲类药物以餐前0.5 h服用疗效最佳。任一磺脲类药物的每天用量不应超过其最大用量。在高血糖得到纠正后,胰岛素β细胞可能恢复对葡萄糖刺激的反应性,应及时调整磺脲类药物的剂量,以尽量避免低血糖反应的发生。②二甲双胍的不良反应主要发生在肠道中,20%~30%的患者会出现不良反应,包括食欲下降、口腔中有金属的味道、恶心、腹痛、腹胀、腹泻。经过一段时间的治疗后,这些不良反应通常会自行减弱。如果从低剂量开始逐渐增加剂量,或选择在进餐或进食后服药,可以减轻上述症状。③α-葡萄糖苷酶抑制剂的主要不良反应为消化道反应,肠道中未被吸收的碳水化合物经细菌发酵,导致腹胀、腹痛、腹泻。不易引起低血糖,但与磺脲类降糖药物或胰岛素联合应用时,仍能发生低血糖反应。因此类药物具有延缓碳水化合物在消化道吸收速度的作用,所以一旦发生低血糖反应,处理时则必须口服葡萄糖,不能口服其他糖类及碳水化合物食物。④胰岛素增敏剂的主要副作用是水肿和血容量增加,但一般较轻。长期使用应定期观察肝功能。有肝病和心功能不全者不宜用。⑤促胰岛素分泌剂不良反应有轻度的低血糖反应、胃肠道功能紊乱。严重肝、肾功能不全者禁用。

3. 运动干预　可更好利用胰岛素，有利于控制血糖，消耗脂肪和热量，有助于减肥，并可增强体质，保持心情愉快。运动的方式：应根据自己的身体情况和爱好选择适当的运动方式，建议以有氧运动为主，如散步、打太极拳、做体操、慢跑、骑车等。最好不要空腹运动，因为容易出现低血糖。所以建议餐后 1 h 再运动，运动时间 20～30 min，不要超过 60 min，每周 3～4 次，运动应持之以恒。运动时多补充水分，随身携带糖果、糖尿病卡，穿着合适衣服、鞋袜，运动过后注意调节饮食，并检查双足部。

4. 自我监测和管理　监测内容如下。症状变化：口干、多饮、多尿、多食。每天测血糖，正常空腹血糖 4.4～6.1 mmol/L，餐后 2 h 血糖 4.4～8.0 mmol/L，血压 140/80 mmHg；每月测一次血压、体重、腰围/臀围。计算体重指数 BMI＝体重(kg)/身高^2(m)，BMI 正常值＜18.5 kg/m^2，超重时 BMI≥23 kg/m^2，肥胖时 BMI≥25 kg/m^2。女性腰围 2 尺 4 寸，男性腰围 2 尺 7 寸。

5. 心理干预　克服紧张心理，尽量保持情绪稳定。思想上消除抵触情绪，督促患者遵守治疗和护理计划，树立同疾病做斗争的信心。

课堂互动

角色扮演：以小组为单位，分别扮演高血压病、糖尿病、冠心病等不同患者和社区护士，写出小剧本，有针对性地开展社区管理和居家护理。

六、恶性肿瘤的社区管理和患者的居家护理

(一) 恶性肿瘤的概念

恶性肿瘤(malignant neoplasm)，也称为癌症(cancer)，是由控制细胞生长增殖的机制失常而引起的疾病。癌细胞除了生长失控外，还会局部侵入周遭正常组织甚至经由体内循环系统或淋巴系统转移到身体其他部分。

20 世纪 90 年代恶性肿瘤已成为我国人口的第二位死因。预测到 2020 年，每年死于恶性肿瘤的人口数约为 150 万。面对发病率和死亡率均高的恶性肿瘤患者，其庞大的人群专业化的护理是必然趋势。目前，美国在 200 多个领域培养了 10 万余名专科护士。在我国据调查显示，有 99.7% 的人认为我国需要设立专科护士，肿瘤护理也是被普遍认可应该优先发展的专科护理领域之一。但目前我国护理人员的现状是护士人力资源仍然不足。同时，由于肿瘤患者需要进行长期的生命支持与护理，医疗资源缺乏及医疗费用巨大等现实情况的存在要求社区护理应为患者提供长期的护理、医疗、心理、营养、理疗等方面的服务。但由于社区护理人员短缺、社区护理队伍学历素质偏低、社区居民健康保健意识不足、医疗保健制度不健全等原因使得恶性肿瘤患者在社区中难以得到照料。

(二) 恶性肿瘤的社区管理

1. 一级预防 消除或减少可能致癌的因素,防止恶性肿瘤的发生。80%以上的人类恶性肿瘤与环境因素有关。改善生活习惯,如戒烟,注意环境保护较为重要。与烟草有关的除肺癌、口腔癌外,食管、胃、膀胱、胰、肝的恶性肿瘤也与之有关。25%～35%的恶性肿瘤与饮食有关,应多食纤维素、新鲜蔬菜和水果,忌食高盐、霉变食物。此外,职业性暴露于致癌物,如石棉、苯及某些重金属等应尽量减少。

近年来开展的免疫预防和化学预防均属于一级预防范畴,有望为恶性肿瘤的预防开拓新的领域。前者如应用乙型肝炎疫苗对大规模人群实施肝癌"免疫预防战略";后者是指用一种或多种天然或合成的化学预防剂防止肿瘤的发生,此类药物可通过抑制和阻断致癌剂的形成、吸收和作用来预防肿瘤发生或阻止其发展,如应用选择性环氧化酶-2抑制剂对结直肠腺瘤进行化学预防等。各种预防措施的长期效果和其可能带来的副作用尚需时日观察证实。

2. 二级预防 二级预防是指恶性肿瘤一旦发生,如何在早期阶段发现它并予以及时治疗。对高发区及高危人群定期检查是较确切可行的方法,一方面从中发现癌前病变并及时治疗,是二级预防中的一级预防效应。例如外科学切除胃肠道腺瘤或息肉,及时治疗子宫颈慢性炎症伴不典型增生病变,治疗慢性胃溃疡或经久不愈的下肢溃疡等。另一方面尽可能发现较早期的恶性肿瘤进行治疗,可获得较好的治疗效果。

3. 三级预防 三级预防是指治疗后的康复,提高生存质量及减轻痛苦,延长生命。恶性肿瘤的预防概念与其他疾病预防概念不同,它不仅着眼于减少恶性肿瘤的发生,而且着眼于降低恶性肿瘤的死亡率。

(三) 恶性肿瘤患者的居家护理

1. 皮肤护理 ①保持照射野皮肤清洁、干燥;②清洗时应注意勿用肥皂,也不要用力擦洗照射部位,毛巾要柔软,擦拭时应拧干;③禁止粘贴胶布和涂刺激性药物;④避免在阳光下暴晒,禁用热水袋;⑤切忌手指抓搔皮肤,如果奇痒难忍,可用手掌轻轻拍击,也可擦些薄荷淀粉、痱子粉,既能止痒,又能使局部皮肤干燥。

2. 饮食干预 鼓励患者进食以保证三大营养物质、微量元素及多种维生素的摄入,宜少量多餐,吃清淡、易消化的食物,如米汤、粥、面条、菜汤等,每餐量不宜过多,品种多样化,以增加患者的选择余地,同时可选用生津滋阴、清凉解热的食物如梨、甘蔗、西瓜、藕等;在餐前不做增加患者不愉快的治疗、护理等,疼痛时给予镇痛剂,并适当用止吐剂,使治疗、营养两不误。

3. 药物干预 患者在家主要以口服化疗药物为主,社区护士要指导患者仔细阅读用药说明书或按医嘱严格掌握用药时间,对胃产生刺激的药物建议饭后服用,以减少药物对胃部的损伤。一般服用化疗药物很容易引起恶心、呕吐的症状,所以可选择睡前服药,并要加用止吐、镇静药物等减少不适感。服药时需采取正确的服药姿势,一般应站着服用药片,并且至少要喝 100 mL 温开水。对于一些无法下床的晚期患者,可将枕头放在背后,取半坐卧位或尽量抬高头部服药。对于大多数缓释片,不能掰开、碾碎或咀嚼服用。

4. 环境护理　舒适的自然环境在护理工作中,尤其是肿瘤护理中起着十分重要的作用。在护理过程中,应让患者在自己所要求和选择的环境下,选择适宜温度、湿度的病房,安排患者及家属认为理想的床位,以此抚慰患者的心理需求,使他们积极乐观地接受治疗。

5. 疼痛护理　疼痛是肿瘤患者常见的症状,由肿瘤细胞累及器官、骨骼等,或放疗、化疗反应等因素引起。难以忍受的疼痛,使得患者非常恐惧,甚至绝望,失去生存的信心。因此,解决疼痛问题是护理肿瘤患者的重要任务之一。护士要认真评估并准确记录疼痛发生的部位、性质、时间、程度、发作规律、可缓解疼痛的药物和方法,指导患者放松,如:疼痛加剧时进行缓慢的深呼吸、全身肌肉放松、听音乐,采取暗示疗法、松弛法、鼓励法,或与患者共同讨论感兴趣的问题等以分散患者的注意力,解除患者的烦躁、忧虑,减轻患者的疼痛和心理痛苦。必要时,遵医嘱提供适量止痛药,选用止痛效果好、副反应小的药物,采取口服、栓剂或静脉用药等方法。应用药物止痛时,应把握好用药时间、剂量和给药方式,注意观察用药后反应。如患者出现恶心、呕吐、胸闷等不适症状,要认真关注,积极给予对症处理。

6. 心理护理　①语言恰当,不要随意向患者和家属透露可能是肿瘤的信息。不要在患者面前交头接耳,使患者怀疑是在谈论自己的病情,如果已有确切诊断,应先与家属说明情况,共同商讨向患者告知的时间与方式。②做好知识宣教。为了确定诊断,往往需要做各种检查、治疗,患者由于缺乏必要的知识,护士应耐心讲解。对于患者因知识缺乏而出现的不遵医嘱行为,应检讨医护人员工作方面的缺失而不应过分责怪患者。当出现严重并发症时,患者会表现急躁,缺乏信心,社区护士应及时给予患者情感方面的支持,请患者谈谈治疗过程中的感受,鼓励他们坚持治疗,讲解治疗的安全性、有效性,编写有关治疗知识的宣教材料是一种好办法。③康复阶段护理。由于肿瘤患者治疗周期长,社区护士要与患者和家属制订切实可行的康复计划,鼓励患者参加社会活动,如肿瘤患者自发组织的活动,一起锻炼身体,互相鼓励。同时向家属宣传家庭护理中的心理护理知识,从房间布置、患者情绪调理,到如何给患者心理支持,让家属充分起到对患者心理护理的积极作用,及时询问患者康复阶段的情况,增强患者的安全感与康复的信心。④临终阶段护理。晚期肿瘤患者身体极度衰竭但神志尚清,这时,更需要进行安慰和疏导。应积极主动地解决患者疼痛、厌食、躯体移动障碍、睡眠型态紊乱等问题,不能对患者表现出厌烦、冷漠,应注意满足患者每个微小的愿望,满足患者自尊的需要,帮助他做好个人卫生,尊重个人习惯。

七、常见慢性传染病的社区管理和患者的居家护理

(一) 传染病的概念

传染病是由各种致病性的病原体所引起的具有传染性的疾病。传染病可以从一个人或其他物种,经过各种途径传染给另一个人或物种。通常这种疾病可借由

直接接触已感染的个体、感染者的体液及排泄物、感染者所污染到的物体,通过空气传播、水源传播、食物传播、接触传播、土壤传播、垂直传播等。传染病有许多种分类方法。根据病程的长短,可分为急性传染病和慢性传染病等。慢性传染病主要包括病毒性肝炎、艾滋病、淋病、梅毒、脊髓灰质炎、结核病、血吸虫病、丝虫病、包虫病、麻风病等。传染病的发生及流行可危及个人、家庭、社会,导致许多人在相同的时间内患相同的疾病或者面临死亡的威胁。由此可见,掌握传染病的预防和护理非常重要。

(二)慢性传染病的社区管理

1. 一级预防 加强对病因的研究,减少对危险因素的接触,是一级预防的根本。对于传染病而言,防疫措施,包括对传染源的措施、切断传播途径及各种预防措施,目的都是不断发现新的传染和流行,也算是一级预防。开展一级预防时常采取双向策略,即健康促进和健康保护,前者是指对整个人群的普遍预防,后者则是对高危人群的重点预防。将两者结合起来,可相互补充,提高效率。例如,对于艾滋病的一级预防,一方面通过宣传教育使整个人群了解艾滋病如何传播以及怎样预防,另一方面促进高危人群的安全行为,如使用避孕套或一次性注射器等;高血压可以通过提倡体育锻炼、合理饮食等健康促进措施加以预防,同时可通过控制食盐的摄入量等健康保护措施预防其发生。通过控制吸烟预防肺癌,食盐中加碘可预防地方性甲状腺肿,进行免疫接种预防麻疹、乙型肝炎、脊髓灰质炎等均为一级预防。

2. 二级预防 目前许多慢性非传染病大多病因不明,因此要有效地开展一级预防是不可行的。而由于其发生和发展的时间较长,做到早发现、早诊断和早治疗是可能的。例如高血压、冠心病、宫颈癌、结核病等。传染病的早期发现和诊断,不仅可以通过早期治疗来预防发展为慢性病患者或病原携带者,而且可以通过早期隔离和早期报告来防止疾病的蔓延。二级预防的核心是早期诊断。早期发现是早期诊断的基础,而只有早期诊断才可实现早期治疗,改善预后。三者是相互联系在一起的。因此,要做好二级预防,应当做到:①向群众宣传疾病防治知识和有病早治的好处;②提高医务人员的业务水平;③开发适合筛查的检测技术。

3. 三级预防 三级预防包括对症治疗和康复治疗。对症治疗可以改善症状、减轻病痛,提高生存质量;防止病情恶化,减少并发症、后遗症、复发、转移等;防止伤残,争取病而不残,保护劳动力。康复治疗可以促进功能恢复,争取残而不废,保护生活能力。康复治疗的措施包括功能康复和心理康复、社会康复和职业康复。三级预防可以防止伤残和促进功能恢复,提高生存质量,延长寿命,降低病死率。

(三)慢性传染病患者的居家护理

1. 健康教育 根据患者及家属对传染病的认知程度和文化程度,采取因人而异的卫生宣教,每次访视携带针对所患疾病的宣传材料至患者家中,根据患者不同需求特点、接受程度,采取不同形式的健康教育,对没有阅读能力的患者,医护人员对其讲解有关健康知识及注意事项,对于年幼儿童,医护人员向其家属详细讲解疾病知识及护理方法。在保护患者隐私的情况下由社区医护人员按时到患者家中,进行定期消毒、隔离、干预、指导,并做好详细记录,对于手足口病隔离期患儿家庭,随访干预后,均由家长亲笔签字,直至隔离期限解除。

2. 消毒隔离　严格按照传染病病种及传染途径制订相应的消毒、隔离措施,发放所患病种的健康教育知识手册和宣传册,根据患者家庭条件首先建议有条件者分房居住,无条件者也一定要分床,生活用品单独使用,用后蒸煮或喷洒过氧乙酸,患者房间定期消毒、开窗通风,也可用福尔马林熏蒸消毒;尽量谢绝亲属探视,严禁婴幼儿密切接触患者,避免被传染;患者用后的废弃物及排泄物予以焚烧或加含氯消毒剂处理后方可倒掉。医护人员上门访视时,备齐所需一切物品及药品,尽可能准备一次性的器具,包括快速消毒剂、一次性隔离衣、手套、口罩、鞋套等物品,治疗结束后用消毒液简单处理双手及器械,回社区卫生服务站后再彻底消毒—清洗—消毒。

3. 饮食干预　嘱患者禁烟、酒,并给予合理的营养膳食,多以高热量、高维生素、高蛋白饮食为主,一般患者应常食鱼类、禽类、乳制品、豆制品、水果、蔬菜、木耳等营养丰富、易消化食物。

4. 休息与活动　根据患者身体条件及病情发展的具体情况,制订适合患者身体力行的运动、休息方案。一般病情进展期,建议多卧床休息,特别是乙型病毒性肝炎患者,卧床休息时肝血流量比平时增加40%,有利于肝病恢复;呼吸道疾病的患者尽量避免外出,可在室内进行适当活动;恢复期可散步、打太极拳、看电视等。

5. 心理干预　多数患者对传染性疾病都存在恐惧、自卑等心理。因此,医护人员应给予科学合理的心理护理,使患者及家属了解传染病的传染性是有一定时限的,大多数可以治愈,但在一定时期必须通过一定的隔离防护措施才能预防其传染性,减轻患者的心理压力。

知识链接

慢性病患者的"自我管理"

我国原卫生部统计资料显示,慢性病引起的死亡比例不断增加,已成为我国居民最主要的死因,我国每天约1.4万人死于慢性病,占全国总死亡人口的70%以上,城市地区高达85%。

英国医学会报告指出,慢性病患者应该掌握和控制自己的病情,而不是让疾病来引导你的生活。随着全社会对医学知识的不断普及,人们也逐渐认识到慢性病全面有效的控制并非仅靠治疗和用药可以达到,除与病情、现有医疗条件等因素密切相关外,尚有赖于患者的自我管理。

自我管理指的是在卫生保健专业人员的协助下,个人承担一些预防性或治疗性的卫生保健活动,该方法根源于心理行为治疗领域,应用于慢性病管理至今已有40余年的历史。

如:针对糖尿病患者群,采取血糖自我监测与加强社会支持等方式来控制血糖和提高生活质量；对于高血压、哮喘、心力衰竭等患者,采取健康教育、促进健康行为等提升服药依从性、满意度与接受度等；认知行为治疗等心理学疗法用于控制肿瘤患者疼痛的探索；对肥胖人群采用提高自我效能与体育锻炼的方式来加强自身的日常生活能力等。此外,也要注重对患者精神状况及心理调适的护理。

慢性病自我管理方法在我国刚刚萌芽,需要更多的研究者深入研究。

小 结

通过完成本任务学习,你应该提升的素质是对于社区慢性病患者护理的主动性、积极性,应具备的能力是能够进行社区慢性病管理并为患者提供居家护理及指导,应掌握的知识有慢性病的概念、慢性病的特点、危险因素,重点是社区慢性病的三级预防及居家护理。

能力检测

一、名词解释

1. 慢性病　2. 代谢综合征　3. 冠心病

二、简答题

1. 请简述慢性病的特点。
2. 如何进行慢性传染病社区护理的一级预防？

三、选择题（5个备选答案中可能有1个或1个以上正确答案）

1. 可能威胁生命的慢性病有（　　）。

    A. 支气管哮喘　　　　　　B. 囊性纤维化　　　　　　C. 高血压病

    D. 各种癌症　　　　　　　E. 膝关节损伤

2. 关于慢性病特征的描述不正确的是哪一项？（　　）

    A. 病因复杂、潜伏期与患病时间长

    B. 在发病初期的症状和体征不明显

    C. 一般具有可逆转的病理变化

    D. 需要长期的治疗和护理

    E. 需要费用高

3. 慢性病的护理重点为（　　）。

    A. 预防及减少身体残疾的发生　　　　B. 保持良好的体位

    C. 健康教育　　　　　　　　　　　　D. 促进营养

    E. 提高护理能力

四、实践与操作

针对社区慢性传染病一级预防的目标,制作一份预防慢性传染病的健康小海报。

内容：预防慢性传染疾病。

目标：通过海报宣传，使小区内该慢性传染病的发生率降低10%。

意义：通过海报制作，了解社区慢性传染病的相关知识、掌握慢性传染病社区管理的方式。

五、案例与讨论

李某，女，65岁，高血压病史10年，一直服用倍他乐克（100 mg/次、2次/天）控制血压，半个月来头晕、乏力、视力模糊，自行将服药次数增加为每天3次，仍不见好转，来社区卫生服务中心就诊。现血压160/95 mmHg（服药后）；查眼底显示视网膜动脉变细；血脂略高；血糖正常。无高血压病家族史，经主管医师诊断为高血压病，控制血压失败的主要原因为降压方案不合理，应加用小剂量利尿剂，并配合非药物疗法进行综合治疗和护理，收入居家护理中心。

患者现已退休在家，平日喜欢高盐、高脂饮食，近日来睡眠不规律、烦躁、易怒，不爱运动，无烟酒嗜好，日常生活能力正常，喜欢看电视、打麻将等娱乐活动，无宗教信仰。老伴杨先生，身体健康，他们住在一处普通居民小区，两居室有单独的洗手间及浴室，小区环境好。两位老人初中文化，对高血压病的认识不足，误以为可以自行调整服药量控制血压；由于此次的病情加重，使患者及家属对居家护理的期望较高，希望能得到医务人员的帮助。他们有一个35岁的女儿，已结婚生子，独立居住，节假日回家看望老人，家庭关系融洽。经济状况和家庭支持系统良好。

请根据以上情况为李女士制订饮食、运动及用药的居家护理计划。

（陈　静）

任务二　能完成社区老年人慢性病管理和患者的居家护理

学习目标

1. 素质目标：培养和提升护生参与老年人慢性病管理工作的热情。
2. 能力目标：具有完成社区老年人慢性病管理和患者的居家护理的能力。
3. 知识目标：熟悉社区老年人各种慢性病的管理和患者的居家护理的相关知识。

重点：各种老年人慢性病居家护理的内容、程序、方法及实施。

难点：社区老年人慢性病的整体管理理念和程序。

随着时间的推移，社区的老年人越来越多，患有慢性病的老年人数也在不断增长，年龄越大，患病的人数也越多。慢性病对个体晚年生活质量的影响和困扰已不可忽视，需要引起全社会高度重视，给我们社区医务工作者也带来了极大的挑战。

作为社区护士,应用专业知识,指导老年人做好慢性病的预防和护理工作,提高和改善老年人的晚年生活质量,减少各种慢性病所造成的影响,是我们工作职责所在。

一、脑卒中的社区管理和患者的居家护理

(一) 脑卒中概述

1. 概念 脑卒中(stroke)是各种原因引起的脑血管疾病急性发作,造成脑的供应动脉狭窄或闭塞及非外伤性的脑实质性出血,并出现相应临床症状及体征。它包括缺血性脑卒中及出血性脑卒中,前者发病率高于后者。

2. 临床表现 患者表现为突发的单侧肢体无力、感觉麻木、一过性黑矇及失语等大脑半球供血不足表现;椎基底动脉供血不足表现以眩晕、步态不稳、复视、耳鸣及猝倒为特征。症状反复发作,可自行缓解,大多不留后遗症。完全性脑卒中(complete stroke,CS)症状较上述严重,常伴意识障碍,神经功能障碍长期不能恢复。出血性脑卒中的症状为突然出现意识障碍和偏瘫;重症者可出现昏迷、完全性瘫痪、去皮质强直、生命体征紊乱。

3. 诊断 根据病史、临床表现、颅脑 CT 即可明确诊断,必要时进行颅脑 MRI、脑血管造影等检查;目前,颅脑 CT 扫描是诊断脑卒中的首选方法。

(二) 脑卒中的社区管理

1. 一级预防 在社区进行健康教育和健康管理,加强早期干预,使社区中的每位居民都能了解脑血管疾病的基本知识,避免一些危险因素,如高血压、高脂血症、糖尿病、寒冷、吸烟等;提倡合理饮食;适当运动;根据存在的各种危险因素,按照不同的严重程度,坚持治疗,坚持进行护理干预;建立健康档案,认真、仔细地采集脑卒中患者的资料,并进行追踪管理。

2. 二级预防 具有脑卒中危险因素,但未合并其他慢性病者,要加强脑血管疾病危险因素的监测。其主要监测内容为血压、血糖、血脂和暂时性脑缺血发作。通过监测,争取做到早发现,及早采取有效的干预措施,避免脑卒中的发生。脑卒中患者的家属也被纳入高危人群进行管理,尤其是已患有高血压、糖尿病、高脂血症的家属,应与患者同步管理,并加强脑血管疾病的预防措施。

3. 三级预防 三级预防的目标是减少后遗症和并发症的发生,提高生活质量。主要是提供心理支持、生活重建和预防再发脑卒中;通过健康教育,使社区人群懂得脑卒中的基本知识,保持情绪稳定,自觉改变不良的生活方式和行为习惯;指导患者家属对患者进行家庭护理,预防并发症的发生;指导患者和家属进行肢体功能锻炼,逐步提高患者生活自理能力,对中度或重度致残的后遗症患者,提供家庭护理和功能康复,延缓生命,提高生活质量。

(三) 脑卒中患者的居家护理

1. 护理评估 健康史及身体、心理、社会评估;观察患者意识,测量体温、脉搏、呼吸、血压等生命体征;观察患者瞳孔变化、眼球的运动及位置;患者有无疼痛、

呕吐和肢体运动障碍,进食及大、小便情况等;患者的精神与心理反应、行为变化;家庭功能与医疗资源利用情况,自我照顾能力及日常生活、活动能力。

2. 护理诊断 此类患者常见的护理诊断/问题如下。

(1) 清理呼吸道无效 与意识障碍有关。

(2) 躯体移动障碍 与脑组织缺血或脑出血有关。

(3) 便秘、潜在皮肤完整性受损 与长期卧床有关。

(4) 恐惧、焦虑 与心理压力和对疾病预后的认识有关。

(5) 知识缺乏:缺乏自我护理知识等。

3. 护理目标 能识别引起血压升高的危险因素,并在生活过程中能避免这些因素;患者能自觉戒烟,并接受康复护理指导;患者生活基本上能自理或部分自理;无并发症发生。

4. 护理措施

(1) 发病时的家庭救护:保持心肺功能,尽快清除口腔、鼻腔的分泌物和呕吐物,保持呼吸道通畅。

(2) 基础护理:注意口腔卫生,保持会阴部清洁,勤换衣裤和床单;防治便秘,帮助患者养成定时排便的习惯;防止肺部感染和压疮的发生,定时翻身、拍背;提供营养支持,不能进食者给予鼻饲;防止意外损伤。

(3) 心理护理:了解患者心理活动特点,耐心倾听患者及家属的诉说,给予适当的心理支持。

(4) 康复护理指导:中枢神经系统的功能有巨大的可塑性和代偿性,通过康复治疗可促进神经系统的功能恢复,最大限度地减少其损害。康复过程是一个艰苦而漫长的过程,护士及家属应在护理患者过程中细心发现患者的每一点进步,给予及时鼓励和表扬,以帮助患者树立战胜疾病争取早日康复的信心。

(5) 避免再出血:出血性脑卒中患者避免导致再出血的诱发因素。高血压患者特别注意气候变化,规律服药,保持情绪稳定,将血压控制在适当水平,切忌血压忽高忽低。一旦发现异常应及时就诊。

(6) 后遗症期康复护理:脑损害导致的功能障碍,受损的功能在相当长的时间内不会有明显的改善,此时进入后遗症期,一般在发病后1~2年。主要表现为偏瘫侧上肢运动控制能力差和手功能障碍、失语、构音障碍、运动姿势异常等。此期康复护理目标为指导患者继续训练和利用残余功能,使用健侧肢体代偿部分患侧肢体的功能,同时指导家属尽可能改善患者的周围环境,以实现最大限度的生活自理。

5. 护理评价 血压稳定;患者对疾病的认识及其行为得到改善;无并发症的发生。

二、慢性阻塞性肺疾病的社区管理和患者的居家护理

(一) 慢性阻塞性肺疾病概述

1. 概念 慢性阻塞性肺疾病(COPD)是一种具有气流受限特征的可以预防和

治疗的疾病,气流受限不完全可逆,呈进行性发展。COPD 居全球死亡原因的第四位。在我国居死亡原因的第三位,居农村死亡原因的首位。

2. 临床表现　①慢性咳嗽:常晨间咳嗽明显,夜间有阵咳或伴有排痰,随病程发展,咳嗽可终身不愈;②清晨排痰较多,一般为白色黏液或浆液性泡沫痰,偶可带血丝;③早期在劳累时出现,逐渐加重,以致在日常活动甚至休息时也感到气短,是 COPD 的标志性症状。

3. 诊断　主要根据存在吸烟等高危因素、临床症状、体征及肺功能检查等综合分析确定。不完全可逆的气流受限是 COPD 诊断的必备条件;有少数患者无咳嗽、咳痰症状,仅在肺功能检查时 FEV/FVC<70%,排除其他疾病后,也可诊断为 COPD。

(二)慢性阻塞性肺疾病的社区管理

1. 一级预防　减少和控制慢性阻塞性肺疾病的危险因素,预防慢性阻塞性肺疾病的发生;针对一般人群,加强宣传,提高认识;针对高危人群,开展教育,强调控制危险因素的重要性,教育戒烟、加强锻炼,定期检测肺功能,尽早发现并及时干预;建立健康档案,通过社区健康筛查发现并详细登记,每位患者都需要建立健康手册,记录体重、呼吸情况、肺活量、用药情况以及自觉症状,并录入数据库,方便定期检查和随访。

2. 二级预防　预防并发症发生,教会患者家庭氧疗技术,坚持呼吸训练,患者可以做到自我监测病情,症状加重时,及时就医;根据患者的健康档案和基本信息,结合实际,为其制订个体化的干预方案,如保健知识、保健技能和对症药物。由于肺功能严重受损呈进行性减退状态,严重影响患者的劳动能力和生活质量,并造成巨大的家庭和社会负担,因此慢性阻塞性肺疾病患者的社区管理可以延缓并发症的发生与发展,提高慢性阻塞性肺疾病患者的生活质量。

3. 三级预防　减少慢性阻塞性肺疾病并发症以及死亡率,提高生活质量。呼吸功能减退的患者,要进行康复锻炼;督促患者定期进行肺功能检查,及时发现问题并处理;应对吸烟者采取多种宣教措施劝导戒烟;避免或减少有害粉尘、烟雾或气体的吸入,防治呼吸道感染对预防 COPD 也十分重要;对于患有慢性支气管炎的患者应指导其进行肺通气功能的监测,及早发现慢性气流阻塞,及时采取措施。

(三)慢性阻塞性肺疾病患者的居家护理

1. 护理评估　详细了解患者发作时的症状;了解各项检查结果以及治疗过程;评估病情对患者日常生活的影响程度;评估周围环境以及家人对患者的影响;评估患者的心理状态。

2. 护理诊断　此类患者常见的护理诊断/问题如下。

(1)气体交换受损　与气道阻塞、通气不足、呼吸肌疲劳、分泌物过多和肺泡呼吸面积减少有关。

(2)清理呼吸道无效　与分泌物增多而黏稠、气道湿度减低和无效咳嗽有关。

(3) 焦虑　与健康状况的改变、病情危重、经济状况有关。

(4) 活动无耐力　与疲劳、呼吸困难、氧供与氧耗失衡有关。

(5) 营养失调：低于机体需要量　与食欲降低、摄入减少、腹胀、呼吸困难、痰液增多有关。

3. 护理目标　患者咳嗽、咳痰等症状明显缓解，呼吸功能改善；感染得到控制；患者焦虑减轻，能够积极配合治疗。

4. 护理措施

(1) 休息与活动：中度以上慢性阻塞性肺疾病和急性加重期患者应卧床休息，协助患者采取舒适体位，极重度患者宜采取身体前倾位，使辅助呼吸机参与呼吸；视病情安排适当的活动，以不感到疲劳、不加重症状为宜；冬季注意保暖，避免直接吸入冷空气。

(2) 病情观察：观察咳嗽、咳痰及呼吸困难的程度。

(3) 氧疗护理：呼吸困难伴低氧血症者，遵医嘱给予氧疗，一般采用鼻导管持续低流量吸氧，氧流量 1～2 L/min，提倡长期家庭氧疗。氧疗有效的指标：患者呼吸困难减轻、呼吸频率减慢、发绀减轻、心率减慢、活动耐力增加。

(4) 用药护理：遵医嘱应用抗生素、支气管舒张药和祛痰药，注意观察疗效及不良反应。

(5) 呼吸功能锻炼：慢性阻塞性肺疾病患者需要增加呼吸频率来代偿呼吸困难，这种代偿多数依赖于胸式呼吸。然而胸式呼吸的效能低于腹式呼吸，患者容易疲劳，因此，护士应指导患者进行缩唇呼吸、膈式或腹式呼吸、吸气阻力器的使用等呼吸训练，以加强胸、膈呼吸肌的肌力和耐力，改善呼吸功能。

(6) 保持呼吸道通畅：①湿化气道：痰多黏稠、难以咳出的患者需多饮水，以达到稀释痰液的目的，也可遵医嘱每天进行超声雾化吸入。②有效咳痰：如晨起时咳嗽，排除夜间聚积在肺内的痰液，就寝前咳嗽排痰有利于患者的睡眠。③协助排痰：护士或家属协助给予胸部叩击和体位引流，有利于分泌物的排出，也可用特制的按摩器协助排痰。

(7) 心理护理：慢性阻塞性肺疾病患者因长期患病、社会活动减少、经济收入降低等因素失去自信，易形成焦虑和抑郁的心理状态，护士应给患者做好心理疏导与心理安慰，树立战胜疾病的信心并能够积极配合治疗。

(8) 疾病预防指导：戒烟是预防慢性阻塞性肺疾病的重要措施。

5. 护理评价　评价护理目标是否实现，如未实现或者部分实现，应继续进行护理，不断改进，以实现目标。

三、前列腺增生症的社区管理和患者的居家护理

(一) 前列腺增生症概述

1. 概念　良性前列腺增生症（BPH）简称前列腺增生，俗称前列腺肥大，可引起老年男性排尿障碍，是较为常见的一种良性疾病。目前我国良性前列腺增生患者已接近 400 万，直接危及中老年人的身体健康。60%～80% 的老年男性不知道

自己是否患有前列腺增生、未采取治疗手段以及未按医嘱坚持治疗。

2. 临床表现 ①尿急、尿频是最常见的早期症状,夜间更为明显;有些患者因前列腺充血刺激而出现排尿不尽或尿急等症状。前列腺增生若合并感染或结石,可有尿频、尿急、尿痛等膀胱刺激症状。②排尿困难、进行性排尿困难是前列腺增生最主要的症状,常需要用力并增加腹压以帮助排尿。③尿潴留、尿失禁:严重梗阻者膀胱残余尿增多,长期可导致膀胱无力,发生尿潴留或充盈性尿失禁。

3. 诊断 50岁以上男性出现典型的排尿不畅的临床表现需考虑前列腺增生的可能。一般需做国际前列腺症状评分表(IPSS)、直肠指检、B超、尿流率检查等确诊。

(二)前列腺增生症的社区管理

1. 一级预防 在没有前列腺疾病的人群中,大力开展健康教育和促进健康,动员全社会都来关注男性健康,包括如下几点。①生活指导:避免诱发急性尿潴留因素,指导患者做提肛训练,锻炼尿道括约肌功能。②自我观察:若尿线逐渐变细,甚至出现排尿困难者,应及时到医院检查和处理。③定期复查:定期做尿流动力学、前列腺B超检查及残余尿量检查。当然,健康教育应贯穿在整个前列腺病防治的过程中,无病预防,有病促进康复。

2. 二级预防 有了前列腺增生症状后,要早治疗并且彻底治疗;建立健康档案,通过社区健康筛查发现并详细登记,每位患者都需要建立健康手册,记录前列腺评分情况(表4-2-1)和自觉症状;并录入数据库,方便定期检查和随访;制订干预方案,根据患者的健康档案和基本信息,结合实际,为其制订干预方案,如保健知识、保健技能和对症药物。

表 4-2-1 国际前列腺症状评分表(IPSS)

姓名:_____ 登记号:_____

评价内容	国际前列腺症状评分(IPSS评分)						
在过去1个月中有无以下症状?	没有	在两次中少于一次	少于半数	大约半数	多于半数	几乎每次	评分
1.是否经常有尿不尽感	0	1	2	3	4	5	
2.两次排尿间隔是否在2h以内	0	1	2	3	4	5	
3.是否经常有间断性排尿	0	1	2	3	4	5	
4.是否经常出现排尿不能等待	0	1	2	3	4	5	
5.是否经常出现尿线变细	0	1	2	3	4	5	
6.是否经常需要用力才能开始排尿	0	1	2	3	4	5	
		没有	1次	2次	3次	4次	>4次	
7.夜间需要起来排尿几次	0	1	2	3	4	5	
IPSS 评分 =							

结果:0~7分为轻度,密切观察;8~18分为中度,需要治疗;29~35分为重度,需要积极治疗。

3. 三级预防 疾病已经发生器质性变化后如何维护它的功能,如前列腺已经肥大了,用药并不能使它恢复正常大小,应该帮助患者恢复排尿的功能,做到顺畅自然,维护正常肾功能。社区管理可以最大限度地促进中老年人对良性前列腺增生症的了解,提高预防意识,使患者能够早发现、早诊断、早治疗,最大限度地减少其对中老年人的危害。

(三)前列腺增生症患者的居家护理

1. 护理评估 详细了解患者的不适症状;了解各项检查结果以及治疗过程;评估病情对患者日常生活的影响程度;评估患者的心理状态。

2. 护理诊断 排尿障碍,与膀胱出口梗阻有关;急性疼痛,与逼尿肌功能不稳定、导尿管刺激、膀胱痉挛有关;潜在并发症,术后患者出现 TUR 综合征、出血、尿失禁;焦虑,由于疾病所致泌尿系功能障碍所致。

3. 护理目标 患者恢复正常排尿;患者诉疼痛减轻或消失;患者未发生并发症,若发生能够被及时发现和处理。

4. 护理措施

(1)心理护理:尿频尤其是夜尿频繁不仅使患者生活不便,排尿困难与尿潴留也给患者带来身心痛苦。给患者解释前列腺增生的主要治疗方法,使患者增加对疾病的了解,鼓励患者树立战胜疾病的信心。

(2)急性尿潴留的预防与护理:避免因受凉、过度劳累、饮酒、便秘引起急性尿潴留。急性尿潴留患者应及时留置导尿管引流尿液,恢复膀胱功能,预防肾功能损害。

(3)日常护理:①性生活要适度,有规律:适度的性生活不仅不会加重病情,反而有助于前列腺炎的消退。②戒辛辣饮食:减少摄入高胆固醇类食物,鼓励少食"红色肉",多吃"白色肉",禁止饮酒及忌食辛辣刺激性食物。③忌久坐、熬夜:久坐会阴部及盆腔容易充血。④保持大便通畅,防止便秘;及时排尿,不要忍尿或者憋尿,以免憋尿过久而引起尿潴留。⑤参加适当的体育活动,如练气功、打太极拳等,以增强体质,预防感冒。

(4)药物治疗的护理:观察用药后排尿困难的改善情况及药物的副作用。

5. 护理评价 通过治疗与护理,患者是否恢复正常排尿,排尿通畅;疼痛减轻;未发生并发症,若发生能够得到及时发现和处理。

四、老年性痴呆的社区管理和患者的居家护理

(一)阿尔茨海默病概述

1. 概念 阿尔茨海默病(AD)是一种起病隐匿的进行性发展的神经系统退行性疾病。65岁以前发病者,称为早期老年性痴呆;65岁以后发病者,称为老年性痴呆。该病可能是一组异质性疾病,在多种因素(包括生物和社会心理因素)的作用下才发病。

2. 临床表现

(1)第一阶段(1~3年)为轻度痴呆期:表现为记忆力减退,对近事遗忘突出;

判断能力下降,社交困难;对新的事物表现出茫然难解,情感淡漠,常有多疑;出现时间定向障碍,复杂结构的视空间能力差;言语词汇少,命名困难。

(2) 第二阶段(2~10年)为中度痴呆期:表现为远近记忆严重受损,简单结构的视空间能力下降,时间、地点定向障碍;在穿衣、个人卫生以及保持个人仪表方面需要帮助;可见失语、失用和失认;情感由淡漠变为急躁不安,常走动不停,可见尿失禁。

(3) 第三阶段(8~12年)为重度痴呆期:患者已经完全依赖照护者,严重记忆力丧失,仅存片段的记忆;日常生活不能自理。

3. 诊断 根据患者或知情者诉说出现以下症状,有超过6个月的缓慢进行性记忆减退;测试发现有严重的情景记忆损害的客观证据,主要为回忆受损,通过暗示或再认测试不能显著改善或恢复正常;在AD发病或AD进展时,情景记忆损害可与其他认知功能改变独立或相关。再结合各项相关支持性辅助检查可以诊断。

(二) 老年性痴呆的社区管理

1. 一级预防 大力开展科普宣传,普及有关老年性痴呆的预防知识和早期症状。老年性痴呆的预防要从中年开始做起,积极合理用脑、保证充足睡眠,注意脑力活动多样化,培养广泛的兴趣爱好和开朗的性格,多吃富含锌、锰、硒类的健脑食物,适当补充维生素E,中医的补肾食疗有助于增强记忆力。戒烟限酒;尽量不用铝制炊具;积极防治高血压病、脑血管疾病、糖尿病等慢性病。建立健康档案。通过社区健康筛查发现并详细登记,每位患者都需要建立健康手册,中年时期如出现健忘,有可能是老年性痴呆的预警信号。健忘之初,是预防痴呆的最佳时期,应尽快进行必要的药物干预。对高危人群进行筛查并录入数据库,方便定期检查和随访。

2. 二级预防 让公众掌握痴呆早期症状的识别要点,重视对痴呆前期的及时发现,鼓励有记忆减退主诉的老人及早就医,以利于及时发现介于正常老化和早期痴呆之间的轻度认知障碍,对老年性痴呆做到真正意义上的早期诊断和干预。制订干预方案。根据患者的健康档案和基本信息,结合实际,为其制订个体化的干预方案,如保健知识、保健技能和对症药物以及居家护理和随访。动脉硬化是痴呆症的主要"敌人",缺乏必要的微量元素(如锌等),也可引起血管病变,导致痴呆的发生。日常除全身性活动外,尽量多活动手指;培养多种兴趣,如琴棋书画,可活跃脑细胞;学习外语;家庭和睦,能使身心健康;保持对事业的执着追求,调查表明整日无所事事的人患痴呆的比例更高。

3. 三级预防 通常在病后的8~12年,为重度痴呆。到晚期,患者不认识周围环境,不知年月和季节,语言词不达意,无情感活动,日常生活不能自理,需要人照顾。

(三) 老年性痴呆患者的居家护理

1. 护理评估 了解老年人有无脑外伤、心脑血管疾病、糖尿病、既往卒中史、吸烟等健康史;评估老年人有无AD发病的可能因素,如遗传因素以及免疫系统功能障碍、文化程度低等；评估患者的心理-社会状况。

2. 护理诊断 记忆功能障碍，与记忆进行性减退有关；自理缺陷，与认知行为障碍有关；睡眠型态紊乱，与白天活动减少有关；照顾者角色紧张，与老年人病情严重性和病程的不可预测及照顾者照料知识欠缺、身心疲惫有关。

3. 护理目标 老年性痴呆患者能最大限度地保持记忆力和沟通能力，提高日常生活自理能力，减少问题行为，能较好地发挥残存功能，提高生活质量，家庭应提高对患者的照顾能力。

4. 护理措施

（1）日常生活护理：①衣服按穿着的先后顺序叠放。②定时进食，最好是与其他人一起进食。③睡眠：根据患者以前的兴趣爱好，不要让患者在白天睡得过多。④患者完全不能自理时应由专人护理，注意翻身和营养的补充，防止感染等并发症的发生。

（2）用药护理：①全程陪伴：痴呆老年人常忘记吃药、吃错药，常不承认自己有病，所以老年人服药时必须有人在旁陪伴。②重症老年人服药：吞咽困难的患者不宜吞服药片，最好研碎后溶于水中服用；昏迷的患者由胃管注入药物。③观察不良反应：痴呆老年人服药后常不能诉说不适，要细心观察患者有何不良反应，及时报告医生，调整给药方案。

（3）智能康复训练：①记忆训练：鼓励老年人回忆过去的生活经历，帮助其认识目前生活中的人和事。②智力锻炼：如进行拼图游戏，对一些图片、实物、单词做归纳和分类，进行由易到难的数字概念和计算能力训练等。③理解和表达能力训练：在讲述一件简单事情后，提问让老年人回答，或让其解释一些词语的含义。

（4）安全护理：提供较为固定的生活环境；患者外出时最好有人陪同或佩戴写有联系人姓名和电话的卡片，以助于迷路时被人送回；老年性痴呆患者常可发生跌倒、烫伤、烧伤、误服、自伤或伤人等意外，应将老年人的日常生活用品放在其看得见、找得到的地方。

（5）心理护理：鼓励家人多陪伴老年人，播放一些轻松、愉快的音乐以活跃情绪，使之消除孤独；维护老年人的自尊、不嫌弃老年人，以实际行动关爱老年人。

（6）照顾者的支持指导：教会照顾者和家属自我放松的方法，合理休息，寻求社会支持，适当利用家政服务机构、社区卫生服务机构、医院和专门机构的资源，组织有痴呆患者的家庭进行相互交流，相互联系与支持。

5. 护理评价 经过预防、治疗和护理干预后，老年人的认知能力有所提高或衰退有所延缓，并能最大限度地保持社交能力和日常生活自理能力，生活质量有所提高。

五、帕金森病的社区管理和患者的居家护理

（一）帕金森病概述

1. 概念 帕金森病（Parkinson's disease，PD），又称震颤麻痹（paralysis agitans），是中老年常见的神经系统变性疾病，以静止性震颤、运动减少、肌强直和

体位不稳为临床特征,主要病理改变是黑质多巴胺(DA)能神经元变性和路易小体形成。常为60岁以后发病,男性稍多,起病缓慢,进行性发展。首发症状多为震颤(60%～70%),其次为步行障碍(12%)、肌强直(10%)和运动迟缓(10%)。

2. 临床表现 呈现有规律的拇指对掌和手指屈曲的不自主震颤,多从一侧上肢开始;具有静止时明显震颤,动作时减轻,入睡后消失等特征,故称为"静止性震颤";随病程进展,震颤可逐步涉及下颌、唇、面和四肢。少数患者无震颤,尤其是发病年龄在70岁以上者;肌强直症状多从一侧的上肢或下肢近端开始,逐渐蔓延至远端、对侧和全身的肌肉;患者随意动作减少、减慢;早期走路拖步,迈步时身体前倾,姿势步态异常。

3. 诊断 中年以后发病,进行性加重的静止性震颤、肌强直、运动迟缓和体位不稳等;逐渐进展,若不及时诊治,可因严重肌强直和继发性关节强硬等,使患者长期卧床而并发肺炎、压疮等危及生命,故应早期诊断。

(二)帕金森病的社区管理

1. 一级预防 大力开展科普宣传,普及有关帕金森病的预防知识和早期症状。建立健康档案,通过社区健康筛查发现并详细登记,每位患者都需要建立健康手册。60岁以上的患病率高达1‰,当黑质细胞减少至15%～50%,纹状体多巴胺递质约减少80%时,临床上才会出现PD症状;流行病学调查显示,长期接触杀虫剂、除草剂或某些工业化学品等可能是PD发病的危险因素;本病在一些家族中呈聚集现象,有报道10%左右的PD患者有家族史。对高危人群进行筛查并录入数据库,方便定期检查和随访。

2. 二级预防 根据患者的健康档案和基本信息,结合实际情况,为其制订个体化的干预方案,如保健知识、保健技能、对症药物,以及居家护理和随访。高危人群应每天坚持运动,运动量要比正常人多一些;大部分帕金森病患者都患有抑郁症,由于情绪低落易诱发帕金森病,因此保持愉快的心情也是帕金森病预防的一个方面。

3. 三级预防 PD为慢性进行性加重的疾病,后期常死于压疮、感染、外伤等并发症,应帮助患者及家属掌握疾病相关知识和自我护理方法,帮助分析和消除不利于个人及家庭应对的各种因素,制订切实可行的护理计划并督促落实。康复治疗如进行肢体运动、语言、进食等训练和指导,可改善患者的生活质量,减少并发症;心理疏导与疾病教育也是重要的治疗措施;严格按照医嘱给予各方面的护理,防止病情加重;预防帕金森病的复发同样重要,除了必要的药物治疗之外,进行适当的身体锻炼,保持心情舒畅可以有效地预防帕金森病的复发。

(三)帕金森病患者的居家护理

1. 护理评估 评估患者的症状体征以及心理状态、社会因素等。

2. 护理诊断

(1) 躯体活动障碍 与黑质病变、锥体外系功能障碍所致震颤、肌强直、体位不稳、随意运动异常有关。

(2) 自尊心低下　与震颤、流涎、面肌强直等身体形象改变和言语障碍、生活依赖他人有关。

(3) 知识缺乏　缺乏本病相关知识与药物治疗知识。

(4) 营养失调：低于机体需要量　与吞咽困难、饮食减少和肌强直、震颤所致机体消耗量增加等有关。

(5) 便秘：与消化功能障碍或活动量减少等有关。

(6) 潜在并发症：与外伤、压疮、感染等有关。

3. 护理措施

(1) 生活护理：①个人卫生：穿柔软、宽松的棉布衣服；经常清洁皮肤，预防压疮。②提供生活方便：对于下肢行动不便、起坐困难者，应配备高位坐厕、坚固且带有扶手的高脚椅、手杖、床铺护栏等必要的辅助设施；生活用品固定放置于患者伸手可及处，以方便患者取用。③采取有效沟通的方式：对沟通障碍的患者，应注意尊重患者，不可随意打断患者说话。④保持大小便通畅：多进食含纤维素多的食物，多吃新鲜蔬菜、水果，多喝水，每天双手顺时针按摩腹部，促进肠蠕动；必要时遵医嘱口服缓泻剂。对于排尿困难的患者应评估患者有无尿潴留和尿路感染的症状和体征。⑤饮食原则：给予适量高热量、高维生素、高纤维素等优质的易消化食物，戒烟、酒。对于流涎过多的患者可使用吸管吸食流质食物；对于咀嚼能力和消化功能减退的患者给予软食或半流质食物；对于进食困难、饮水反呛的患者要及时插胃管给予鼻饲，防止引起误吸、窒息或吸入性肺炎。

(2) 运动护理：①疾病早期：指导患者增加业余爱好，坚持适当运动锻炼，保持身体和各关节的活动强度与最大活动范围。②疾病中期：对于已出现某些功能障碍或起坐已感到困难的患者要有计划、有目的地锻炼，应在每天做完一般运动后，练习走路；步行时要目视前方，以保持步行的幅度与速度。③疾病晚期：患者出现显著的运动障碍而卧床不起时，应帮助患者采取舒适体位，被动活动关节，按摩四肢肌肉，注意动作轻柔，勿造成患者疼痛和骨折。

(3) 安全护理：①对于上肢震颤未能控制、日常生活动作笨拙的患者，应避免拿热水、热汤，谨防烧伤、烫伤等。②对有幻觉、欣快、抑郁、精神错乱、意识模糊的患者应特别强调专人陪护。护士应认真查对患者是否按时服药，药物由护士代为保管，每次送服到口；智力障碍的患者应安置在有严密监控的区域，避免自伤、坠床、坠楼、走失、伤人等意外事故发生。

(4) 心理护理：细心观察患者的心理反应，及时提供正确的信息和引导，使其能够接受和适应自己目前的状态并能设法改善。

(5) 疾病知识指导：早期轻型病例无需特殊治疗，主要是鼓励患者进行适当的活动与体育锻炼；当疾病影响到患者日常生活和工作时，应指导患者及家属了解本病的临床表现、病程进展和主要并发症，帮助患者适应角色的转变，掌握自我护理知识，积极寻找和去除任何使病情加重的因素。

(6) 治疗指导：告知患者本病需要长期或终身服药治疗，让患者了解用药原则、常用药物种类与名称、剂型、用法、用药注意事项、疗效及不良反应的观察与处理。

(7) 照顾者指导:本病为一种无法根治的疾病,病程长达数年或数十年,家庭成员身心疲惫,经济负担加重,容易产生无助感。医护人员应关心照顾患者及家属,以便使患者得到更好的家庭支持。

4. 护理评价　患者经过预防、治疗和护理干预后,症状减轻,并能最大限度地保持社交能力和日常生活自理能力,生活质量有所提高。

六、骨质疏松症的社区管理和患者的居家护理

(一)骨质疏松症概述

1. 概念　骨质疏松症(osteoporosis,OP)是一种以低骨量和骨组织微细结构破坏为特征,导致骨骼脆性增加,易发生骨折的代谢性疾病。本病各年龄段均可发病,但常见于老年人,尤其是绝经后的女性,其发病率居所有代谢性骨病的首位。

2. 临床表现　①疼痛,为原发性骨质疏松症最常见的症状,以腰背痛多见,占疼痛患者的70%~80%;②身长缩短、驼背,多在疼痛后出现,脊椎椎体前部负重量大,尤其第11、12胸椎及第3腰椎,容易压缩变形,使脊椎前倾,形成驼背;③骨折,是退行性骨质疏松症最常见和最严重的并发症;④呼吸功能下降,胸、腰椎压缩性骨折,脊椎后弯,胸廓畸形,可使肺活量和最大换气量显著减少,患者往往出现胸闷、气短、呼吸困难等症状。

3. 诊断要点　详细的病史和体检是临床诊断骨质疏松症的基本依据,但其确诊有赖于X线检查和BMC(骨矿物质含量)测定。

(二)骨质疏松症的社区管理

1. 一级预防　应从儿童、青少年做起,注意合理膳食与营养平衡,多食用含钙、磷高的食物,如鱼、虾、牛奶、乳制品、骨头汤、鸡蛋、豆类、杂粮、绿色蔬菜等。坚持科学的生活方式,坚持体育锻炼,多接受日光浴,不吸烟、不饮酒,少喝咖啡、浓茶及碳酸饮料,少吃糖及食盐,动物蛋白质也不宜过多。晚婚、少育,哺乳期不宜过长,尽可能保存体内钙质,丰富钙库,将骨峰值提高到最大值是预防生命后期骨质疏松症的最佳措施。对有遗传基因的高危人群,重点随访,早期防治。建立健康档案,通过社区健康筛查发现并详细登记,每位患者都需要建立健康手册,对于骨质疏松症的预防,在达到骨峰值前就应开始,以争取获得较理想的骨峰值。

2. 二级预防　人到中年,尤其妇女绝经后,骨丢失加速进行。此期应每年进行一次骨密度检查,对骨量快速减少的人群,应及早采取防治对策。根据患者的健康档案和基本信息,结合实际,为其制订个体化的干预方案,如保健知识、保健技能、对症药物以及居家护理和随访。近年来欧美各国多数学者主张在妇女绝经后3年内即开始采用长期雌激素替代治疗,同时坚持长期预防性补钙,达到安全、有效地预防骨质疏松。向老年人提供有关的书籍、图片和影像资料。指导老年人每日进行适当运动和户外日光照射。提供老年人每天的饮食计划单,尤其要指导老年人多摄入含钙及维生素D丰富的食物。指导老年人服用可咀嚼的片状钙剂,且应在饭前1h及睡前服用,钙剂应与维生素D同时服用。

3. 三级预防　对退行性骨质疏松症患者应积极进行抑制骨吸收(雌激素、降钙素)、促进骨形成(活性维生素 D)的药物治疗,还应加强防摔、防颠等措施。对中老年骨折患者应积极手术,实行坚强内固定,早期活动,给予体疗、心理治疗、营养、补钙、遏制骨丢失,提高免疫功能及整体素质等综合治疗。康复训练应尽早实施,近年的科研成果表明,以补肾为主、健脾为辅的中医疗法对骨质疏松有一定的疗效,可配合使用。

(三)骨质疏松症患者的居家护理

1. 护理评估　评估患者的一般情况、病史及体检结果,X 线检查结果以及 BMD 和 BMC 测定值;评估患者心理状态;评估社会以及环境因素。

2. 护理诊断

(1)有受伤的危险　与骨质疏松导致骨骼脆性增加有关。

(2)疼痛　与骨质疏松有关。

(3)健康维护能力低下　与日常体力活动不足有关。

(4)躯体活动障碍　与骨骼变化引起活动范围受限有关。

3. 护理措施

(1)一般护理:①适当运动:适当的运动可增加和保持骨量,并可使老年人躯体、四肢肌肉和关节的协调性应变力增强。②合理膳食:补充足够的蛋白质有助于 OP 的治疗。多进食富含异黄酮类食物,如大豆等对保持骨量也有一定作用;少饮酒、咖啡和浓茶,不吸烟。③欧美学者主张钙成人摄入量为 800~1000 mg,绝经后妇女每天 1000~1500 mg。

(2)运动与休息:成年人进行多种类型的运动有助于骨量的维持。绝经期妇女每周坚持 3 h 的运动,总体钙增加。如有疼痛,为减轻疼痛可使用硬板床,卧床休息数天到 1 周。

(3)预防跌倒:保证住院环境安全,将日常所需物如茶杯、开水、呼叫器等尽量放置在床边,以利于患者取用。

(4)心理护理:骨质疏松症患者由于疼痛及害怕骨折,常不敢运动而影响日常生活,因此,护士要协助患者及家属去适应角色及承担责任,尽量减少对患者康复治疗产生不利的心理因素。

(5)用药护理:①服用钙剂时要多饮水,以增加尿量,减少泌尿道结石形成的机会。空腹服效果最好,同时服用维生素 D 时,不可与绿叶蔬菜一起服用,以免形成钙螯合物而减少钙的吸收。②性激素必须在医师的指导下使用,剂量要准确,并要与钙剂、维生素 D 同时使用。③二膦酸盐应晨起空腹服用,同时饮清水 200~300 mL,服药后至少半小时内不能进食或喝饮料,也不能平卧,应采取立位或坐位,以减轻对食管的刺激。

(6)减轻或缓解疼痛:休息时应卧于加薄垫的木板或硬棕床上,仰卧时头不可过高,在腰下垫一薄枕。必要时可使用背架、紧身衣等限制脊柱的活动。也可通过热水浴、按摩、擦背以促进肌肉放松。同时,应用音乐治疗、暗示疏导等方法对缓解疼痛也是很有效的。对疼痛严重者可遵医嘱使用止痛剂、肌肉松弛剂等药物,对骨折者应通过牵引或手术方法缓解疼痛。

(7) 预防并发症:对已发生骨折的老年人,应每 2 h 翻身一次,保护和按摩受压部位,指导老年人进行呼吸和咳嗽训练,做被动和主动的关节活动训练,定期检查,防止并发症的出现。

4. 护理评价　老年人的疼痛减轻或消失;每日能够合理地进食和用药,躯体功能有所改善;无骨折发生或骨折后未出现并发症;情绪稳定,能正确应对疾病造成的影响。

知识链接

骨质疏松症

2011 年中国骨质疏松症患者约 9000 万,且女性的发病率为男性的 3 倍,是世界上拥有骨质疏松症患者最多的国家。骨质疏松症患病率随年龄增长明显增高,60～69 岁男、女患病率分别为 33.0% 和 73.8%,70～79 岁分别为 55.6% 和 89.7%,80 岁以上分别为 65.4% 和 100.0%。

患骨质疏松症的老年人极易发生股骨颈骨折、脊椎骨折,尤其是老年女性患者,发生髋部骨折 1 年内可有 15.0% 死亡,其余 50.0% 残疾,因此骨质疏松症是引起老年人卧床率和伤残率增高的主要因素。

七、老年性骨关节病的社区管理和患者的居家护理

(一) 老年性骨关节病概述

1. 概念　老年性骨关节病(degenerative osteoarthritis),又称退行性骨关节病、骨性关节炎、老年性骨关节炎、增生性关节炎等,是由于关节软骨发生退行性变,引起关节软骨完整性破坏以及关节边缘软骨下骨板病变,继而导致关节症状和体征的一组退行性关节疾病。

2. 临床表现　关节活动后隐匿发作、持续性钝痛,休息可以缓解。有晨僵症状但时间较短暂,一般不超过 15 min。指关节静止一段时间后开始活动时感到僵硬,如黏住一般。多见于老年人下肢关节,活动后可改善。

3. 诊断要点　诊断骨关节炎依赖于典型的临床表现、体征及放射学检查。

(二) 老年性骨关节病的社区管理

1. 一级预防　年龄增长、骨骼老化、胶原蛋白流失是骨关节炎形成的重要原因。坚持适量合理的运动,特别是骨关节炎受累最多的手指、肘关节、肩关节、腰椎等;饮食合理均衡,注意适量补充钙质;休息是对付关节炎最好的方法。建立健康档案,通过社区健康筛查发现并详细登记,每位患者都需要建立健康手册,对于易发人群要特别重视。经常进行身体检查可以及时发现疾病,早发现、早治疗,凡是超过 45 岁的女性和超过 50 岁的男性每年都要检查一次骨密度。

加强健康教育和促进健康,具体措施:①首先进行退行性骨关节病教育:增加如何保护关节的意识,如肥胖者减肥、避免膝关节外伤、尽量少穿高跟鞋等;饮食应营养丰富、高热量、高蛋白质、高维生素及有利于钙吸收的食物;补充钙剂可给予钙片或高钙食物,如骨头汤等。②动静结合,适时适度运动:症状较轻时可适度运动,症状较重时以休息为主;关节炎发作的急性期应禁止锻炼,可行半蹲静力训练和股四头肌静力收缩功能锻炼;症状缓解后可选择对关节冲击力小的柔和运动,如散步、慢跑、打太极拳等。③保持正确姿势,避免机械损害。④加强日常保养,预防骨质疏松。⑤在医生指导下进行综合治疗。

2. 二级预防 根据患者的健康档案和基本信息,结合实际,为其制订个体化的干预方案,如保健知识、保健技能、对症药物以及居家护理和随访。要了解和认识本病的危害性、提高患者消除和避免致病因素的能力,关键在于早发现、早治疗。早期如在上下楼梯,下蹲站立等动作时感到疼痛,呈间歇性,一般经过休息就会有所好转。一旦出现疼痛症状千万不要麻痹大意,及时去看医生,因为疼痛往往是早期症状。

3. 三级预防 积极缓解骨性关节炎症状,在急性期关节发热、肿胀,注意放松休息;当关节炎疼痛发作,患者感觉发热时,也可用毛巾包裹冰袋置于疼痛关节上进行局部冷敷,每次不要超过 10 min;当炎症消退、消肿后可应用热敷,或可泡热水澡,每次不超过 10 min。慢性期还可选用红外线、超短波、针灸、蜡疗、按摩等。对大多数没有手术指征的膝关节炎患者,可在医生指导下进行药物治疗。

(三)老年性骨关节病患者的居家护理

1. 护理评估 ①评估患者的健康史:包括遗传因素、生理性老化、肥胖、性激素、吸烟等;长期不良姿势导致的关节形态异常、长期从事反复使用关节的职业或剧烈的文体活动对关节的磨损等,评估患者有无原发性骨关节疾病。②评估辅助检查的结果:X线片典型表现为受累关节间隙狭窄,软骨下骨质硬化及囊性变,关节边缘骨赘形成,关节内有游离骨片。③评估患者的心理-社会状况:疼痛使老年人不愿意过多走动,社会交往减少;功能障碍使老年人的无能为力感加重,产生自卑心理;疾病的迁延不愈使老年人对治疗失去信心,产生消极、悲观的情绪。

2. 护理诊断

(1)慢性疼痛 与关节退行性变引起的关节软骨破坏及骨板病变有关。

(2)躯体活动障碍 与关节疼痛、畸形或脊髓压迫所引起的关节或肢体活动困难有关。

(3)有跌倒的危险 与关节破坏所致的功能受限有关。

(4)无能为力感 与躯体活动受限及自我贬低的心理压力有关。

3. 护理措施

(1)一般护理:老年人宜动静结合,急性发作期限制关节的活动,一般情况下应以不负重活动为主,因为规律而适宜的运动可有效预防和减轻病变关节的功能障碍。对肥胖老年人更应坚持运动锻炼,尽量选择运动量适宜、能增加关节活动的运动项目,如游泳、做操、打太极拳等。且在饮食上注意调节,尽量减少高脂肪、高糖食物的摄入,从而达到减肥的目的。

(2) 减轻疼痛:对患髋关节骨关节炎的老年人来说,减轻关节的负重和适当休息是缓解疼痛的重要措施,可借助手杖、拐杖、助行器站立或行走。疼痛严重者,可采用卧床牵引限制关节活动。膝关节骨关节炎的老年人除适当休息外,可通过上下楼梯时扶扶手、坐位站起时手支撑扶手的方法,减轻关节软骨承受的压力,膝关节积液严重时,应卧床休息。另外,局部理疗与按摩综合使用,对任何部位的骨关节炎都有一定的镇痛作用。

(3) 用药护理:如关节经常出现肿胀,不能长时间活动或长距离行走,X 线片显示髋股关节面退变,则可在物理治疗的基础上加用药物治疗。

(4) 手术护理:对症状严重、关节畸形明显的晚期骨关节炎老年人,多行人工关节置换术。术后护理因不同部位的关节而有所区别。髋关节置换术后患肢需进行皮牵引,应保持有效牵引,同时要保证老年人在牵引状态下的舒适和关节功能;膝关节置换术后患肢用石膏托固定,应做好石膏固定及患肢的护理。

(5) 心理护理:首先为老年人安排有利于交流的环境,如床距窗户较近,窗户的高度较低,房间距老年人活动中心较近等,增加其与外界互动的机会。其次,主动提供一些能使老年人体会到成功的活动,并对其成就给予诚恳的鼓励和奖赏,加强老年人的自尊,增强其自信心。另外,为老年人分析导致无能为力的原因,协助老年人使用健全的应对技巧,鼓励学会自我控制不良情绪都是切实可行的措施。

(6) 健康指导:①健康教育:结合老年人的自身特点,用通俗易懂的语言介绍本病的病因、不同关节的表现、X 线片结果、药物及手术治疗的注意事项。②保护关节:注意防潮保暖,防止关节受凉、受寒。尽量应用大关节而少用小关节,如用屈膝屈髋下蹲代替弯腰和弓背;用双脚移动带动身体转动代替突然扭转腰部;选用有靠背和扶手的高脚椅就座,且膝髋关节成直角;枕头高度不超过 15 cm,保证肩、颈和头同时枕于枕头上。③增强自理:对于活动受限的老年人,应根据其自身条件及受限程度,运用辅助器具或特殊的设计以保证或提高老年人的自理能力。应避免一次饮用大量的水,同时宜尽可能安排老年人睡在距厕所较近的卧室,以方便如厕。④用药指导:用明显的标记保证老年人定时、定量、准确服药,并告知药物可能具有的副作用,教会老年人监测方法。

4. 护理评价　通过系统而全面的护理,老年人的疼痛减轻或消失;关节的功能状态有所改善;日常生活基本能够自理;能主动地与别人开始互动,应对能力有所增强。

知识链接

骨关节病高危人群

老年人:随着年龄增长,膝关节会出现退行性变化,据世界卫生组织统计,50 岁以上人群中,骨关节病的发病率为 50%,55 岁以上人群中,骨关节病的发病率为 80%。

更年期女性:由于 45 岁以后雌激素水平显著下降,使女性的膝关节、腰关节、髋关节特别容易受累,容易发生退行性改变。

肥胖症:37 岁时超过标准体重 20% 者,男性患骨关节病的危险性为标准体重者的 1.5 倍,女性为 2.1 倍。

有家族遗传病史:骨关节病具有遗传性,遗传因素导致软骨基质中合成酶异常。

办公室人群以及某些特殊职业人群如矿工、司机、职业运动员等。

课堂互动

1. 小组内一起讨论交流一下:你周边是否有以上所描述的老年慢性病患者?都是哪些疾病?都有什么表现?

2. 角色扮演:以小组为单位,分别扮演脑卒中、慢性阻塞性肺疾病、老年性痴呆、帕金森病、老年性骨关节病等不同患者和社区护士,写出小剧本,有针对性地开展社区管理和居家护理。

小 结

通过完成本任务的学习,你应该提升的素质主要是要有社区老年护理工作的热情和现代理念;应具备的能力是能够针对上述 7 种慢性病进行有效的社区管理、预防和护理的综合能力;应掌握的知识包括每种疾病的临床表现与护理评估、护理措施。重点是居家护理措施。

能力检测

一、名词解释
1. 脑卒中　2. 骨质疏松症　3. 帕金森病

二、简答题
1. 请说明慢性病三级预防包括哪些内容?
2. 请简要说明脑卒中患者的居家护理措施?
3. 请简要说明老年性骨关节病的健康教育内容?

三、选择题(5 个备选答案中可能有 1 个或 1 个以上正确答案)
1. COPD 的临床表现为(　　)。
　A. 慢性咳嗽　B. 头疼　　C. 咳痰　　D. 水肿　　E. 胸闷
2. 帕金森病的护理诊断有(　　)。
　A. 知识缺乏　　　　　B. 潜在并发症　　　　C. 便秘
　D. 疼痛　　　　　　　E. 气体交换受损
3. 老年性骨关节病的临床表现有(　　)。

A. 关节畸形　　　　　B. 疼痛　　　　　　　C. 呕吐
D. 晨僵　　　　　　　E. 便秘

四、案例与讨论

张先生,69 岁,家住农村,干农活时摔倒,右下肢疼痛且不能活动而入院。自诉全身骨痛 10 余年,除服用止痛药物外未采取其他检查或治疗措施。X 线检查:右股骨颈骨折,椎骨、股骨、髋骨骨密度降低,透明度加大。患者担心庄稼还未收完,急于回家。

1. 目前此对患者主要的护理措施有哪些?
2. 试述此患者康复护理的重要性及具体方法。

(任丽媛)

项目五　如何做好社区疾病预防与控制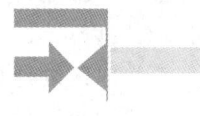

人类为了生存发展,提高生活质量,需要开发利用环境中的各种资源。但如果不重视环境保护,造成环境资源枯竭,提高生活质量就会成为一句空话。公共卫生是人类在适应环境,与自然界中各种危险因素进行斗争的生存过程中发展起来的,是关系大众健康的公共事业。它不仅是社会进步的强大保障,而且为每个公民的健康提供了必要的条件。随着护理工作范围和职能的扩展,社区护士也必须具备相应的知识和素质,从环境的角度做好社区疾病的预防和控制。

任务一　认识社区环境与健康的关系

1. 素质目标:让护生提升对社区环境的认识,分析社区环境与健康之间的关系。
2. 能力目标:护生能够深入一个规范的社区调研相关社区环境,并分析判断影响健康的相关环境因素。
3. 知识目标:熟悉社区环境的类型及相关基本概念。

对于人类来说,环境是指围绕着人群客观存在的,可以直接、间接影响人类生活和发展的各种自然与人为因素的总和,是人类赖以生存的外部条件。人类环境可分为自然环境和社会环境。社区护理所研究的环境主要包括空气、水、土壤、食物以及其他生物在内的生活环境。

重点:环境对健康的影响。
难点:社区环境的评估与监控。

一、环境概述

（一）环境分类

1. 自然环境　自然环境是指环绕于人类周围的各种自然因素的总和,包括空气、水、土壤、阳光、生物和各种矿物质资源等。自然环境由原生环境和次生环境两部分组成。

（1）原生环境:天然形成的未受到人为活动影响或影响较少的自然环境。原生环境中存在许多对人体健康有利的因素,人类可以从中获取适宜生存的空气、水、土壤以及太阳辐射、微小气候等。但原生环境有时也会对健康产生不良影响。如某些地区的地质环境中,由于水或土壤所含的某种化学元素过多或过少,人类长期在这种地区生活,就可能造成生物地球化学性疾病。

(2) 次生环境:在人类活动影响下形成的自然环境,如工业区、生活居住区等,次生环境中的物质交换及能量和信息的传递等多发生了重大变化,这种变化对人类可产生有利或有害的影响。人类活动如能维持环境中物质与能量的平衡,就会对健康带来有利的影响;否则就会使环境恶化,给人类健康带来危害。

2. 社会环境 社会环境是指人类通过长期有意识的社会劳动,加工和改造自然所创造的物质文化环境体系。它包括人类在长期的生产、生活和社会活动过程中形成的生产关系、阶级关系和社会关系。社会环境不仅可直接影响人群和个体的健康状况,而且还可以通过影响自然环境和人的心理环境,间接地影响人的健康。

(二) 构成环境的要素

1. 生物因素 地球上的生命体相互依存、相互制约,不断进行着物质、能量和信息的交换,共同构成生物与环境的综合体。人类与环境中的生物因素有着密切联系,如利用生物制成药物防治疾病,通过食物获得生存所必需的营养素,通过美化环境来陶冶情操等。地球上的生物在为人类造福,但某些生物也会给人类健康带来一定的威胁,如病原微生物感染可引起疾病,毒蛇咬伤可引起中毒甚至死亡,食物链中也存在着一些致癌、致畸的生物因子,空气中存在致命的花粉,生产过程中形成的生物性粉尘(如动物羽毛)等。

2. 化学因素 环境中的化学因素包括天然或人工合成的化学物质、动植物体内及微生物体内的化学组分等。大部分化学元素在正常接触和使用情况下对集体无害,过量或低剂量长期接触时会产生有害作用。

3. 物理因素 人们在日常生活和生产环境中接触到的物理因素有气温、气湿、气流、气压、震动、声波、辐射(电离辐射与非电离辐射)等。这些物理因素在自然状态下一般对人体无害,有些还是人体活动所必需的外界条件,但超过一定强度和(或)接触时间过长时,就会对机体产生危害。如机器的高速运转以及交通运输产生的高分贝噪声和震动,应用高频电磁场时周围环境中存在的高频电磁辐射等,都会直接或间接地损害人体健康。

4. 社会-心理因素 社会因素一般包括社会政治、经济、文化、教育、人口和家庭等。社会因素可以通过直接改变人们的生活环境和生活条件来影响人群的躯体健康,也能通过影响人们的心理感受来影响人群的心理健康。

(三) 环境与人类健康的关系

环境是人类赖以生存的物质基础,同时又是人类利用和改造的对象。在漫长的生物进化过程中,人类不断地适应和改造环境,与外界环境形成了一种相互联系、相互制约、相互作用的对立统一关系。这种关系首先体现在人与环境之间通过新陈代谢不断地进行物质和能量交换,保持着动态平衡。其次,人体各种组织器官的结构和功能,也是与环境长期相互作用的结果,人类对环境有不同程度的适应能力。如在高山、高原等缺氧环境下,人体通过增加红细胞数和血红蛋白含量来提高携氧量,从而维持正常生命活动。此外,人类具有改造环境的主观能动性。人类的一切活动受高级神经系统支配,与其他生物不同,能有意识、有目的地改造环境。

二、天气、气候与健康

(一)天气

天气指的是短时间内大气的变化,包括相态变化、温度、稳定度,比如阴晴雨雪,风霜露雹等。一般1天、5天或7天的天气状况,天气是时刻变化的。

1. 气温 温度包括摄氏温度和华氏温度,具体换算为

$$华氏温度/℉ = 摄氏温度/℃ \times 9/5 + 32$$

$$摄氏温度/℃ = 5/9 \times (华氏温度/℉ - 32)$$

2. 气湿 ①最大湿度:在一定温度下,单位体积空气中所含有的最大水蒸气量,单位为 g/m^3、kg/m^3。②绝对湿度:单位体积空气中实际含有的水蒸气量。③相对湿度:绝对湿度/最大湿度。④生产环境的湿度用相对湿度表示,分三级:高湿,相对湿度>80%,中湿,相对湿度30%~80%,低湿,相对湿度<30%。

(二)气候

气候指大气在太阳辐射、大气环流、下垫面性质和人类活动综合作用下,某一时期内大量天气过程的综合,和天气相比,具有相对的稳定性。影响气候的主要因素有纬度位置、大气环流、海陆分布、洋流和地形。

知识链接

微小气候与热辐射

1. 微小气候:劳动者从事的生产劳动往往在车间或作业室内进行,把这种局部区域环境的气象条件称为微小气候。主要是指空气温度、湿度、风速、热辐射。

2. 热辐射:主要指红外线及一部分可见光的辐射。

3. 正辐射:当物体表面温度超过人体表面温度时,物体向人体传递热辐射而使人体受热。

4. 负辐射:当周围物体表面温度低于人体表面温度时,人体向周围物体辐射散热。

(三)天气与气候对人类发展的影响

在欧亚大陆,生活在赤道附近的热带地区的人,由于光照强烈,气温又高,人的皮肤颜色是黑黝黝的。为了抵御酷热的气候,他们的脖子很短,头明显偏小,而鼻

子较阔,这样有利于散发体内的热量。在寒带、温带的高纬度地区,常年太阳不能直射,光照强度较弱,气温很低,严寒期又长,这里大多为白种人。为了抵御严寒,他们往往长有一个比生活在温、热带地区的人更钩的鼻子。鼻梁较高,鼻内孔道较长。就头型而言,寒带和温带居民头大、头型圆,脸部比较平,这有利于保温,减少散热量。

为适应高山稀薄的空气,山区居民的胸部突出,呼吸功能发达,肺活量和最大换气量比沿海地区的居民明显偏高。气候对身高的影响更为明显。以我国为例,北京的年日照时数为2778.7 h,武汉年日照时数为2085.3 h,广州年日照时数为1945.3 h,成都年日照时数最少,仅为1239.3 h,所以这些城市居民的平均身高依次由高到矮。其原因是日光中的紫外线能使人体皮肤内的脱氢胆固醇变成维生素D,有促进骨钙化和身体长粗、长高的作用。

生活在热带地区的人,在室外活动的时间比较多。气温高,使生活在那里的人性情易暴躁和发怒。居住在寒冷地带的人,大部分时间在一个不太大的空间里与人朝夕相处,形成了一种能控制情绪的、具有较强忍耐力的性格。比如说,生活在北极圈内的爱斯基摩人,被人们称为"永不发怒的人"。居住在温暖宜人的水乡的人们,因为气候湿润、风景秀丽,人们对周围事物敏感,机智敏捷。山区居民因为山高地广,人烟稀少,长久生活在这种环境中,说话声音洪亮,性格诚实直爽。居住在广阔的草原上的牧民,因为草原茫茫,交通不便,气候恶劣,风沙很大,所以,他们常常骑马奔驰,尽情舒展自己,性格变得豪放直爽,热情好客。

(四)与天气或气候相关的健康问题

1. 高温作业 高温作业是指工作地点有生产性热源,以我国夏季室外平均温度为参照,主要类型如下。

①高温、强热辐射作业(干热型作业):气温高、热辐射强度大。②高温、高湿作业(湿热型作业):相对湿度在80%以上,气温可高达35 ℃。③夏季露天作业:除受太阳热辐射外,还受被加热地面的辐射影响。

2. 中暑 中暑是指高温环境下,由于热平衡或水盐代谢紊乱而引起的一种以中枢神经系统、心血管系统障碍为主要表现的急性热致疾病。按发病机理可分为以下几种。

(1) 热射病:由于身体受热,产热大于散热,造成体内热蓄积,加之出汗量过大,导致下丘脑周围体液的温度升高,直接影响体温调节中枢、血管舒缩中枢等,使其功能发生障碍。患者的体温多在40 ℃以上,皮肤干燥、无汗。有头痛、呕吐、烦躁不安、全身抽搐等症状,昏迷24 h以上的患者,恢复后常有神经系统后遗症。

(2) 热衰竭:由于高温环境导致外周血管扩张,加上大量出汗使有效循环血量降低,为保证机体的散热,心脏搏动次数增加,使心血管系统负担加重,以致脑部供血不足或心功能不全、周围循环衰竭。这类疾病起病急,患者往往出现头痛、头晕,然后突然倒地,出现恶心、呕吐、心动过速,患者面色苍白,皮肤没有弹性,尿量、出汗量维持正常。

(3) 热痉挛:由于大量出汗造成的失钠、失钾所导致的水、电解质紊乱。热痉挛是高温中暑中较轻的一类。患者大多数表现为短暂的骨骼肌疼痛性痉挛。痉挛常呈对称性,也可为单侧,患者体温多正常,可有大量出汗。

（五）健康指导——学会穿衣

人类为了生存,要适应各种不同的自然环境,而最基本的适应便是保持正常体温。体温虽然可以通过生理上的调节来完成,但生理功能的调节是有限的。日常生活中可很好地利用衣服穿着进行调节。

1. 衣服-体温-健康　衣服可以使人处于一个温度比环境气温高、变化比环境气温小的气层里。衣服能使身体周围有一层温暖的空气,不仅如此,衣服还能改变环境中的气温、湿度、气流、日照对人体的影响。据研究,当外界气温与身体裸露的温差为 15.6～17 ℃时,穿上一件衬衣,则衬衫表面与外界气温之差可降为 11.8 ℃;加上一件背心,温差为 9.9 ℃;再套上外套,温差则只有 6.3 ℃了。衣服越厚,衣服表面与环境的温差就越小,保暖作用就越好。

2. 衣服-季节-健康　①夏季,随着外界气温的显著升高,裸露皮肤表面的水分蒸发大大增加,如穿上合适的衣服,可减少气候变化时对人体的影响。当人体直接在阳光下暴晒时,衣服则可降低辐射的增热作用。夏季衣服少,如穿着得体,更能体现人的形体美。但夏季服装除了更注重美观外,也要注意既能防晒,又能使体内热量散发。因此,夏季服装颜色要浅,质料要薄而疏松,不能用合成纤维作衣料,因其吸水性能差,并且不耐高温,易潮湿。②春季和秋季气温比较适宜,春天宜捂,秋天宜冻。③冬季,衣服使人体平均能保持因传导和辐射而丧失的全部热量的1/3。尤其在北方的严冬时节,一个人所散失的热量中,有接近半数是从头部和正常呼吸中排出的,因此,严冬时节口罩、帽子便成了出门所必不可少的保暖物品。

3. 衣服-地域-健康　人们在服装上也要考虑其保健的特点来着装,要适应天气的变化来着装。①在结冰地区,衣服的层次较多,若服装外面用浅色,里面用深色的衣料,可使靠近皮肤处形成一吸热层,达到较好的保暖效果。②南方的空气湿度一般都比较大,因此,在冬季时,往往会感觉南方比北方更冷,所以人们在穿着上,首要的是保温、干燥。③在衣着与湿度的关系上,干燥地区的衣服要宽大,厚度要适中,衣料的质地较紧密,色泽宜浅以利于反射辐射热;而在潮湿的地区,衣服要合身,尽量少遮住身体,厚度宜薄,衣料质地宜疏松,色泽宜浅。

三、饮水与健康

水、空气、食物被称为人类生命和健康的三大要素,其中水是生命之源。水对人体健康有着极其重要的功能,可维持人体细胞的水平衡,参与人体细胞的构成。正常成人体内水分约占体重的60%。

（一）水源分类

水源按其存在形式可分为降水、地面水和地下水三大类。

1. 降水　降水是指雨、雪水。在降水过程中,雨、雪水因与大气接触,可吸收污染物,并因大气成分的地域性差异,使降水化学组成出现差异。降水的特点是矿化度很低,在收集与保存过程中易被污染,水量没有保证。

2. 地面水 地面水包括江、河、湖及塘等水。因其主要来自降水,故含盐类较少;但在流经地面时,大量杂质混入水中而含有较多的悬浮物质。季节、气候等自然条件对地面水的理化性质及细菌含量有较大影响。江、河水在溺水期或暴雨后,水中常含有大量泥沙及其他杂质,细菌含量增高,但盐类含量较低。湖水由于流动较慢,湖岸冲刷较少,水中杂质沉淀较完全,因此水质一般较清晰。但往往有大量浮游生物生长、繁殖,使水着色并带臭味。有时,水体受城市污水及含氮、磷的工业废水的污染,使水中氮及磷含量大大增加,出现富营养化现象。

3. 地下水 主要来源是渗入地下的降水、河、湖、塘等地面水。经地层的渗滤,其中大部分悬浮物和微生物已被阻留,致使地下水的水质的感官性状较好,细菌含量较少,降水渗入地层时,因所经土壤的化学组成不同,而溶解了各种不同的矿物盐类,使水质变硬。

知识链接

富营养化

富营养化是指生物所需的氮、磷等营养物质,大量进入湖泊、河口、海湾等缓流水体,引起藻类及其他浮游生物迅速繁殖,水体溶解氧含量下降,鱼类及其他生物大量死亡的现象。

水体出现富营养化现象时,由于浮游生物大量繁殖,往往使水体呈现蓝色、红色、棕色、乳白色等,这种现象在江河湖泊中称为水华(水花),在海中称为赤潮。这些藻类有臭味,有毒,鱼不能食用。藻类会遮蔽阳光,使水底植物因光合作用受到阻碍而死亡。大量死亡的水生生物沉积到湖底,可被微生物分解,消耗大量的溶解氧,使水体溶解氧含量急剧降低,水质恶化、水中缺氧,造成鱼类窒息死亡。

(二)饮用水水质要求

1. 流行病学安全 饮用水应不含病原微生物和寄生虫虫卵,以保证不传播介水传染病。

2. 感官性状良好 饮用水外观应无色、透明、无臭、无异味,不得含有肉眼可见物。

3. 化学性状良好 饮用水中所含的化学物质及放射性物质不得危害人群健康。包括不引起急、慢性中毒或远期危害。

(三)饮用水的净化与消毒

水源水质一般情况下不能达到生活饮用水水质标准的要求,必须净化处理。常规的水质净化工艺包括混凝沉淀(或澄清)、过滤和消毒,目的是除去水源中的悬浮物质、胶体物质和细菌等杂质。

1. 混凝沉淀 天然水中的细小颗粒(特别是胶体颗粒),很难在重力的作用下自然沉淀,需要加入混凝剂使其互相黏附聚合成较大颗粒后从水中沉降下来,该过程称为混凝沉淀。常用的混凝剂有金属盐类和高分子类两类混凝剂,金属盐类有明矾、硫酸铝等和铁盐(三氯化铁和硫酸亚铁)。高分子类如聚合氯化铝等,最常用的混凝剂是铝盐和铁盐。

2. 过滤 常用的滤料必须是无毒,化学性能稳定,不会恶化水质,并且有足够的机械强度,不能被微生物利用和分解,颗粒粒径均匀。在我国集中式供水中,应用最广的滤料是石英砂,常用的还有无烟煤、药用炭、磁铁砂等颗粒。

3. 消毒 我国常用的消毒方法有氧化消毒、二氧化碳消毒、紫外线消毒和臭氧消毒,其中应用最广的是氧化消毒。饮水消毒的氯制剂主要包括液氯、含氯石灰(漂白粉)、漂白粉精和有机氯制剂等。含氯化合物中氯的价数大于 -1 者为有效氯,具有杀菌能力。漂白粉含有效氯 $25\% \sim 30\%$,漂白粉精含有效氯 $60\% \sim 70\%$。

在氯化消毒过程中,氯与水中的有机物反应会产生卤代烃类化合物,称为氯化副产物,包括三卤甲烷、卤代醋酸类化合物、水合氯醛、氯代酚、氯代酮、甲醛等,氯化副产物在动物实验中发现具有致突变性和(或)致癌性,有的还有致畸性和(或)神经毒性。

(四)饮用水的选择

1. 人体补水 一个从事轻体力劳动的正常成年人每天的平均饮水量为 2500 mL,主要通过每天的饮水摄入,另外喝汤,吃蔬菜、水果也能补充体内的水分,摄入食物中的糖类、脂肪、蛋白质等在体内代谢氧化时也能产生水,100 g 糖类氧化能产生 55 mL 水,100 g 蛋白质氧化能产生 41 mL 水,100 g 脂肪氧化能产生 10 mL 水。

2. 水的分类 按水中矿物质含量的多少可分为软水和硬水。软水中因钙、镁离子含量低,长期饮用软水,可能与心、脑血管疾病的发生有一定关系。而硬水用来烹调会影响食物的营养价值,用硬水洗衣服、洗澡不易洗净,这是因为高硬度水中的盐类易发生沉淀。并且使用高硬度的水还易形成水垢,堵塞管道,在水壶中形成的水垢还增加了能源的消耗,对于饮水来说,还是以中度硬水为宜。

3. 饮水安全 从卫生学的角度来看,生水易受到污染,其中的细菌含量也较高,常喝生水易患一些肠道传染病,如伤寒、痢疾、甲型肝炎和各种寄生虫病,水被煮沸后,可以杀灭其中绝大部分的细菌,对预防肠道传染病非常有益,但生水含有较多的矿物质,水煮沸后矿物质(如钙离子)大部分沉淀,不能被吸收利用,所以,如果生水能经过处理,如超声、红外线等方法灭菌后再次饮用,可以补充人体的必需元素,具有一定的营养价值。

课堂互动

1. 你平时是怎样着装、喝水的?注意到这些问题了吗?
2. 周末或假期回家时,给家人讲讲应如何科学穿衣、正确饮水吧?

四、空气与健康

(一) 空气构成与大气性状

空气是人类赖以生存的外界环境因素之一,它的理化性状对人体的健康和疾病有明显的影响,它是一种无色、无臭、无味的混合气体,其主要成分是氮气(占78.09%)、氧气(占20.95%)、氩气(0.93%)、二氧化碳(占0.03%),还有很少量的氖、氦、氪等稀有气体,并含有少量的水蒸气(一般为0.01%~4%)。

大气性状包括太阳辐射、气象因素(气温、气湿、气流、气压等)以及空气离子化等。它们经常处于交互作用之中,综合作用于机体,引起机体冷热感觉和体温调节的反应,但是,机体的调节适应能力是有一定限度的,气体因素的变动超出一定范围之后,如酷暑、严寒及强烈的太阳辐射或气流等,会使机体出现热平衡失调的现象,引起许多疾病。

(二) 大气污染的来源及其对健康的影响

1. 大气污染概念 大气污染是指由于自然因素和人为因素,使大气的化学组成和物理性状发生改变,超过大气本身的自净能力,而对居民的健康和生活产生直接或潜在危害的现象。

2. 大气污染的来源

1) 工业企业 大气污染的主要来源,工业企业排放的大气污染物主要来自两个方面。

(1) 燃料的燃烧:这是造成大气污染最主要的来源。目前我国主要的工业燃料是煤,其次是石油。燃料除了含有可燃成分外,还含有各种杂质。煤的主要杂质是硫化物,此外还含有氮、铁、镉等元素的化合物,石油是烷烃、环烷烃、芳香烃的混合物,主要杂质有硫化物和氯化物,其中也含有极少量金属元素的化合物(如钒等)。

(2) 生产过程中排出的污染物:工业生产过程中,由原材料到成品,各个生产环节都有可能有污染物排出。污染物种类与生产性质和工艺过程有关,如生产铝或过磷酸钙(磷肥)能排出大量氯化氢,温度计厂能排出汞蒸气等。

2) 交通运输 机动车排放成为部分大中城市大气污染的主要来源,一些城市臭氧浓度逐步增高,个别城市发生光化学污染的可能性在不断增加。

3) 生活炉灶和采暖锅炉 大量民用炉灶和采暖锅炉排放的废气对大气造成的污染不容忽视,尤其是冬季生活炉灶和采暖锅炉量增多,且煤炭燃烧不完全,与居室、工作场所、学习场所密切相连,对室内外空气均可造成污染。

4) 其他 当绿化不足、交通频繁、风速较大时,地面尘土扬起,可使本来已经沉降到地面的污染物再次进入大气造成危害。

3. 大气污染对人体健康的影响 人需要呼吸空气以维持生命,大气污染主要是通过呼吸道、消化道或皮肤,它可造成局部或全身的损害。

1) 急性中毒 大气污染物的浓度在较短时间内急剧增加,可使居民发生急性中毒。

（1）煤烟型烟雾事件：由于煤烟和工业废气大量排入大气且得不到充分扩散而引起。它的特点：①污染物来自煤炭的燃烧及工业生产过程的产物；②气象条件为气温低,气压高,风速很低,有雾,有逆温现象产生；③多发生在寒冷季节；④河谷盆地易发生；⑤受害者以呼吸道刺激症状最早出现,如咳嗽,胸痛,呼吸困难,并有头痛、呕吐、发绀。死亡原因多为气管炎、支气管炎、心脏病等。对于老年人、婴幼儿、患有慢性呼吸道疾病和心血管疾病等人群,影响尤为严重,病死率高,例如,1952年12月5—9日,5天时间内,英国伦敦发生的煤烟型烟雾致4000多人死亡。

（2）光化学烟雾事件：由于汽车尾气和工业废气排放造成,一般发生在温度低,气温在24～32 ℃的夏季晴天的中午或午后,汽车尾气中的烯烃类碳氢化合物和氮氧化物,被排放到大气中后,在强烈的阳光紫外线照射下,形成浅蓝色烟雾,被称为光化学烟雾,这种烟雾会使人出现黏膜刺激症状,如眼睛发红、喉咙疼痛、呼吸憋闷等,还可以出现头昏、头痛等症状。

2）慢性中毒　大气污染引起的慢性中毒事件也屡有报道,当大气中污染物浓度不高时,由于人体长年累月地呼吸了这种被污染了的空气,也会引起慢性支气管炎、支气管哮喘、肺气肿及肺癌等疾病。

3）"三致"作用　致突变作用、致癌作用和致畸作用间接影响人类的健康。

4）间接危害　大气污染除对人类健康产生直接危害外,还可通过影响环境间接影响人类的健康。

（1）温室效应：大气层中CO_2、CH_4和NO_2等气体,可以让可见光透过,但地球向宇宙释放的红外线起阻碍作用,并吸收转化为热量,使地球表面温度升高,这种现象称为"温室效应",形成温室效应的气体称为温室气体,CO_2是当前最主要的温室气体,气温升高后可使冰川融化、海平面上升,有利于病原体的繁殖,可造成各种传染病、寄生虫病等发病率的升高。

（2）臭氧层破坏：在人类社会的生产和生活过程中,在大量消耗石油能源后产生和扩散出来的氟氯烃化合物（比如氟利昂）和含溴卤化烷烃分子发生解离,释放出高活性的原子态的氯和溴,氯和溴原子又会催化臭氧分子分解而失去氧原子。臭氧层被破坏后,其吸收紫外线的能力大大降低,使得人类接受过量紫外线辐射的机会大大增加。过量的紫外线辐射,一方面会破坏人的免疫系统,使人的自身免疫系统出现障碍,患呼吸道系统传染性疾病的人数大量增加；另一方面,还会增加皮肤癌的发病率,臭氧层的臭氧每损耗1％,皮肤癌的发病率就会增加2％,另外,过量紫外线辐射还会诱发各种眼科疾病,如白内障、角膜肿瘤等。

（3）酸雨：由于排入大气中的SO_2和NO_2,在大气和水滴中转化为硫酸、硝酸,并随雨、雪降落地面而形成酸雨,pH<5.6的雨水即可称为酸雨。酸雨会使鱼类和其他生物群落灭亡,改变营养物和有毒物质的循环,使有毒金属溶解到水中,并进入食物链,使物种减少和生产力下降；也可对建筑物、机械设备和市政设施造成腐蚀。酸雨对人体的影响：一是通过食物链使汞、铅等重金属物进入人体,诱发癌症和老年痴呆；二是酸雾侵入肺部,诱发肺水肿或导致死亡；三是长期生活在含酸沉降物的环境中,诱导产生过多氧化脂蛋白,导致动脉粥样硬化等心血管疾病发病率升高。

4. 常见大气污染物

（1）总悬浮颗粒物：悬浮在空气中的空气动力学当量直径≤100 μm 的颗粒物。空气中总悬浮颗粒物对人体健康的影响取决于粒子吸入后积聚于呼吸系统的数量。它对人体健康的影响包括导致呼吸不适，呼吸系统症状（如气短、咳嗽、气喘等）和加重已有的呼吸系统疾病及损害肺部组织。

（2）可吸入颗粒物：通常把粒径在 10 μm 以下的颗粒物称为 PM，又称为可吸入颗粒物（inhalable particles, IP）或飘尘，颗粒物的直径越小，进入呼吸道的部位越深，10 μm 直径的颗粒物通常沉积在上呼吸道，5 μm 直径的颗粒物可进入呼吸道的深部，2 μm 以下的可 100% 深入到细支气管和肺泡。IP 被人吸入后，会累积在呼吸系统中，引发许多疾病。粗颗粒物可侵害呼吸系统，诱发哮喘病，细颗粒物则可能引发心脏病、肺病、呼吸道疾病，降低肺功能等。

（3）二氧化硫（SO_2）：主要来自含硫燃料的燃烧，由于煤和石油通常都含有硫化合物，因此燃烧时会生成 SO_2。SO_2 为一种无色的刺激性气体，易溶解于人体的血液和其他黏液中，大气中 SO_2 会导致炎症，如支气管炎、肺气肿、眼结膜炎症等，同时还会使青少年的免疫力降低，抗病能力变弱。SO_2 在氧化剂、光的作用下，能生成硫酸盐气溶胶，从而加重疾病，增加病死率。

（4）氮氧化物：主要来自汽车尾气、火力发电站和其他工业的燃料燃烧及硝酸、氮肥、炸药等工业产品的生产过程，具有腐蚀性和生理刺激作用，哮喘患者较易受其影响，其中二氧化氮还是形成光化学烟雾的主要因素之一，也是酸雨的来源之一。

（三）室内空气污染与健康

随着社会的发展，大多数人在室内生活的时间远远超过室外，因此，室内的空气质量与人们健康的关系就显得更为密切。

1. 室内空气污染来源

（1）室内装饰材料：目前室内空气污染的主要来源。室内装修材料所用的油漆、胶合板、刨花板、内墙涂料、家具等，均有甲醛、苯、铅等有毒物质。石材、地砖、瓷砖等放射性物质中的氡，对人体危害极大，它是一种无色无味的天然放射性气体。

（2）建筑物墙体：建筑物施工中使用的混凝土外加剂，特别是在冬季施工过程中，在混凝土墙体中加入以尿素和氨水为主要原料的防冻剂，含有大量氨类物质，它们在墙体中随着温度、湿度等环境因素的变化而被还原成氨气并缓慢释放，造成室内空气中氨浓度大量增加。

（3）燃料的燃烧：人们在加工食物、采暖时所使用的燃料也是污染的重要来源之一。

（4）人类活动：吸烟及人类呼出的 CO_2，还有人类使用的各种化学品，如化妆品、洗涤剂、除臭剂、美发用品等，都可对室内的空气造成污染。

（5）室外污染物进入：主要来自工业、交通运输排放至大气的污染物，还有来自自然环境的植物花粉、动物毛屑、昆虫鳞片等变态反应原，通过门窗进入居室内。

2. 室内空气污染对人体健康的影响

（1）燃烧产物的影响：燃煤引起的室内空气污染可引起儿童呼吸系统小气道阻力增加，唾液溶菌酶含量、唾液免疫球蛋白水平降低，肺泡中 CO 和血液碳氧血红蛋白含量增高，肺功能下降。室内空气污染还可导致哮喘、肺源性心脏病、肺癌的发病率升高。如使用的燃煤含氟量较高，还有可能导致氟中毒，且燃烧不彻底还可能造成急慢性 CO 中毒。

（2）被动吸烟的影响：据统计，全国烟民有 3.2 亿人，估计每年有 50 万人死于吸烟所致的疾病，在一些公共场所，烟雾的浓度会很高，不吸烟者暴露在烟雾里面而成了间接吸烟者，其所受的危害更大。烟草在燃烧中会产生多环芳烃、亚硝酸胺、醛类、酮类、尼古丁等致癌物。被动吸烟还可造成动脉粥样硬化，导致心血管疾病发病率及死亡率升高，被动吸烟对婴儿和儿童的危害更大，可使儿童支气管炎、肺炎等呼吸系统疾病发病率明显升高。

（3）有机物的影响：室内装修材料中涂料、油漆释放出来的有机物经呼吸道能引起人眩晕、头痛、恶心、胃胀、胃痛、皮肤出现皮疹等症状。对眼和鼻有刺激作用，严重时可引起气喘、神志不清、晕厥、呕吐及支气管炎等；对敏感体质而言，出现的症状更明显，在低浓度时就会有反应，浓度高时甚至会危及生命。长期低浓度接触这些有机物会使人体产生全身变态反应，并有致癌作用，如白血病。

（四）空气卫生防护

在目前大气污染严重的情况下，雾霾天气尽量减少出门次数，在空气污染较严重的区域使用有防护效果的口罩。根据我国国情要解决城市污染问题，必须加大执法力度，提高生产技术水平，控制污染源，在旧城改建和新建城市规划时，合理布局工业企业，合理规划城市绿地，提高城市绿化水平。

五、生产环境与健康

职业卫生主要以人群和作业环境为对象，旨在创造安全、卫生和高效的作业环境，提高职业生命质量，保护劳动者的健康，促进国民经济可持续发展。在人们生产过程、劳动过程和生产环境中存在的可直接危害劳动者身体健康的因素则称为职业性有害因素。

（一）生产过程中的职业性有害因素

1. 化学因素 ①生产性毒物，如金属与类金属、农药、有机溶剂、高分子化合物、刺激性（如氯、氨、SO_2）与窒息性气体（如 CO、HCN 和 H_2S 等）。②生产性粉尘，如矽尘、石棉尘、煤尘等。

2. 物理因素 ①不良气象条件。②异常气压：如潜水或潜涵作业由高气压转向正常气压时，减压过快或降压幅度过大可引起减压病；在海拔 3000 m 以上的低气压环境下进行高原作业或航天飞行可引起高山病或航空病。③噪声、振动、超声、次声等；非电离辐射及电离辐射。

3. 生物因素 如屠宰、皮毛加工等作业工人，可接触炭疽杆菌、布氏杆菌而患炭疽和布氏杆菌病;林业工人可因感染上森林脑炎病毒而患森林脑炎。

(二)劳动过程中的职业性有害因素

劳动过程中的职业性有害因素主要包括:劳动组织和制度不合理;职业性紧张;劳动强度过大或生产定额不当;个别器官或系统过度紧张;长时间处于不良体位或使用不合理工具等。

(三)生产环境中的职业性有害因素

生产环境中的职业性有害因素主要包括:自然环境中有害因素;厂房建筑与布局不合理;不合理的生产过程中的有害因素所造成的环境污染等。

(四)职业性损害

1. 职业病 职业性有害因素作用于人体的强度与时间超过一定限度时,人体不能代偿其所造成的功能性或器质性病理改变,出现相应的临床征象,并影响劳动能力,这类疾病通称为职业病。其病因大多数可定量检测。有一定数量的人发病。如能早期发现并及时处理,预后较好;目前尚无特效治疗办法。

2. 职业病诊断 职业病的诊断应根据准确可靠的职业接触史、生产环境劳动卫生调查和临床检查三方面资料进行综合分析,依据职业病诊断标准,排除非职业性疾病,由集体做出诊断。由省级以上卫生行政部门批准的医疗卫生机构承担,3名以上取得职业病诊断资格的执业医师进行集体诊断。

3. 职业病患者的处理和治疗 落实职业病患者应享有的各种待遇,用人单位要做到:①按照国家有关规定,安排职业病患者进行治疗、康复和定期检查;②对不宜继续从事原工作的职业病患者,应当调离原岗位,并妥善处理;③对从事职业病危害作业的劳动者,应当给予适当岗位津贴。

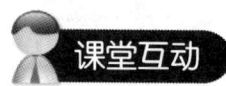

你能举例说出几种常见的职业病吗?

知识链接

硅 肺 病

1. 硅肺病是在职业活动中,由于长期吸入含较高浓度游离二氧化硅粉尘引起的以肺组织纤维化为主的全身性疾病。矽尘:游离二氧化硅(SiO_2)含量较高的矿物性粉尘,通常指含游离二氧化硅含量高于10%的矿物性粉尘。

2. 硅肺病的分类 持续吸入高浓度游离二氧化硅的粉尘,1~2年即可发病,称为"速发型硅肺病",临床表现如下。

(1)症状:最常见的症状是胸闷、气短、胸痛、咳嗽、咳痰。

(2)体征:少数患者两肺呼吸音粗糙和有摩擦音,合并感染时可听到湿啰音,支气管痉挛时可听到哮鸣音,肺气肿患者则呼吸音减弱或出现干啰音。

（3）并发症：硅肺病常见并发症有肺结核病、肺及支气管感染、自发性气胸、肺心病等。其中最常见的并发症是肺结核病，也是硅肺病患者死亡的主要原因。短时间接触较高浓度矽尘后即脱离矽尘作业，当时X线胸片未显示硅肺病改变，然而经过若干年后，发生硅肺病，称为"晚发型硅肺病"。

3. 硅肺病的预防和控制　具体措施如下。

革：革新工艺，消除尘害。水：洒水喷雾，凝降粉尘。

密：密闭尘源，防止扩散。风：搞好通风，吸走粉尘。

护：个人防护，防尘口罩。管：管理设备，保证除尘。

教：宣传教育，人人防尘。查：监督检查，无尘生产。

六、正确处理一次性生活用品、生活垃圾、洗涤剂

（一）一次性生活用品、生活垃圾种类及处理

1. 种类　垃圾可分为三大类：第一类为有机垃圾，即自然条件下可以分解的垃圾，主要指厨余垃圾，如残剩食物、瓜果皮核、菜根果皮、菜叶、鸡肠鱼肚、蛋壳鸡毛等；第二类为干电池等危险废物；第三类为可再利用垃圾，如：①废纸类：报纸、书本、各种包装用纸、办公用纸、广告纸、大小纸盒等；②塑料类：各种废塑料袋、塑料包装、一次性塑料餐盒和餐具、牙刷、杯子、瓶子等塑料制品；③玻璃类：玻璃瓶和碎玻璃片等玻璃制品；④金属类：易拉罐、铁罐头盒、牙膏皮等金属制品；⑤堆肥垃圾类：落叶杂草等。

2. 处理　当前垃圾处理的原则是"资源化"、"无害化"，最省钱、省事、快捷的方法是动员全民参与生活垃圾的源头分类收集，减少垃圾产生量，即源头分类收集消减垃圾。同时改随手扔掉垃圾为分类回收，使之送去再生循环。这需要一定的技术和资金实现垃圾"资源化"和"无害化"处理，但可节约大量的人力、物力和财力。这不仅少花费今天的钱，也为子孙后代多留下一些宝贵的资源。

针对一次性生活用品及生活垃圾，露天堆放和自然填沟是最不卫生的做法，是病虫、病菌的繁殖之地。危害人体健康，并且污染空气、水源和影响市容，已被许多国家禁止。

（二）家用化学品的卫生

1. 认识家用化学品　家用化学品是指用于家庭日常生活和居住环境的化工产品，包括用于办公室和公共场所的化学品，是人们居住生活场所的重要环境因素。随着市场经济的发展，进入家庭日常生活和居住环境的化学品品种和数量在不断增多，渗透到人们的衣食住行之中，这些产品的使用大大方便生活，丰富、美化了生活环境，但也增加了在居住环境中接触各种化学物质的机会。因此，社区护士应督促居民具备使用化学品的基本常识，要求居民购买时应注意生产日期，严格按

说明使用,掌握使用量及时间,妥善保管,防止发生破损和外漏,防止发生误食等事故。

2. 家用化学品种类 家用化学品根据使用目的不同,可分为化妆品、洗涤剂、黏合剂、涂料、杀虫剂、消毒剂等。

(1) 洗涤剂:用以去除物体表面污垢,使被清洁对象通过洗涤达到去污目的的专门配方制品;包括纤维织物洗涤剂、个人清洁洗涤剂、硬表面洗涤剂(洗洁精等)、特殊用途洗涤剂等。如局部皮肤有损伤或皮肤渗透性改变时,洗涤剂中的表现活性剂可穿透皮肤裂缝而产生刺激作用,引起难治愈的皮肤湿疹。家庭使用的洗涤剂,如残留在衣物中,也可引起接触部位的变应性反应;吸收入人体可致全身中毒,如肝功能损伤。

(2) 家用杀虫、驱虫剂:家庭中普遍使用的化学用品,可致神经行为功能改变、皮肤黏膜刺激征(如流泪、打喷嚏、面部发痒或灼感)。驱蚊剂中含有合成香料,部分可致过敏,广谱驱蚊剂(PETA)易被皮肤吸收,形成高铁血红蛋白而失去携氧功能。樟脑丸含100%的二氯苯,是一种挥发性极高的有机化学物质,会严重刺激鼻、喉和肺,长时间接触还会伤害肝和肾。

(3) 消毒剂:用于杀灭各种传播媒介上的病原微生物,使其达到无害化要求的制剂,按其化学性质可分为含氯消毒剂,过氧化物、醛类、酚类、季铵盐类、酸类、碱类和重金属类。许多消毒剂具有易燃、易爆、易分解的特点,还具有一定的毒性、刺激性和腐蚀性。皮肤直接接触消毒剂可引起皮肤和黏膜损伤,过量吸入引起中毒,可能还有致癌作用。

课堂互动

1. 你们家中或宿舍中常见垃圾都有哪些?它们都是如何产生和处理的?
2. 你们家中或宿舍常用的化学消毒剂都有哪些?逐个说出其名字和作用。

小 结

通过完成本任务的学习,你应该提升的素质主要是应用所学知识进行具体实践、解决具体问题;应具备对社区环境与健康之间关系的分析、判断和指导实践的能力;应掌握的知识有影响健康的环境因素及防治应对措施。重点是影响健康的环境因素、类型及其防治应对措施。

能力检测

一、名词解释

1. 环境 2. 职业病 3. 热射病 4. 硅肺病

二、简答题

1. 请举例说明构成环境的要素。

2. 简要说明饮用水的选择原则。

三、选择题（5个备选答案中可能有1个或1个以上正确答案）

1. 水源按其存在形式可分为（　　）。
   A. 降水　　B. 地面水　　C. 地下水　　D. 生活用水　　E. 饮用水
2. 下列哪些不属于常见大气污染物？（　　）
   A. 总悬浮颗粒物　　　　B. 可吸入颗粒物　　　　C. 二氧化碳
   D. 氮氧化物　　　　　　E. 一氧化碳

四、实践与操作

1. 写出社区考察/见习报告。
2. 学会设计学案或进行学案设计评比。
3. 能够合作完成项目任务书的填写。
4. 能够正确使用项目/任务完成评价书。

五、案例与讨论

营口市有一家工厂，至1996年发生硅肺病755人，占接尘工人的63%，硅肺病死亡378人，病死率50.1%。1973年以后入厂的新工人中，有266人是硅肺病患者或死亡者的子女，他们从父辈那里深知矽尘危害，不安心现职工作，直接影响生产。几年来，企业亏损严重，职工长年不发工资，拖欠职工医疗费很多，被迫停产。上述案例说明了什么？

（俞　晨）

任务二　能配合完成社区疾病监测工作

 学习目标

1. 素质目标：提升护生对公共卫生的认识，充分认识公共卫生的重要性。
2. 能力目标：护生能够提升对公共卫生及三级预防的认识，能配合完成社区疾病监测。能够深入一个规范社区，调研慢性病，如高血压、糖尿病监测的管理制度，并收集该社区慢性病监测的实施信息。
3. 知识目标：熟悉社区灾害、社区救护的相关概念。

公共卫生是关系大众健康的公共事业，是一个国家医疗保障和人民生活质量保障的具体措施和体现。公共卫生体系的建立和健全，为一个国家中每个公民的健康水平提供了强大保障。三级预防是公共卫生的重要策略，在社区卫生服务中发挥着重要的作用。

重点：社区灾害、社区救护的相关概念。

难点：公共卫生体系的建设。

一、三级预防

(一) 公共卫生概念

公共卫生(public health)是指通过组织社会力量,高效率地预防疾病、延长寿命、促进心理和身体健康的科学和艺术。公共卫生的宗旨是预防和控制疾病、保障和促进公众健康。其主要功能包括:预防疾病的发生和传播;保护环境免受破坏;预防意外伤害;促进和鼓励健康行为;对灾害做出应急反应;保证卫生服务的有效性和可及性。在国家主导下发挥公共卫生的功能才能起到保障公众健康的作用。

(二) 公共卫生措施

公共卫生措施是以预防医学的基本观念和理论为基础,根据公共卫生宗旨和功能所采取的社会性实践的总称。

1. 预防性卫生服务 预防性卫生服务包括免疫接种、计划生育、妇幼卫生、老年保健、健康体检、爱国卫生运动等。

2. 疾病预防与控制 疾病预防与控制包括环境中有害因素的控制、突发公共卫生事件的控制、传染性疾病和地方病的防治与检测、职业卫生与安全、意外伤害的预防与服务、食品安全的保障等。

3. 健康促进 健康促进包括传播健康知识、改变不良卫生习惯和行为、加强体育锻炼和社会适应、促进合理营养、减少精神紧张和社会压力等。

4. 卫生服务研究 卫生服务研究包括制定卫生法规、合理使用卫生资源、改进医疗卫生服务、优化卫生机构管理、收集与分析卫生统计资料等。

(三) 三级预防

疾病的自然发生可分为易感染期、临床期、残障期、死亡。根据疾病发生、发展过程以及健康影响因素的作用规律,在实施公共卫生服务时,将疾病预防策略按等级分类,称为三级策略。

1. 第一级预防 第一级预防也称为病因预防,是在疾病尚未发生时针对致病因素(或危险因素)采取的综合性预防措施。其目的是保护健康人群,预防危险因素的发生和作用,尽可能减少疾病的发生,也是预防疾病和消灭疾病的根本措施。第一级预防的基本原则是合理膳食、适量运动、戒烟限酒、心理平衡。第一级预防的主要内容是以健康教育、自我保健、环境保护和检测为中心的健康促进,对明确病因(危险因素)或具备特异预防手段的疾病采取措施的健康保护。

2. 第二级预防 第二级预防也称为临床前期预防,是在疾病的临床前期做好早发现、早诊断、早治疗的"三早"预防措施。其目的是防止或减缓疾病发展。早发现主要有普查、定期体检、高危人群筛选及监护,提高人群自我保健能力;早诊断和早治疗则需通过提高医疗手段和措施来实现。

3. 第三级预防 第三级预防也称为临床期预防,是在发病期对患者采取对症治疗、康复治疗的措施。其目的是防止疾病恶化及残障发生、提高生存质量、延长寿命、降低死亡率。措施有专科治疗、家庭化病区、社区康复、心理咨询和指导。

二、重大疫情与中毒事件的处理

(一) 突发公共卫生事件的救护原则

突发公共卫生事件会对社会公众健康造成严重损害,为保障公众身体健康与生命安全,维护正常的社会秩序,对突发公共卫生事件进行有效预防、及时控制和消除尤为重要。

1. 预防与应急准备

(1) 建立突发公共卫生事件应急预案:需制定突发公共卫生事件应急处理办法、相应的政策和法律,使突发公共卫生事件应急处理机制得到进一步完善。

(2) 监测与预警:政府相关部门需进行突发公共卫生事件的日常监测,并建立完备的预警系统,预警系统应集监测、预报、警报于一体,要求监测全面、预报准确、警报及时。

(3) 加强急救医疗服务网络的建设:政府应保证应急设施、设备、救治药品和医疗器械等物质的储备,并确保医疗人员随时就位,将急救医疗服务网络融入突发公共卫生事件的应对系统中。

(4) 报告与信息发布:如发现传染病暴发流行、不明原因的群体性疾病、重大食物和职业中毒事件、传染病菌或毒种丢失时,各级医疗卫生机构应当在2 h内向所在地卫生行政主管部门报告,并及时逐级向上汇报。

2. 应急处理

(1) 事件评估:政府部门应当组织专家对突发公共卫生事件进行评估,判断突发公共卫生事件的类型,提出是否启动突发公共卫生事件应急预案的建议。

(2) 启动应急预案:事件发生后,应迅速上报主管部门并及时启动突发公共卫生事件应急预案。

(3) 预案的实施:①政府统一指挥;②实施隔离制度;③专业技术机构提出处理方案。

(二) 突发公共卫生事件的分级

根据突发公共卫生事件的性质、危害程度、涉及范围,将其分为四级:一级(特别重大事件)、二级(重大事件)、三级(较大事件)、四级(一般事件)。

> **知识链接**
>
> **鼠疫的分级**
>
> 一级(特别重大事件):发生在大城市、有扩大趋势。
>
> 二级(重大事件):发生在1个县市内,波及2个县;1个潜伏期超过5例。
>
> 三级(较大事件):发生在1个县市内,1个潜伏期不超过5例。
>
> 四级(一般事件):发生在1个县市内,1个潜伏期不超过10例。

三、如何进行主要疾病的规范化监测与管理

(一)疾病预防控制职责

1. 认真履行职责 履行相关法律、法规规定的卫生防病工作责任和义务。加强相关法律、法规对各级各类医务员工所规定的责任、义务的教育与技能培训。按照法律、法规要求,认真组织、实施、评估、管理院内疾病预防控制工作。

2. 完成指令性任务 完成各级卫生行政部门下达的重大疾病预防控制的指令性任务。结合实施辖区相关疾病预防控制规划、方案和免疫规划方案与计划,制定、实施相关疾病预防控制工作方案。

3. 组建救治队伍 组建公共卫生突发事件医疗救治处理队伍。及时收集、报告突发公共卫生事件信息,参与辖区重大突发公共卫生事件调查与处置。

4. 做好预防监控 承担传染病疫情和疾病监测以及责任区域内的疾病预防控制工作;收集、报告相关信息;协助疾病预防控制机构开展流行病学调查和参与重大免疫接种异常反应及事故处置。

5. 及时通报信息 承担医疗活动中与医院感染有关的危险因素监测和相关信息的报告、安全防护、消毒、隔离和医疗废物处置工作,加强医源性感染和医院内感染的管理。

6. 进行指导考核 接受疾病预防控制机构的业务指导和考核,监测和管理本院内工作人员的工作环境、劳动条件、卫生防护设施等。开展健康教育与健康促进工作,参与指导辖区疾病预防控制服务工作;承担卫生行政部门临时交付的有关疾病预防控制各项工作。

7. 建立健全制度 健全相关组织机构,落实经费,人员分工明确;建立健全疫情报告、传染病专用门诊、性病门诊、生物安全等疾病预防控制管理相关规章制度。

(二)工作职责与要求

1. 传染病诊疗管理 按照《法定传染病国家诊断标准》等相关标准诊断法定传染病,包括预警病例、医学观察病例、疑似病例、临床诊断病例和实验室确诊病例,并做好门诊记录;医务人员发现法定传染病,均要进行疫情登记和疫情报告;做好疫情登记,医院必须备有符合要求的门诊日志、实验室登记本、出入院登记本、传染病报告卡及传染病登记本;医务人员必须认真登记。如完成门诊日志、住院登记、传染病报告卡、实验室登记、传染病登记等。

2. 法定传染病疫情报告 《中华人民共和国传染病防治法》规定的甲、乙、丙三类共37种传染病。

(1)甲类传染病:包括鼠疫、霍乱2种。

(2)乙类传染病:包括传染性非典型肺炎、艾滋病、病毒性肝炎、脊髓灰质炎、人感染高致病性禽流感、麻疹、流行性出血热、狂犬病、流行性乙型脑炎、登革热、炭疽、细菌性和阿米巴性痢疾、肺结核、伤寒和副伤寒、流行性脑脊髓膜炎、百日咳、白喉、新生儿破伤风、猩红热、布鲁氏菌病、淋病、梅毒、钩端螺旋体病、血吸虫病、疟疾

共25种。

(3) 丙类传染病：包括流行性感冒、流行性腮腺炎、风疹、急性出血性结膜炎、麻风病、流行性和地方性斑疹伤寒、黑热病、包虫病、丝虫病，除霍乱、细菌性和阿米巴性痢疾、伤寒和副伤寒以外的感染性腹泻病共10种。

3. 突发传染病疫情报告 在发生某种传染病就诊人数突然增多，有可能发生暴发、流行时，发现历史上未曾出现过或本地罕见的传染病时，急性传染病病例死亡时，数天内就诊多例同一病症不明原因的急性疾病时，应以最快的方式向当地卫生行政部门和疾病预防控制中心报告。

4. 报告时限 ①甲类传染病和乙类传染病中传染性非典型肺炎、人感染高致病性禽流感、肺炭疽、脊髓灰质炎的患者、病原携带者或疑似患者，城镇应于2 h内、农村应于6 h内通过《国家疾病报告信息系统》进行报告。②其他乙类传染病患者，城镇应于12 h内、农村应于24 h内通过《国家疾病报告信息系统》进行报告。③丙类传染病和其他传染病，应当在24 h内通过《国家疾病报告信息系统》进行报告。

5. 报告方式 疫情报告实行属地化管理。医院内诊断的传染病病例由首诊医生填写《中华人民共和国传染病报告卡》，并由医院疫情报告管理人员通过《国家疾病报告信息系统》进行网络直报。

四、社区灾害的应对护理与管理

(一) 社区灾害的概念

不同学者对灾害的观点有所差异，但一般认为有两个共性，两者缺一不可：灾害具有突发性和破坏性；其规模和强度超出灾害社区的自救能力或承受能力。世界卫生组织认为，任何能引起设施破坏、经济严重损失、人员伤亡、人的健康状况及社会卫生条件恶化的事件，当其破坏力超过了发生地区所能承受的程度而不得不向其他地区求援时，则成为灾害。

1. 自然灾害 自然灾害是指给人类生存带来危害或损害人类赖以生存的生活环境的自然现象或变化。常见的重大突发性自然灾害包括：旱灾、洪灾、台风、冻害、海啸、地震、火山爆发、滑坡、泥石流、森林火灾等。

2. 突发公共卫生事件 突发公共卫生事件是指突然发生的、造成或者可能造成社会公众健康严重损害的传染病疫情和不明原因的群体性疫病，还有重大食物中毒和职业中毒，以及其他危害公共健康的突发公共事件。

3. 社区灾害 社区灾害是指在社区发生的，所有危及人们生命安全或导致人员伤亡的突发灾难性事件，主要是由各种自然灾害或人为因素造成，通常无法预测。

4. 社区救护 社区救护是指对在社区内遭受各种危及生命的急危重症、意外创伤、突发公共卫生事件等社区灾害性事件的救护，包括院前急救、对急诊患者出诊并进行初步处理和组织转运、救护、管理以及预防。

（二）社区灾害的分类

最常见的分类方法是按照灾害发生的原因进行分类，主要包括自然灾害与人为灾害两部分。

1. 自然灾害 自然灾害包括天文灾害（如陨石灾害、星球撞击、极光灾害等）、气象灾害（如水灾、旱灾、台风、冰冻、雷电、沙尘暴等）、水文灾害（如海啸、厄尔尼诺现象等）、地质灾害（如地震、火山爆发等）、地貌灾害（如泥石流、崩塌、滑坡等）、生物灾害（如病害、虫害、草害、鼠害等）、环境灾害（如大气污染、水污染、海洋污染、噪声污染等）。

2. 人为灾害 人为灾害包括交通事故、火灾、爆炸、工伤事故、卫生事件、战争及恐怖行为等。

（三）社区救护的原则与程序

在社区护理工作中，社区护士应掌握基本的应对处理技能，例如急救技术、对急危状况的判断能力等，以应对社区内的意外伤害，突发公共卫生事件时间以及社区灾难性事件等；同时，社区护士应有目的、有计划地向社区人群普及基本急救知识和应急救护技术，使群众具有基本急救护理技能，利于及时有效地开展救护。

1. 自然灾害的救护应对原则

（1）建立健全管理体系和法案：以国家立法为保障，及时实施灾害救援。在面临重大自然灾害时，国家为保障人民生命和财产安全，应建立相应对策。世界各国都有应急管理体系和法案，面对灾害进行多部门协作，组织救援队伍，实施有效的救援行动。

（2）建立健全应急预备体系：应建立健全自然灾害救助应急预备体系。当自然灾害的影响达到启动国家自然灾害救助应急预备案的条件时，依据国家相关宪法和法规，指导实施紧急援助，最大程度地减少人民群众的生命和财产损失，维护灾区社会稳定。

（3）坚持以人为本：在救援过程中，应始终牢记"生命是人类的根本，人民是国家之本"，坚持以人为本，最大程度地保护人民群众的生命财产。

（4）积极预防，预防与救援相互结合：自然灾害在发生之初总会有各种迹象，且人类的生产活动与自然密切相关，人为因素在自然灾害中起的作用越来越大。因此，人类应重视对环境的保护，提前建立各种应急预案，加强救援的及时性和高效性，同时应开展宣传教育活动，使人类面对灾难时能更加从容。

（5）科学应对，减少危害：在救援过程中，对于次生灾害应更加重视。次生灾害不仅会使损失进一步加重，并加大了救援工作的难度，因此在灾害救援中应始终保持科学的思维，进行科学决策，减少灾害的扩散和蔓延。

2. 应急程序

1）应急救援呼叫、接受与应答 自然灾害发生时，受灾者在进行呼救的同时，有能力者应积极开展自救互救。呼救范围包括呼叫周围人、向政府部门报告、呼叫急救系统、接受呼救的机构应立即做出反应,在进一步收集信息的基础上,启动相应救援预案,组织救援人员开展初步救援工作。

2) 灾情的报告与核查

(1) 灾情信息报告:分为灾情初报、灾情续报和灾情核报三个阶段。报告的内容包括灾害发生的时间、地点、背景、灾害造成的损失及已采取的救灾措施和灾区的需求等。

(2) 灾情核定:分别由相应的管理部门和专家小组结合灾区实际情况做出预警。根据有关部门提供的灾害预警预报信息,结合预警地区的自然条件、人口和社会经济背景数据库,进行分析评估,及时对可能受到自然灾害威胁的相关地区和人口数量做出灾情预警,并做好应急准备或采取应急措施。灾害发生后,由各部门组织的专家小组,通过全面调查,对灾情进行评估,核实灾情。

3. 应急响应 灾害救助工作以地方政府为主,可启动相关层级和相关部门应急预案,做好灾民紧急转移安置和生活安排工作,做好抗灾救灾工作,做好灾害监测、灾情调查、评估和报告工作,最大程度地减少人民群众生命和财产损失。

(1) 响应等级:根据突发性自然灾害的危害程度等因素,国家设定四个响应等级。Ⅰ级响应对应特别重大自然灾害;Ⅱ级响应对应重大自然灾害;Ⅲ级响应对应较大自然灾害;Ⅳ级响应对应一般自然灾害。

(2) 应急响应:Ⅰ级响应由国务院决定;Ⅱ级响应由减灾委副主任决定;Ⅲ级响应由减灾委秘书长决定;Ⅳ级响应为在街道灾情报告后第一时间由减灾委办公室决定。

(3) 响应措施:民政部成立救灾应对指挥部,实行联合办公,组成紧急救援组、灾害信息组、救灾援助组、宣传报道组和后勤保障组等。按照不同的响应级别由减灾委组织协调救灾工作。对灾民及相关人员提供社会心理及精神卫生支持,包括个体心理支持和群体心理支持两个方面。

(4) 信息发布:信息发布坚持事实就是、及时准确、信息共享的原则。要在第一时间向社会发布简要信息,并根据灾情发展情况做好后续信息发布工作。信息发布的内容主要包括受灾的基本情况、抗灾救灾的动态及成效、下一步安排、需要说明的问题等。

4. 灾害现场的救援 按照"先救命后治疗,先重伤后轻伤,先抢后救,抢中有救,尽快脱离事故现场,先分类再运送"的原则进行现场救护。现场救援的步骤主要包括进行电话或现场呼救、判断患者伤情并及时分类、对患者实施救护三个部分,每个环节都不可放松警惕,以保证患者的及时救助与安全运送。

5. 灾后救助与恢复重建

(1) 灾后救助:灾后救助需要各级政府进行财政拨款,并通过各种方式(如社会捐款、红十字会捐助等)协助灾民解决困难。灾后应及时组织医务人员深入灾区,进行医疗卫生服务,宣传卫生防病知识,并对灾害引起的环境污染、食品卫生等问题为群众做出指导。

(2) 恢复重建:灾后恢复重建需要民政部门与群众共同努力,工作应坚持"依

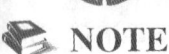

靠群众,依靠群体,生产自救,互助互济,辅之以国家必要的救济和扶持"的救灾工作方针。政府拨款后,应定期派出督察组,检查督导恢复重建工作,并及时向社会通报救灾基金的下拨和使用情况。

(二) 突发公共卫生事件的救护

突发公共卫生事件会造成社会公众健康的严重损害,为保障公众身体健康与生命安全,维护正常的社会秩序,对突发公共卫生事件进行有效预防、及时控制和消除尤为重要。

1. 预防与应急准备

(1) 建立突发公共卫生事件应急预案:需制定突发事件应急处理办法、相应的政策和法律,使突发公共卫生事件应急处理机制得到进一步完善。

(2) 监测与预警:政府相关部门需进行突发事件的日常监测,并建立完备的预警系统,预警系统应集监测、预报、警报于一体,要求监测全面、预报准确、警报及时。

(3) 加强急救医疗服务网络的建设:政府应保证应急设施、设备、救治药品和医疗器械等物质储备,并确保医疗人员随时就位,将急救医疗服务网络融入突发公共卫生事件的应对系统中。

(4) 报告与信息发布:如发现传染病暴发流行、不明原因的群体性疾病、重大食物和职业中毒事件、传染病菌或毒种丢失时,各级医疗卫生机构应当在 2 h 内向所在地卫生行政主管部门报告,并及时逐级向上汇报。

2. 应急处理

(1) 事件评估:政府部门应当组织专家对突发事件进行评估,判断突发事件的类型,提出是否启动突发事件应急预案的建议。

(2) 启动应急预案:事件发生后,应迅速上报主管部门并及时启动突发事件应急预案。

(3) 预案的实施:①政府统一指挥;②实施隔离制度;③专业技术机构提出处理方案。

(三) 社区灾害救护中的护理管理

社区护士作为医疗救护人员参与突发灾害的救护,需及时评估社区灾情,以便确定灾害的性质和范围、受灾人群的基本情况、存在的安全隐患等,从而快速做好全面准备,投入社区救护工作之中。

1. 社区救护护士的基本要求

(1) 具有执业护士资格并经注册;具有在医疗机构从事临床护理工作 5 年以上的工作经历。

(2) 通过地(市)以上卫生行政部门规定的社区护士岗位培训。

(3) 熟悉救护中的相关法律法规、伦理原则及社区健康服务机构的规章制度。

(4) 具有良好的心理素质、专业技术素质和身体素质。

(5) 掌握社区救护的基本流程。

(6)掌握急救的基本原理和操作技术。

(7)掌握常用药物的作用原理、应用剂量和观察要点。

(8)掌握院前急救中患者常见急症的病因、病理、症状和体征、救护要点,能熟练配合医生完成进一步的现场救治工作。

(9)掌握救护车内所有设备的使用方法,如心电图机、除颤监护仪等。

(10)在执行救护过程中,不得擅离岗位,必须服从统一命令,随时关注患者健康问题。

2. 社区救护护士的主要工作

1)突发性灾害事件的预防

(1)社区护士应熟悉社区环境以及居民的基本情况:社区护士作为最基层的医疗卫生服务人员,在灾害发生时常作为第一批救援人员与灾民共同进行施救,因此,必须熟悉自己管辖的社区环境和居民基本情况,以便在灾后第一时间到达最需要的地方。

(2)对社区居民进行与灾害发生有关的知识和技能的教育:作为社区护士有义务对居民进行与灾害有关的知识和技能的培训,定期组织居民进行讲座或现场咨询,对可能发生的突发灾害如地震、中毒、传染病等的及时处理和自救措施进行讲解,帮助居民掌握相关内容,为在事件发生时减少人员损失奠定基础。

(3)帮助居民排除可能发生灾害的种种隐患:社区护士与居民接触较密切,能及时发现引发灾害的各种隐患,如社区居民卫生习惯情况、社区环境变化等,因此,社区护士应帮助居民及时排除各种隐患,做到防患于未然。

(4)与居民委员会和其他相关部门加强沟通与联系,共同提高社区居民的救灾能力。居民委员会作为基层组织,负责辖区居民的卫生防疫的宣传与落实,能帮助社区护士更好地完成疾病预防等工作。在救灾时,居民委员会的组织协调能有效地帮助医务人员进行伤员救助、分类和运送。因此,双方应加强沟通与联系,共同帮助社区居民提高救灾能力。

2)突发事件发生时的救助与管理

(1)上报灾害事件:社区护士获知灾害发生的信息后,应立即向上级主管部门上报灾害相关信息,并及时启动灾害救助应急预案。

(2)预检分诊:①原则:要求在 1 min 内完成对一个患者的现场预检分诊及实施急救。参与救护的社区护士通过预检分诊,区分所有伤员病情的轻重缓急,安排先后救护次序。做好记录并指挥担架员运送伤病员进入临时指定的救护室或医院病区。②常用方法:包括 RPM 初步预检分诊和 START 急救处置两种方法。RPM 分别代表的是呼吸(respiration,R)、灌注量(perfusion,P)、精神状态(mind,M),通过对这三种指标的分析,对患者进行分级;START 分别代表的是简单(simple,S)、类选(triage,T)、迅速(rapid,R)、救护(treatment,T),这种分类救护方法比较常用,适用于现场相对较小、短时间内有大量伤病员的救护。因此,预检分诊主要根据患者的通气情况、循环状况及意识状态对伤情进行及时、简捷的预检分诊和迅速、有效的救护。③心理问题的预检分诊:主要是对受灾人员和救灾人员进行精神损伤的预检分诊。被检人员常见的心理问题有5种:正常反应(不安、寒战、恶心、呕吐等);外伤性抑郁(常呆坐);惊吓(丧失判断力);过度反应(到处乱窜、说不当的话等);转换反应(视力、听力障碍、癔症性昏迷等)。

(3) 现场救护:①基本要求:现场救护是在特定环境中对患者的诊断和救护,为挽救患者生命,必须保证快速有效,优先处理急危重症患者。②原则:包括抢救生命、稳定病情、迅速转运3项原则。③基本救护技术:社区护士应及时对患者进行包括心肺复苏、保证气道通畅、提供有效呼吸、维持循环功能、控制出血、保护受伤的颈椎、骨折固定等救护技术。目前,常见的救护措施多按VIGCF救护程序进行,及时解除威胁生命的相关因素,稳定伤病员的生命体征,快速安全转运,提高救护效率,降低伤病员的死亡率和伤残率。VIGCF救护程序主要包括保证呼吸道通畅(ventilation,V)、维持有效循环(infusion,I)、观察伤情变化(guardianship,G)、控制活动性出血(control bleeding,C)和密切配合医生进行诊断性操作(follow,F)。

(4) 转诊:伤病员经过现场初步伤情评估、实施救护后,除暂时留置观察外,对危重救护人员要向相关医院通知患者转运情况。在转运过程中,护士主要承担伤员的病情观察、安全保障、生命体征的测量以及必要时建立双静脉通路和转运过程中的预检分诊等工作。根据伤病员初步的预检分诊结果,评估、决定其转运的优先顺序、接受伤病员医院的类型以及转运车辆的种类。

3) 灾害重建期居民的健康管理 在灾害发生后,许多人会经历亲人的伤亡、身体的伤害,出现不同程度的情绪反应和身体症状,情绪反应如害怕、无助感、悲伤、愤怒、罪恶感等,身体症状如疲倦、失眠、心神不宁、记忆力减退、注意力不集中、呼吸困难、恶心、呕吐、腹泻、肌肉疼痛等。此外,救护人员因为经历了灾害现场的严峻环境,加上超负荷的工作,也会产生与受灾者相似的健康问题,特别是出现恐惧、焦虑、自责、不信任感等心理行为反应,成为"第二受害者"。因此,对于灾民与救灾人员的心理问题都要关注。

(1) 为受灾者提供长期护理:护士需持续关注人群存在的健康问题,可提供医疗护理上门服务和家庭访视等,以保证受灾者能得到及时的护理。

(2) 公共卫生管理:对重大突发卫生事件,在救治伤员的同时,需要做好公共卫生管理工作。常规的公共卫生管理工作包括:保证供水安全;检查食品卫生状况;提供基本卫生设备;设立临时垃圾处理点等。如出现重大疫情,需隔离传染源,切断传播途径,保护易感者和高危者。

(3) 预防接种:对灾民和卫生环境被污染地区的居民以及感染可能性的居民进行相对应的疫苗接种,如追加接种麻疹疫苗、流感疫苗、乙肝疫苗、甲肝疫苗等,减少次生灾害的发生。

(4) 促进沟通协调:在整个救灾过程中,结合实际做好各方面的沟通协调,使救灾工作达到事半功倍的效果。如国内外同时出现重大疾病暴发时,及时取得世界卫生组织的合作,协调各国之间的预防与控制工作,不仅有利于吸收他国经验,而且对提高本国工作效率也发挥了重要的作用。

(5) 心理支持：对灾民及相关人员提供社会心理及精神卫生支持，包括个体心理支持和群体心理支持两个方面。个体心理支持的方法以缓解灾民紧张情绪、专家治疗为主；群体心理支持可以通过促进表达、解释、持续关注等方法进行。在心理支持中应注意真诚对待服务对象，使受灾者信赖，避免使用猜测语气的提问，多采用开放式提问，不要增强对方的紧迫感等。同时，在救灾后 2 周左右，应对救护人员进行心理护理，提供一个可以相互推心置腹地谈论灾害经历或宣泄情绪的场所，通过交流，解除压力，调节情绪，达到恢复的目的。

小 结

通过完成本任务的学习，能够提升你对公共卫生及三级预防的认识，能配合完成社区疾病监测。并且能熟悉社区灾害、社区救护的相关概念。

能力检测

一、名词解释
1. 公共卫生 2. 三级预防 3. 社区灾害 4. 社区救护

二、简答题
1. 简要说明三级预防的具体内容。
2. 简要说明 RPM 初步预检分诊和 START 急救处置两种方法。

三、选择题（5 个备选答案中可能有 1 个或 1 个以上正确答案）
1. 在进行疫情登记时，医院必须备有符合要求的（　　）。
   A. 门诊日志　　　　　B. 实验室登记本　　　　C. 出入院登记本
   D. 传染病报告卡　　　E. 传染病登记本
2. 《中华人民共和国传染病防治法》规定，甲类传染病包括（　　）。
   A. 艾滋病　B. 鼠疫　C. 肺结核　D. 霍乱　E. 伤寒

四、实践与操作
1. 写出社区考察/见习报告。
2. 学会设计学案或进行学案设计评比。
3. 能够合作完成项目任务书的填写。
4. 能够正确使用项目/任务完成评价书。

五、案例与讨论
国道上一大型货车突然完全失控，在撞倒中心隔离墩后驶入对向车道，与一满载乘客的中巴迎面相撞，并双双坠入路基下 3 m 的水塘，部分乘客被抛出车窗外而落水。请思考如下问题：
1. 附近村民目睹了车祸经过，应如何紧急呼救？
2. 社区救援人员赶赴事故现场后应立即进行哪些方面的评估？如何快速判断危重伤病员的情况？
3. 现场救护中需遵循哪些原则？

4. 试述现场检伤分类的方法及其意义。

5. 一伤员从水中被救起后不省人事,检查无呼吸、颈动脉搏动消失,应如何施救?怎样判断施救效果?

6. 一伤员头颈部受伤,颈后疼痛、活动受限,躯体被卡在变形的车座之间,在救出该伤员的过程中应重点注意什么问题?如何正确搬运此类伤病员?

7. 试述重伤病员在转运途中的救护要点。

(俞　晨)

附 录

附录 A 项目/任务学案设计

学生分组进行,并最终以文字形式完成,教师批改打分。

内容包括:学习目标(情感、技能、知识)、学习重点、学习难点、课型、活动过程(准备、实施、总结)。

附录 B 项目任务书

项目名称				
学习小组			组长	
小组成员				
激励口号				
目标实施计划				
组长职责				
纪律制度				
具体任务				
相关要求				

附录 C 项目/任务完成评价书

班级_____ 小组_____ 姓名_____ 学号_____ 评价时间_____

项目内容	分值	评分标准	自评		互评		教师评分	
			扣分	得分	扣分	得分	扣分	得分
实用性	35	社区选择合理（10） 考察方法得当（10） 客观反映了该社区特点（15）						
完整性	20							
创新性	10							
协作性	15							
合理性	20							
总 分		85分以上为优秀，75～85分为良好，65～74分为中等，60～64分为合格，60分以下为不合格	总评级别： 优 良 中 差					

附录 D　社区护理教学大纲

一、课程简介

社区护理是护理专业学生的专业拓展领域课程之一，旨在通过体现"知识、能力、素质"的专业教育思想，培养科学精神和创造性思维习惯，激发学生热爱社区护理工作，提高社区护理服务意识和能力。对学生认识、了解、热爱和从事社区护理工作，都起着重要的引导和奠基作用，对学生掌握相应的社区基础理论、基本操作和基本技能具有重要的指导意义。

本书将传统的教学内容整合成 5 个项目。阐述明了，举例生动，互动具体；项目有引导、任务有要求；随任务内容设知识链接、课堂互动、附录资料、能力检测及参考答案等。本课程的教学活动除课堂讲授外，可主要采用讨论、自学、角色扮演、见习等多种方式进行；建议在第三学期后半期或第四学期开设；总课时 36 学时，建议理论 20 学时，实践 14 学时，机动或考核 2 学时；也可根据各专业具体情况进行选学。

二、课程目标

通过本课程的学习，学生能够：
1. 对我国社区卫生服务及社区护理体系的基本情况有大致的了解。
2. 明白社区护士的角色和护理工作基本内涵。
3. 简单概述社区护理工作服务对象、范围和特点。
4. 初步掌握并恰当应用社区护理的基本技术和方法。
5. 运用所学到的知识参与或开展社区特殊群体的健康管理和护理工作。
6. 运用所学到的知识参与或开展社区慢性病的健康管理和护理工作。
7. 正确理解并说出培养科学思维对于护士的重要性。
8. 协助做好社区疾病的预防和控制工作。
9. 具备独立开展一般慢性病的健康教育的素质和能力。

三、学时分配

项 目	任 务	学 时		
		理论	实践	合计
一、认识社区护理	1. 认识社区 2. 认识社区卫生服务 3. 认识社区护理 4. 认识社区护士	2	0	2
二、初步掌握社区护理基本技术与方法	1. 学会收集、整理和应用相关社区资料 2. 学会建立社区居民健康档案 3. 能进行家庭访视和护理 4. 学会组织开展社区活动 5. 能配合健康普查、进行健康教育 6. 能进行社区流行病学调查	6	6	12
三、能够对社区特殊群体健康进行管理和护理	1. 具备女性健康管理和保健指导能力 2. 具备儿童健康管理和保健指导能力 3. 具备社区老年人健康评估与管理能力	6	4	10
四、能够胜任社区常见慢性病的管理和护理	1. 能完成一般慢性病的社区管理和患者的居家护理 2. 能完成社区老年人慢性病管理和患者的居家护理	4	4	8
五、如何做好社区疾病预防与控制	1. 认识社区环境与健康的关系 2. 能配合完成社区疾病监测工作	2	0	2
机动或考核		2	0	2
合 计		22	14	36

四、项目及任务学习目标

项 目	任 务	学 习 目 标	教学活动	评价
一、认识社区护理	任务一：认识社区 1. 什么是社区 2. 社区类型和功能	1. 了解社区的基本概念 2. 熟悉社区类型和功能 3. 重点：社区类型	讲授 自学 辅导 讨论 见习	提问 观察 作业 报告
	任务二：认识社区卫生服务 1. 了解社区卫生服务 2. 社区卫生服务模式 3. 我国现阶段为什么要大力发展社区卫生服务	1. 重点：社区卫生服务模式 2. 了解：社区卫生服务意义 3. 举例说出社区卫生服务内容		
	任务三：认识社区护理 1. 什么是社区护理 2. 社区护理的发展 3. 社区护理服务对象和工作内容	1. 熟悉社区护理概念 2. 了解社区护理发展 3. 能举出你熟悉的社区护理服务对象 4. 实践：写出一个社区卫生或社区护理站的见习报告		
	任务四：认识社区护士 1. 何谓社区护士 2. 社区护士的角色和能力	1. 熟悉社区护士角色 2. 了解社区护士应具备的能力		
二、初步掌握社区护理基本技术和方法	任务一：学会收集、整理和应用相关社区资料 1. 需要收集哪些资料 2. 如何收集资料 3. 如何整理和分析资料 4. 如何应用所收集到的资料	1. 了解社区护理评估需要收集哪些资料 2. 学会收集、整理和应用相关社区资料	讲授 自学 辅导 讨论 总结 角色 扮演	提问 观察 作业 测验
	任务二：学会建立社区居民健康档案 1. 认识社区居民健康档案及其重要性 2. 社区居民健康档案包含的内容 3. 如何建立和管理社区居民健康档案	1. 了解社区居民健康档案包含的内容 2. 学会建立社区居民健康档案		

213

续表

项目	任务	学习目标	教学活动	评价
二、初步掌握社区护理基本技术和方法	任务三:能进行家庭访视和护理 1. 认识家庭 2. 认识家庭访视及其目的 3. 确定家庭访视的对象、次数及访视内容 4. 如何进行家庭访视 5. 如何进行家庭健康水平的评估和护理	1. 了解家庭访视的重要性 2. 学会进行家庭访视	讲授 自学 辅导 讨论 总结 角色扮演	提问 观察 作业 测验
	任务四:学会组织开展社区活动 1. 认识社区活动 2. 组织社区活动的步骤 3. 组织社区活动的技巧	1. 了解社区活动的意义 2. 熟悉社区活动的步骤 3. 实践:设计一次社区主题活动,并写出计划		
	任务五:能配合健康普查、进行健康教育 1. 认识社区健康普查 2. 认识社区健康教育 3. 认识社区健康促进	1. 了解社区健康普查意义 2. 能配合开展社区健康教育和健康促进活动 3. 实践:写出主题健康教育、促进或普查方案		
	任务六:能进行社区流行病学调查 1. 认识流行病学 2. 社区护理常用的流行病学研究方法 3. 流行病学调查的基本步骤 4. 社区护理常用的统计学指标	1. 了解社区流行病概念 2. 了解并能配合流行病调查 3. 熟悉常用的社区护理统计学指标		

续表

项　目	任　　务	学　习　目　标	教学活动	评价
三、能够对社区特殊群体健康进行管理和护理	任务一:具备女性健康管理和保健指导能力 1. 女性青春期的健康管理与护理 2. 女性围婚期健康管理与护理 3. 妊娠期健康管理与护理 4. 产褥期健康管理与护理 5. 女性围绝经期健康管理与护理	1. 了解女性健康管理包括哪些阶段 2. 熟悉女性健康管理各阶段要点 3. 实践:角色扮演,不同女性健康指导过程	讲授 自学 辅导 讨论 讲评	提问 观察 作业 分析 讨论 效果
	任务二:具备儿童健康管理和保健指导能力 1. 系统健康检查、计划免疫项目及程序 2. 各年龄阶段儿童特点与护理 3. 基本具备小儿常见病的防治及护理能力 4. 能够正确应对和处理儿童意外损伤 5. 如何指导托幼机构开展儿童保健 6. 如何指导学校进行学生健康服务和管理	1. 熟悉小儿计划免疫项目及程序 2. 了解儿童心理与生理特点 3. 熟悉小儿常见病有哪些 4. 实践:能正确应对儿童各种意外损伤 5. 了解托幼机构和学校卫生健康要求		
	任务三:具备社区老年人健康评估与管理能力 1. 关注老年人 2. 老年人的生理变化特点 3. 老年人的心理变化特点 4. 社区老年人健康评估和健康管理	1. 熟悉老年人的心理生理特点 2. 实践:确定主题开展一次老年人健康教育		

续表

项　目	任　务	学　习　目　标	教学活动	评价
四、能够胜任社区常见慢性病的管理和护理	任务一：能完成一般慢性病的社区管理和患者的居家护理 1. 什么是慢性病 2. 代谢综合征的社区管理和患者的居家护理 3. 高血压病的社区管理和患者的居家护理 4. 冠心病的社区管理和患者的居家护理 5. 糖尿病的社区管理和患者的居家护理 6. 恶性肿瘤的社区管理和患者的居家护理 7. 常见慢性传染病的社区管理和患者的居家护理	1. 了解慢性病的基本概念 2. 熟悉各种慢性病名称 3. 熟悉各种常见慢性病患者的居家护理措施 4. 实践：角色扮演，不同慢性病的健康教育 5. 写一份社区慢性病管理的意见和建议	讲授 自学 辅导 讨论 讲评	提问 观察 作业 分析 讨论 效果
	任务二：能完成社区老年人慢性病管理和患者的居家护理 1. 脑卒中的社区管理和患者的居家护理 2. 慢性阻塞性肺疾病的社区管理和患者的居家护理 3. 前列腺增生症的社区管理和患者的居家护理 4. 老年性痴呆的社区管理和患者的居家护理 5. 帕金森病的社区管理和患者的居家护理 6. 骨质疏松症的社区管理和患者的居家护理 7. 老年性骨关节病的社区管理和患者的居家护理	1. 了解社区老年人慢性病的基本概念 2. 熟悉各种老年人慢性病名称 3. 熟悉各种老年人慢性病的居家护理措施 4. 实践：角色扮演，不同老年慢性病的健康教育 5. 写一份社区老年人慢性病管理的意见和建议		

续表

项 目	任 务	学 习 目 标	教学活动	评价
五、如何做好社区疾病预防与控制	任务一：认识社区环境与健康的关系 1．环境概述 2．天气、气候与健康 3．饮水与健康 4．空气与健康 5．生产环境与健康 6．正确处理一次性生活用品、生活垃圾、洗涤剂	1．讨论：举例说明天气、空气、饮水对人体健康与疾病的影响 2．能指导居民学会一次性生活用品、生活垃圾和洗涤剂的正确处理方法	讲授 自学 辅导 讨论 讲评	提问 观察 作业 分析 讨论 效果
	任务二：能配合完成社区疾病监测工作 1．三级预防 2．重大疫情与中毒事件的处理 3．如何进行主要疾病的规范化监测与管理 4．社区灾害的应对护理与管理	1．了解三级预防措施要点 2．了解重大疫情与中毒事件的应对 3．实践：讲一节健康教育课		

参考答案

【项目一 任务一】

一、名词解释

社区:就是相互有联系、有某些共同特征的人群共同居住的一定的区域。

二、简答题

1. 社区的构成要素有哪些?

一定数量的人口、一定的地域和空间、一定的共享设施、一定的文化和交往、一定的组织和制度。

2. 社区的功能有哪些?

空间功能、连接功能、社会化功能、控制功能、传播功能和援助功能。

三、选择题

1. E 2. B

四、实践与操作

见习报告要求:可以单独或以5人以下的小组形式进行见习,按项目要求写出考察报告,鼓励用示意图加文字形式完成。

【项目一 任务二】

一、名词解释

社区卫生服务:社区建设的重要组成部分,是在政府领导、社区参与与上级卫生机构指导下,以基层卫生机构为主体,全科医师为骨干,合理使用社区资源和适宜技术,以人的健康为中心、家庭为单位、社区为范围、需求为导向,以妇女、儿童、老年人、慢性病患者、残疾人、贫困居民等为服务重点,以解决社区主要卫生问题、满足基本卫生服务需求为目的,融预防、医疗、保健、康复、健康教育、计划生育技术服务功能等为一体,具有有效、经济、方便、综合、连续等特征的基层卫生服务。社区卫生服务又称为社区健康服务。

二、简答题

1. 我国医疗卫生保障体系包括哪些?

城镇职工基本医疗保险、城镇居民基本医疗保险、新型农村合作医疗制度、城乡医疗救助和商业健康保险。

2. 我国目前的社区卫生服务模式有哪些？

整合网格模式、医院派出模式、直通模式和其他模式。

三、选择题

1. A   2. B   3. ABCDE   4. E   5. D

四、实践与操作

1. 能够完成从提炼到展开的过程。

2. 通过询问加深对不同医疗卫生保障体系及服务模式的认识和记忆。

3. 写出考察或调研报告。报告要求写明：时间、地点、人物、主题、内容、收获或体会。

【项目一　任务三】

一、名词解释

社区护理：借助有组织的社会力量，将公共卫生学及护理学的知识与技能相结合，以社区人群为服务对象，对个人、家庭及社区提供促进健康、预防疾病、早期诊断、早期治疗、限制残障等服务，提高社区人群的健康水平。

二、简答题

1. 社区护理的特点有哪些？

坚持预防保健、强调群体健康、注重可及和综合、协调分散和持久以及较高自主和独立。

2. 社区护理的服务对象有哪些？

健康人群、亚健康人群、高危人群、重点保健人群、患病人群和残障人群。

三、选择题

1. A   2. A   3. ABCDE   4. ABCDE

四、实践与操作

能够举出内、外、妇、儿各科的病例、案例或症状等，对列举出多者进行表扬。

【项目一　任务四】

一、名词解释

社区护士：在社区卫生机构及其他有关医疗机构中从事社区护理工作的护理专业技术人员。在一些国家，社区护士是护理保健工作人员的重要组成部分，社区护理岗位是护士和社区接触、发挥自身独特作用的一个重要的平台。

二、简答题

1. 社区护士扮演的角色有哪些？

健康意识的唤醒者、护理服务者、初级卫生保健者、社区卫生代言人、健康咨询者与教育者、协调者与合作者、组织者与管理者以及观察者与研究者。

2. 社区护士应具备的能力有哪些？

交往与沟通能力、综合护理能力、独立分析和解决问题能力、判断与预见能力、组织与管理能力、调研与科研能力、自我防护能力。

三、选择题

1. ABC 2. E

四、实践与操作

讨论并记录所见过的各类病例。

【项目二 任务一】

一、选择题

1. B 2. A 3. C 4. B 5. A 6. D 7. A 8. C

二、简答题

1. 社区护理评估收集资料的主要方法有哪些?

查阅文献、社区讨论、社区实地考察、参与式观察、重点人物访谈和调查法。

2. 社区护理诊断的主要构成及陈述方式是什么?

社区护理诊断由健康问题(problem)、病因学(etiology)、症状和体征(signs and symptoms)构成。

社区护理诊断的陈述常用方式有:一段式陈述(P);二段式陈述(PE,SE)和三段式陈述(PES)。

三、实践与操作

略

【项目二 任务二】

一、选择题

1. B 2. B 3. E 4. BCE 5. ABE

二、实践与操作

略

【项目二 任务三】

一、名词解释

1. 核心家庭:规模小、结构简单、成员间易于沟通及决策家庭重要事件的家庭。

2. 家庭结构:家庭成员和成员间的相互关系,其影响家庭的相互关系。

3. 家庭访视:又称为访视护理,在服务对象的家庭环境里,为了维持和促进个人、家庭和社区的健康而提供的有目的的交往活动。

4. 居家护理:由社区护士或居家护士到患者家中,向在家居住的患者、残障者和精神障碍者等服务对象提供的延续性护理服务,其特点有持续性、综合性、可及性、协调性和个性化。

二、选择题

1. D 2. B 3. B 4. C 5. B 6. B 7. A 8. C 9. B 10. B 11. B 12. C 13. D 14. D 15. B 16. B 17. B 18. B 19. A 20. B

三、实践与操作

略

【项目二 任务四】

一、名词解释

社区活动:广义的社区活动是指社区通过开展基础性保障和福利性照顾活动,满足社区成员物质、文化、生活需求的一切活动。狭义的社区活动是指社区开展的各项文化体育活动。

二、简答题

1. 开展社区活动的目的有哪些?

开展社区活动的目的:发挥社区服务的功能,通过对社区居民的教育、陶冶、塑造,发挥各个要素的支配力和影响力,以便影响、教育和完善社区居民,不断增强社区活力,为促进社区成员的全面发展提供有效支持。

2. 社区活动的基本步骤包括哪些?

社区活动的基本步骤如下:

（1）确定社区活动计划:社区活动计划是指活动组织者确定社区活动的工作目标与计划的活动过程,是社区活动的重要环节。

（2）组织开展活动:社区活动组织是指活动组织者落实计划、组织协调活动参与对象,逐步实现目标的活动过程。

（3）社区活动控制:根据目标计划要求衡量计划完成情况,并以此为依据调节参与对象的行为,以确保目标实现的活动过程。

三、选择题

1. ABCD 2. ABCD 3. ABCD 4. ABCDE

四、实践与操作

参照知识链接格式和内容,完成社区活动策划书。也可自己确定主题,以自己或小组认为合适的格式完成。

【项目二 任务五】

一、名词解释

1. 社区健康普查:简称社区体检,是指在规定的时间内,针对某一社区特定的人群,如儿童、妇女、成人、老人等,运用快速、简便的体格检查或实验室检查等方法进行的集体健康检查。

2. 社区健康教育:以社区为单位,以社区人群为教育对象,以促进社区居民健康为目标,有组织、有计划的健康教育活动。

3. 社区健康促进:通过健康教育和环境支持改变个体和群体行为、生活方式与社会影响,降低本地区发病率和死亡率,为提高社区居民生活质量和文明素质而进行的活动。

二、简答题

1. 开展健康普查的意义是什么？

通过健康普查可以实现普查普治，即及早发现人群中某病患者，并早期给予适当治疗，另外还可以利用普查的机会进行保健指导。

2. 健康教育的方法有哪些？

语言教育、文字教育、形象化教育、电化教育、网络教育。

3. 简述健康促进的任务。

制定促进健康的公共政策、创造支持性环境、强化社区行动、发展个人技能、调整卫生服务方向。

三、选择题

1. A 2. C 3. D 4. B 5. ABCDE

四、实践与操作

通过深入社区活动，学会收集资料、整理资料，根据社区基本情况，确定主题。参照相关资料，小组讨论并写出书面的社区健康教育计划。

五、案例与讨论

要点：确定健康教育对象、时间、场地、方法、内容。

【项目二　任务六】

一、名词解释

1. 流行病学：研究疾病和健康状态在人群中的分布及其影响因素，以及制订预防、控制和消灭疾病及促进健康的策略与措施，并评价其效果的一门应用学科。

2. 疾病分布：疾病在不同时间、不同地区及不同特征人群中的动态变化和出现的频率。

3. 发病率：表示一定时间（一般为1年）内人群中发生某病新病例的频率。

4. 患病率：也称现患率，表示某特定时间某人群中存在某病病例的频率（包括新、老病例，但不包括死亡和痊愈者）。

二、简答题

1. 试述流行病学在社区护理中的应用。

对社区人群健康做出诊断、筛查高危人群、评价护理干预措施和卫生服务效果。

2. 流行病学的研究方法分哪几类？

社区护理常用的流行病学研究方法有三大类：描述性研究、分析性研究、实验性研究。前两者属于观察法，后者属于实验法。

三、选择题

1. A 2. C 3. B 4. CD

四、实践与操作

能够说出你参与社区相关调查和研究的过程与收获。

五、案例与讨论

要点：可以计算婴儿出生率、高血压病患病率、冠心病患病率、冠心病发病率，糖尿病患病率、死亡率等指标。

【项目三 任务一】

一、名词解释

1. 青春期:女孩自 11～12 岁开始到 17～18 岁,男孩自 13～14 岁开始到 18～20 岁的时期。

2. 围绝经期:妇女从接近绝经时出现的与绝经有关的内分泌、生物学和临床特征起至绝经后 1 年内的时期。

二、选择题

1. E 2. C 3. C 4. B 5. E 6. A 7. E 8. D 9. E 10. A 11. A 12. C 13. B 14. D 15. E 16. A 17. D 18. C 19. C 20. BCD 21. ABCD 22. ABD 23. ABC

三、案例与讨论

从产褥期护理与管理的角度进行分析。

【项目三 任务二】

一、名词解释

1. 婴儿期:出生到满 1 周岁之前为婴儿期。

2. 幼儿期:1 周岁到 3 周岁之前为幼儿期。

3. 学龄前期:3 周岁到小学之前(6～7 岁)为学龄前期。

4. 学龄期:从入小学前(6～7 岁)至青春期开始之前。

二、简答题

1. 简述婴儿期发育的特点。

婴儿期是出生后生长发育的第一个高峰期。机体对热量、营养素、蛋白质的需求量相对较高。由于消化吸收功能不健全,容易出现消化功能紊乱及营养不良。同时,婴儿体内来自母体的抗体逐渐减少,自身免疫功能不完善,易患感染性疾病。

2. 简述幼儿期发育的特点。

幼儿期小儿的生长发育速度较前减慢,但智能发育较前突出,语言、动作和社会适应性发展迅速。此期,小儿好奇心增强,自主活动范围日益扩大,对自身危险的识别能力不足,自身防护能力较弱,加之各种不良因素的影响,易导致疾病的发生和性格行为的偏离,此期应加强防护,防止意外事件的发生。

三、选择题

1. C 2. E 3. D 4. C 5. D 6. A 7. D 8. A 9. C 10. A 11. B 12. B 13. B 14. A 15. A 16. A 17. ABCE 18. ABC 19. BCD

四、案例与讨论

(1) 患儿为腹泻患者,大便次数增多刺激臀部皮肤,易出现皮疹,加上小儿皮肤黏膜柔嫩,出现皮疹时若不及时处理会加重病情。

(2) 每次便后用温水清洗臀部并吸干,尿布应选用浅色、柔软、吸水性好的棉

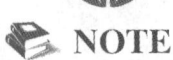

质尿布,勤换尿布,保持臀部及会阴部皮肤干燥、清洁,禁用不透气的塑料布或橡皮布。

(3) 已经发生臀红的患儿,局部皮肤发红处涂以3%~5%鞣酸软膏或40%氧化锌软膏并按摩片刻;皮肤溃疡局部尽可能暴露于空气中,也可使用红外线灯照射(照射时要专人看护,避免烫伤),每次15~20 min,以促进愈合。

【项目三　任务三】

一、填空题

1. 情绪不稳定　看问题僵化　沉湎于回忆　生活热情低
2. 社会疏远感　障碍感　孤独感　接近死亡感
3. 社会健康评估　社会功能评估
4. 病史　生活形态和环境评估　体格检查　自理功能状态的评估　心理健康评估　社会评估　角色功能评估

二、简答题

1. 老年人生理变化特点具体表现在哪些方面?

神经系统方面、呼吸系统方面、消化系统方面、心血管系统方面、内分泌系统方面、泌尿系统方面、免疫系统方面,其他身体外形的变化。

2. 患病后老年人心理变化特点有哪些?

孤独心理、恐惧心理、否认心理、自尊心理。

3. 老年人散步时应该注意什么?

要点:清晨,环境,散步速度要求等。

三、选择题

1. ACDE　2. ABC

四、实践与操作

根据实训情况进行总结并完成。

五、案例与讨论

根据所学知识进行开放式讨论。

【项目四　任务一】

一、名词解释

1. 慢性病:简称慢病,是指一种长期存在的疾病状态,表现为逐渐的或进行性的组织器官结构病理性改变和功能异常。

2. 代谢综合征:又称X综合征、胰岛素抵抗综合征,是多种代谢异常同时发生于同一个体的临床现象,是以肥胖(尤其是中心性肥胖)、糖尿病或糖耐量受损、血脂紊乱以及高血压为特点的一组临床综合征。

3. 冠心病:一种临床的常见病、多发病。它是由于冠状动脉痉挛,持续性缺血引起的一系列证候,因此又称为急性冠脉综合征,包括无症状型、心绞痛型、心肌梗死型、缺血性肌痛型、猝死型等。

二、简答题

1. 请简述慢性病的特点。

①隐蔽性强;②致病因素复杂;③可预防性;④病程长,并发症多,经济负担重,需要长期的治疗和护理;⑤具有不可逆转的病理变化,致残、致死率高,缺乏有效的治愈手段。

2. 如何进行慢性传染病社区护理的一级预防?

一级预防:加强对病因的研究,减少对危险因素的接触,是一级预防的根本。对于传染病而言,防疫措施,包括对传染源的措施、切断传播途径及各种预防措施,目的都是不断发现新的传染和流行,也算是一级预防。开展一级预防时常采取双向策略,即健康促进和健康保护,前者是指对整个人群的普遍预防,后者则是对高危人群的重点预防。将两者结合起来,可相互补充,提高效率。例如,对于艾滋病的一级预防,一方面通过宣传教育使整个人群了解艾滋病如何传播以及怎样预防,另一方面促进高危人群的安全行为,如使用避孕套或一次性注射器等;高血压可以通过提倡体育锻炼、合理饮食等健康促进措施加以预防,同时可通过控制食盐的摄入量等健康保护措施预防其发生。通过控制吸烟预防肺癌,食盐中加碘可预防地方性甲状腺肿,进行免疫接种预防麻疹、乙型肝炎、脊髓灰质炎等均为一级预防。

三、选择题

1. D 2. C 3. A

四、实践与操作

略。

五、案例与讨论

1. 饮食干预

(1) 低盐饮食:限制钠盐摄入,一般每天摄入食盐量以不超过 6 g 为宜。低盐饮食配合利尿剂使用,可促进利尿剂的效果。应禁食含钠高的食物,如熏肉、熏鱼、肉酱、香肠、罐头食品、蜜饯、汽水等。

(2) 低脂肪、低胆固醇饮食:应适当限制饱和脂肪及高胆固醇食物,如猪油、牛油、牡蛎、鱼籽、内脏、蛋黄等。

(3) 补充适量蛋白质。

(4) 限制饮酒及避免刺激性饮料,如咖啡、浓茶、可乐等。

(5) 摄入低热量或中等热量的均衡饮食,多吃水果、蔬菜。因热量过高容易肥胖,使心脏负担增加,导致血压升高。

(6) 少食多餐:因进食过饱,会增加心脏负担。

2. 运动干预

(1) 制订适度的运动计划,每天散步 30 min 是一项有益的运动,但应避免爬楼梯,若必须爬楼梯,速度应放慢,爬数阶楼梯即休息几秒钟。

(2) 平时应避免提重物或自高处取物,因屏气用力会导致血压升高。

(3) 鼓励从事感兴趣的娱乐活动,但不宜参加能造成精神紧张的刺激性活动。如可以养花、养鸟、画画、书法等,但不宜打麻将、下棋。

3. 用药指导

(1) 遵医嘱服药:只服用医嘱规定的药物,不可根据自身感觉血压高或低来增减药物。

(2) 必须准时服药:绝不能忘记吃药或试图在下次吃药时补吃漏服的剂量。

(3) 避免突然停药:否则可能导致血压突然升高。

(4) 观察药物副作用:服药后如有副作用出现,应通知医生处理。

(5) 预防和处理体位性低血压:许多治疗高血压的药物都有体位性低血压的副作用,其症状有晕倒、眩晕、头昏眼花、恶心等。

【项目四 任务二】

一、名词解释

1. 脑卒中:各种原因引起的脑血管疾病急性发作,造成脑的供应动脉狭窄或闭塞及非外伤性的脑实质性出血,并出现相应临床症状及体征。它包括缺血性脑卒中及出血性脑卒中,前者发病率高于后者。

2. 骨质疏松症:一种以低骨量和骨组织微细结构破坏为特征,导致骨骼脆性增加,易发生骨折的代谢性疾病。

3. 帕金森病:又称震颤麻痹(pardysis agitans),是中老年常见的神经系统变性疾病,以静止性震颤、运动减少、肌强直和体位不稳为临床特征,主要病理改变是黑质多巴胺(DA)能神经元变性和路易小体形成。

二、简答题

1. 请说明慢性三级预防包括哪些内容?

一级预防重在预防,教育社区居民养成良好的生活习惯,认识这些慢性病的高危因素,重在预防。二级预防重在早发现、早治疗,一旦有轻微症状或体征,应积极就医,不可麻痹,并严格遵从医嘱,避免疾病发展。三级预防重在控制,对于病情加重的患者一定要重视,严格执行医嘱,社会和家庭都不能嫌弃患者,积极治疗,精心护理,防止病情进一步加重。

2. 请简要说明脑卒中患者的居家护理措施。

(1) 发病时的家庭救护:保持心肺功能,保持呼吸道通畅。做好基础护理。

(2) 心理护理:了解患者的心理活动特点,耐心倾听患者及家属的诉说,给予适当的心理支持。

(3) 康复护理指导。

(4) 避免再出血:出血性脑卒中患者避免导致再出血的诱发因素。高血压患者特别注意气候变化,规律服药,保持情绪稳定,将血压控制在适当水平,切忌血压忽高忽低。一旦发现异常应及时就诊。

(5) 后遗症期康复护理。

3. 请简要说明老年性骨关节病的健康教育内容。

(1) 首先进行退行性骨关节病的教育:增加如何保护关节的意识。如为避免对关节的过度压力,肥胖者需要减肥。避免膝关节外伤,尽量少穿高跟鞋,因为高跟鞋负重压力是正常人的3倍。饮食应营养丰富,应食用高热量、高蛋白质、高维生素及有利于钙吸收的食物。补充钙剂可给予钙片或高钙食物等。

(2)动静结合,适时适度运动:症状较轻时可适度运动,症状较重时以休息为主。关节炎发作的急性期应禁止锻炼,可行半蹲静力训练和股四头肌静力收缩功能锻炼。症状缓解后可选择对关节冲击力小的柔和运动,如散步、慢跑、打太极拳等。

(3)保持正确姿势,避免机械损害。

(4)加强日常保养,预防骨质疏松。

(5)在医生指导下进行综合治疗。

三、选择题

1. ACE 2. AB 3. ABD

四、案例与讨论

1. 护理措施

(1)一般护理:老年人宜动静结合,急性发作期限制关节的活动,尽量选择运动量适宜、能增加关节活动的运动项目,如游泳、做操、打太极拳等。且在饮食上注意调节,尽量减少高脂肪、高糖食物的摄入,从而达到减肥的目的。

(2)减轻疼痛:对患髋关节骨关节炎的老年人来说,减轻关节的负重和适当休息是缓解疼痛的重要措施,可借助手杖、拐杖、助行器站立或行走。疼痛严重者,可采用卧床牵引限制关节活动。

(3)用药护理:如关节经常出现肿胀,不能长时间活动或长距离行走,X线片显示髋股关节面退变,则可在物理治疗的基础上加用药物治疗。

(4)手术护理:对症状严重、关节畸形明显的晚期骨关节炎老年人,多行人工关节置换术。术后护理因不同部位的关节而有所区别。

(5)心理护理:首先为老年人安排有利于交流的环境,如床距窗户较近,窗户的高度较低,房间距老年人活动中心较近等,增加其与外界互动的机会。其次,主动提供一些能使老年人体会到成功的活动,并对其成就给予诚恳的鼓励和奖赏,增强其自信心。

2. 康复护理

(1)健康教育:结合老年人的自身特点,用通俗易懂的语言介绍本病的病因、不同关节的表现、X线片结果、药物及手术治疗的注意事项。

(2)保护关节:注意防潮保暖,防止关节受凉、受寒。枕头高度不超过15 cm,保证肩、颈和头同时枕于枕头上。多做关节部位的热敷,用热水泡澡、蒸桑拿。避免从事可诱发疼痛的工作或活动,如长期站立等,减少爬山、骑车等剧烈活动,少做下蹲动作。

(3)增强自理:对于活动受限的老年人,应根据其自身条件及受限程度,运用辅助器具或特殊的设计以保证或提高老年人的自理能力。

(4)用药指导:用明显的标记保证老年人定时、定量、准确服药,并告知药物可能有的副作用,教会老年人监测方法。

【项目五 任务一】

一、名词解释

1. 环境：围绕着人群客观存在的，可以直接、间接影响人类生活和发展的各种自然与人为因素的总和，是人类赖以生存的外部条件。人类环境可分为自然环境和社会环境。

2. 职业病：职业性有害因素作用于人体的强度与时间超过一定限度时，人体不能代偿其所造成的功能性或器质性病理改变，出现相应的临床征象，并影响劳动能力，这类疾病统称职业病。

3. 热射病：由于身体受热，产热大于散热，造成体内热蓄积，加之出汗量过大，很快就能引起汗腺的疲劳或衰竭，导致下丘脑周围体液的温度升高，直接影响体温调节中枢、血管舒缩中枢等，使其功能发生障碍。患者的体温多在40 ℃以上，皮肤干燥、无汗。有头痛、呕吐、烦躁不安、全省抽搐等症状，昏迷24 h以上的患者，恢复后常有神经系统后遗症。

4. 硅肺病：在职业活动中，由于长期吸入含较高浓度游离二氧化硅粉尘引起的以肺组织纤维化为主的全身性疾病。

二、简答题

1. 请举例说明构成环境的要素。

生物因素、化学因素、物理因素、社会-心理因素。

2. 简要说明饮用水的选择原则。

流行病学安全、感官性状良好、化学性状良好。

三、选择题

1. ABC　2. E

四、实践与操作

详见报告评价标准。

五、案例与讨论

说明：硅肺病的发病率、死亡率高（如果防护做得不好），群发群死，危害程度惊人；硅肺病的发病快；经济损失；社会影响坏，遗留的社会问题大；硅肺病患病后非常痛苦。

【项目五 任务二】

一、名词解释

1. 公共卫生：通过组织社会力量，高效率地预防疾病、延长寿命、促进心理和身体健康的科学和艺术。

2. 三级预防：根据疾病发生、发展过程以及健康影响因素的作用规律，在实施公共卫生服务时，将疾病预防策略按等级分类，称为三级策略。

3. 社区灾害：在社区发生的，所有危及人们生命安全或导致人员伤亡的突发灾难性事件，主要是由各种自然灾害或人为因素造成，通常无法预测。

4. 社区救护：对在社区内遭受各种危及生命的急危重症、意外创伤、突发公共卫生事件等社区灾害性事件的救护，包括院前急救、对急诊患者出诊并进行初步处理和组织转运、救护、管理以及预防。

二、简答题

1. 简要说明三级预防的具体内容。

第一级预防也称为病因预防，是在疾病尚未发生时针对治病因素（或危险因素）采取的综合性预防措施。第二级预防也称为临床前期预防，是在疾病的临床前期做好早发现、早诊断、早治疗的"三早"预防措施。第三级预防也称为临床期预防，是在发病期对患者采取对症治疗、康复治疗的措施。

2. 简要说明 RPM 初步预检分诊和 START 急救处置两种方法。

RPM 分别代表的是呼吸（respiration, R）、灌注量（perfusion, P）、精神状态（mind, M），通过对这三种指标的分析，对患者进行分级；START 分别代表的是简单（simple, S）、类选（triage, T）、迅速（rapid, R）、救护（treatment, T），这种分类救护方法比较常用，适用于现场相对较小、短时间内有大量伤病员的救护。因此，预检分诊主要根据患者的通气情况、循环状况及意识状态对伤情进行及时、简捷的预检分诊和迅速、有效的救护。

三、选择题

1. ABCDE 2. BD

四、实践与操作

详见报告评价标准。

五、案例与讨论

1. 立即拨打"120"急救电话以启动紧急救援系统；以简洁的语言清晰地告知事故的确切地点，指出周围明显标记和最佳路径；说明事故原因、现场情况及其严重程度、伤病员人数及存在的危险、现场已采取的救护措施等；告知现场联系电话和联系人。呼救同时迅速展开现场急救。

2. 应立即评估事故原因、现场环境，并快速评估危重伤病员的情况。主要对意识、气道、呼吸、循环等几方面的快速评估以判断危重伤病员的情况，及时发现危及生命的伤病状况以利于尽早施救。

3. 先排险后施救；先重伤后轻伤；先施救后运送；急救与呼救并重；转送与监护急救相结合；紧密衔接、前后一致。

4. 在快速完成现场危重病情评估后，根据实际情况，对患者的头部、颈部、胸部、腹部、骨盆、脊柱及四肢进行全身系或有针对性的重点检查，注意倾听患者或目击者的主诉以及有关细节，重点观察伤病员的生命体征及受伤与病变主要部位的情况。根据伤病员的临床症状和体征可将伤情分为四类——轻度、中度、重度和死亡，分别应用绿色、黄色、红色、黑色标记以利于快速识别和分类处理。检伤分类的意义：在现场伤病员多、伤情复杂而人力、物力、时间有限的情况下，检伤分类有利于急救工作有条不紊地进行，使不同程度伤情的病员都能尽快得到及时、恰当的处理，达到提高存活率、降低病死率的目的。

5. 立即实施徒手心肺复苏术,如有条件应及早除颤。复苏有效的指征:心跳恢复,可触及大动脉搏动;面色(口唇)由发绀转为红润;出现自主呼吸(规则或不规则),或由机械通气呼吸恢复正常呼吸,$SpO_2 > 95\%$;瞳孔由大变小,并有对光反应或眼球活动。

6. 重点注意保护颈部,避免引起或加重脊髓损伤。搬运及转送过程中予以颈部制动,最好使用颈托以保护颈椎,保持脊柱轴线稳定。应采取三人或多人搬运法,使头部、躯干成直线位置,严防颈部前屈或扭转。使用硬质担架,避免颠簸,勿摇动伤者的身体。

7. 伤病员进入救护车,救护人员要充分利用车上设备对伤病员实施生命支持与监护:①观察病情,密切观察患者的症状和体征。②使用监护和救护设备,使用心电监护仪对伤病员进行持续心电监测;对气管插管伤病员必要时使用呼吸器,保证有效通气。③各种管道的护理,包括输液管、气管插管、胸腔引流管、导尿管等各种管道必须按要求加以保护,同时要保证各种管道的通畅和无菌操作。④正确实施院前急救护理技术,包括心肺复苏、体外除颤、气管插管、静脉穿刺、胸腔穿刺引流、导尿术等。⑤做好抢救、观察、监护等有关医疗文件的记录。

参 考 文 献

[1] 程云,程训健.老年护理学[M].北京:高等教育出版社,2011.
[2] 林菊英.社区护理[M].北京:科学出版社,2012.
[3] 李春玉.社区护理学[M].北京:人民卫生出版社,2012.
[4] 刘建芬,黄惟青.社区护理学[M].北京:中国协和医科大学出版社,2013.
[5] 化前珍.老年护理学[M].北京:人民卫生出版社,2012.
[6] 尤黎明,吴瑛.内科护理学[M].5版.北京:人民卫生出版社,2012.
[7] 赵晓华.社区护理[M].北京:高等教育出版社,2013.
[8] 凌文华.预防医学[M].3版.北京:人民卫生出版社,2012.
[9] 姜丽萍.社区护理学[M].3版.北京:人民卫生出版社,2014.
[10] 李春玉.社区护理学[M].3版.北京:人民卫生出版社,2012.
[11] 姜小鹰.护理学综合实验[M].3版.北京:人民卫生出版社,2012.
[12] 李丹,冯丽华.内科护理学[M].3版.北京:人民卫生出版社,2014.
[13] 李小妹.护理学导论[M].3版.北京:人民卫生出版社,2012.
[14] 李晓松.护理学导论[M].3版.北京:人民卫生出版社,2014.